Springer-Lehrbuch

Das Zweite – kompakt
Herausgeber
Klaus-Peter Schaps
Oliver Kessler
Ulrich Fetzner

Weitere Titel dieser Reihe:

Grundlagen
978-3-540-46344-3

Innere Medizin
978-3-540-46350-4

Chirurgie – Orthopädie –Urologie
978-3-540-46335-1

Gynäkologie – Pädiatrie
978-3-540-46347-4

Neurologie – Psychiatrie – Psychosomatik
978-3-540-46354-2

Querschnittsbereiche
978-3-540-46357-3

Gesundheitsstörungen
978-3-540-46339-9

Das Zweite – kompakt (Set)
978-3-540-69558-5

M. Sentürk

Allgemeinmedizin

U. Fetzner, H. Kuhnigk, K.-J. Paquet, U. P. Herrmann, S. Vay

Anästhesie
und Intensivmedizin

E. N. Cho

Arbeits- und Sozialmedizin

S. Christoph, O. Kessler

Rechtsmedizin

Mit 45 größtenteils farbigen Abbildungen und 59 Tabellen

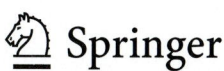 Springer

Reihenherausgeber

Dr. med. Klaus-Peter Schaps
Rostocker-Str. 21
26388 Wilhelmshaven

Dr. med. Oliver Kessler
Leisibüelstr. 128
CH-8708 Männedorf

Ulrich Fetzner
Von-Lobdeburg-Str. 4
97688 Bad Kissingen

ISBN-13 978-3-540-46333-7 Springer Medizin Verlag Heidelberg
Bibliografische Information der Deutschen Nationalbibliothek
Die Deutsche Nationalbibliothek verzeichnet diese Publikation in der Deutschen Nationalbibliografie;
detaillierte bibliografische Daten sind im Internet über http://dnb.d-nb.de abrufbar.

Springer Medizin Verlag
springer.de

© Springer Medizin Verlag Heidelberg 2008

Produkthaftung: Für Angaben über Dosierungsanweisungen und Applikationsformen kann vom Verlag keine Gewähr übernommen werden. Derartige Angaben müssen vom jeweiligen Anwender im Einzelfall anhand ande-rer Literaturstellen auf ihre Richtigkeit überprüft werden.

Die Wiedergabe von Gebrauchsnamen, Warenbezeichnungen usw. in diesem Werk berechtigt auch ohne besondere Kennzeichnung nicht zu der Annahme, dass solche Namen im Sinne der Warenzeichen- und Markenschutzgesetzge-bung als frei zu betrachten wären und daher von jedermann benutzt werden dürfen.
Planung: Peter Bergmann, Heidelberg
Projektmanagement: Axel Treiber, Heidelberg
Lektorat: Dr. med. Monika Merz, Sandhausen, Ursula Illig, Stockdorf
Layout und Umschlaggestaltung: deblik Berlin
Satz: Fotosatz-Service Köhler GmbH, Würzburg

SPIN 11885566

Gedruckt auf säurefreiem Papier   15/2117 – 5 4 3 2 1 0

Vorwort

Das Hammerexamen: die letzte große Hürde vor dem Traumberuf »Arzt«. So mag es all jenen vorkommen, die sich kurz vor dem Hammerexamen befinden. Der gesamte klinische Stoff – und noch dazu im PJ – wie soll das gehen?

Daher hat sich der Springer Medizin Verlag entschlossen, eine neue Repetitorien-Reihe ins Leben zu rufen. Ideal für das Lernen auf die 2. Ärztliche Prüfung hin – gerade während des PJ – und für das kurze Repetieren vor dem Examen bieten die 9 Bände alle Krankheitsbilder und die Gesundheitsstörungen des aktuellen Gegenstandskataloges.

Das Besondere daran: Die Krankheitsbilder, die in den ersten 8 Bänden behandelt werden, werden nach wie vor nach Fächern geordnet angeboten – ganz so, wie es jeder Student aus dem klinischen Studienabschnitt kennt. In Lerntexten, die größtenteils von Studenten und jungen Assistenzärzten verfasst und von Fachärzten der jeweiligen Disziplinen gegengelesen wurden, wird all das noch mal kurz wiederholt, was in der 2. Ärztlichen Prüfung angewandt werden soll. Nach jedem GK-Krankheitsbild findet sich eine Zusammenfassung für das schnelle Repetieren an den Tagen unmittelbar vor dem Examen. Für grafische Lerner stellen große Übersichtsschaubilder, die »Mindmaps«, komplexe Sachverhalte übersichtlich dar.

Der 9. Band enthält die Gesundheitsstörungen: Jede Gesundheitsstörung wird durch einen Fall lebendig gemacht und vom Leitsymptom ausgehend die Differentialdiagnose entwickelt. Zusätzlich finden sich am Ende jeder Gesundheitsstörung noch eine Wiederholung der häufigsten Krankheitsbilder, die diese Störung hervorrufen, eine grafische Darstellung der Differentialdiagnostik und einige Fragen zur Selbstprüfung.

»GK2 Das Zweite – kompakt« ist die ideale Reihe, um sich das Grundwissen anzueignen, das man zum Lösen der Probeexamina in schwarzer oder gelber Reihe und natürlich zum Bestehen der 2. ÄP benötigt.

Allen Mitwirkenden, den Herausgebern, Herrn Dr. Schaps, Herrn Dr. Kessler und Herrn Fetzner, allen Autoren und Fachärzten und auch allen studentischen Testlesern sei an dieser Stelle von Seiten des Springer Medizin Verlags noch einmal sehr herzlich für Ihre Mitarbeit am Entstehen dieses Projektes gedankt. Wir hoffen alle sehr, den Studenten mit diesem Werk eine echte »erste Hilfe« zum Bestehen des »Hammerexamens« an die Hand gegeben zu haben.

Auszüge aus Vorabrezensionen:

»Aufgrund der oben genannten Aspekte finde ich das neue Konzept hervorragend!! Der GK wird erfüllt; ich kann systematisch vorgehen und gleichzeitig verknüpfen, wiederholen und die neue Fragestellung üben. Von dem Arbeitsbuch-Charakter des letzten Bandes »Gesundheitsstörungen« halte ich sehr viel. Der Platz für eigene Notizen, ein einprägsames Bild und die 2-Farbigkeit setzen das sehr gut um.«

»Das Konzept ist vernünftig und schlüssig. Auch die Aufteilung der Themen ist meiner Meinung nach gelungen. … Die Sprache finde ich sehr gut getroffen, … das Lesen fällt leicht, was das Arbeiten mit dem Text angenehm gestaltet. … Auch das Layout der einzelnen Seiten wirkt übersichtlich, nicht voll gepackt und ist durch Absätze, Tabellen und die farbliche Gestaltung ansprechend und übersichtlich.«

Springer Medizin Verlag
Heidelberg im Herbst 2007

Aufzählungen:
Lerninhalte übersichtlich präsentiert

Leitsystem:
Schnelle Orientierung über alle Kapitel

Mindmap:
Grafische Übersicht komplexer Sachverhalte

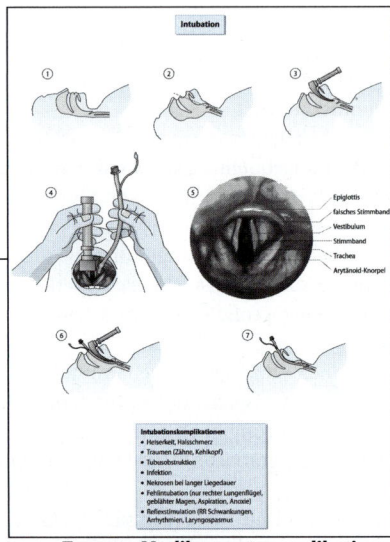

2.1.3 Zugang, Medikamentenapplikation, Infusionstherapie

2.1.3.1 Intravenöser Zugang

Ein suffizienter venöser Zugang ist obligat bei jeder Narkose und größeren Regionalanästhesie.

Inhaltliche Struktur:
Klare Gliederung durch alle Kapitel

Lungenvolumina

- **Vitalkapazität:** Volumen, das nach maximaler Inspiration ausgeatmet werden kann (Norm 5 l)
- **Totalkapazität:** das nach maximaler Inspiration in der Lunge enthaltene Gesamtvolumen (Norm 6 l)
- **Atemzugvolumen:** normale Inspiration von der Atemruhelage aus (Norm 0,5 l)

Übersichten:
Wichtige Fakten werden übersichtlich dargestellt

Peripher-venöser Zugang

Der peripher-venöse Zugang ist die risikoärmste Zugangsform. Die zu punktierende Hautvene sollte vom Operationsgebiet entfernt liegen und infektionsfrei sein.

Mögliche **Komplikationen** eines peripher-venösen Zugangs:

- Paravasale Lage, Injektion und Infusion
- Thrombophlebitis (bei insuffizienter Desinfektion, zu langer Liegedauer). Entfernen des Zugangs
- Hämatom, paravenöse Infusion/Injektion (Hautquaddel, Schmerz, langsamer Durchfluss) durch nicht getroffene oder zweifach durchstochene Vene
- Verletzung von Hautnerven und auch tiefer liegender Nerven

❗ **Cave**
Peripher-venöse Zugänge in der Halsregion (Vena jugularis externa) sind obsolet, sie führten nicht selten zu einer Verwechslung mit einem zentralvenösen Katheter und umgekehrt.

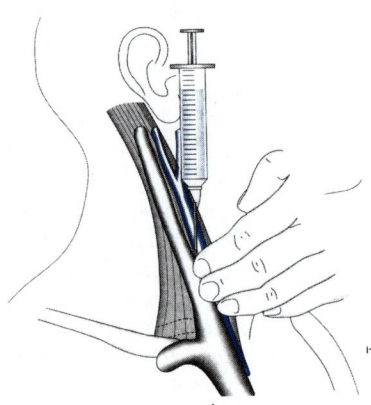

Die Punktion der **V. subclavia** empfiehlt sich im Schock, da diese Vene auch bei Volumenmangel, Blutdruckabfall stets offenlumig bleibt. Weitere Zugangsformen: V. basilica, cephalica, femoralis, jugularis externa.

❗ **Cave**
Die Spitze des ZVK darf keinesfalls in Herzhöhlen eindringen, da dies Arrhythmien auslösen kann. Keine Doppelpunktionen (Gegenseite) bei Fehlversuchen an der V. jugularis interna (eventuelle Verletzung der A. carotis): Hämatomgefahr mit Tracheakompression, Gefahr der zerebralen Durchblutungsminderung.

Cave:
Vorsicht! Bei falschem Vorgehen Gefahr für den Patienten

Zahlreiche Abbildungen veranschaulichen komplizierte und komplexe Sachverhalte

Navigation: Seitenzahl und Kapitelnummer für die schnelle Orientierung

2.1.3.2 Medikamentenapplikation

Die Gabe intravenöser Medikamente erfolgt meist als **Bolus**. Die Lösung wird dabei einmalig in den Zugang (Zuspritzventil, Dreiwegehahn) gespritzt.

> Grundsätzlich müssen alle i.v. Medikamente langsam injiziert werden, dies gilt in besonderem Maße für die Injektionsnarkotika.

Ist eine kontinuierliche Gabe nötig, so wird ein **Perfusor** eingesetzt. An computergesteuerten, auch mobilen, akkubetriebenen Perfusoren sind die Applikationsraten (ml/h) und Höchstmengen exakt einstellbar. Bei Infusionsflaschen ist auf sterile Handhabung, Dokumentation von Medikamentenbeigaben und Überwachung (Tropfkammer, Entlüftungsventil) zu achten.

2.1.3.3 Infusionstherapie

Plasmaisotone, **kristalloide** Lösungen (Voll- und Halbelektrolytlösungen, z. B. Ringerlaktat) werden schon vor der Operation infundiert (vorausgehende Nüchternphase). Während der Narkose wird die Infusion fortgesetzt, um den **perioperativen Flüssigkeitsbedarf** zu decken. Der Regelbedarf liegt bei 500 ml Vollelektrolytlösung in der Einleitung und 1000 ml/h während der Operation. Nur wenige 100 ml Blutverlust können durch kristalloide Lösungen ersetzt werden. Parenterale Ernährungslösungen, z. B. Glukose, werden während Operationen nicht standardmäßig verabreicht.

> Hypotonie und Hypovolämie gilt es schnell zu behandeln.

Wichtig
Zentrale Informationen auf einen Blick

□ **Tab. 2.10.** Künstliche kolloidale Lösungen

Kolloidale Lösung	Substanz	Anwendung	Wirkdauer	Nebenwirkungen
Hydroxyethylstärke	Glukosemoleküle in verschiedenen Konzentrierungen und Molekülgrößen	Bei Hypovolämie	>2 h	Sehr selten bei Beachten der Dosisbeschränkungen. Pruritus
Dextrane	Polysacharide in verschiedenen Konzentrierungen und Molekülgrößen bzw. Molekulargewichten (40/60/70 kD)	Rheologieverbesserung (Hämodilutionstherapie)	Ca. 2 h	Schwere Allergien möglich; Vorabapplikation von Dextran-Hapten; Blutgerinnungsstörungen

Tabellen:
Klare Übersicht der wichtigsten Fakten

Hochkonzentrierte, **hyperonkotische kolloidale Lösungen** ziehen stark Wasser aus dem Interstitium. Schocksituationen und massive Ödeme sind deren Indikationsbereich.

Gelatinepräparate (Polypeptide) als **Plasmaexpander** wurden aufgrund der zahlreich aufgetretenen Unverträglichkeitsreaktionen bis hin zum anaphylaktischem Schock in der Anwendung verlassen.

In Kürze

Zugang, Medikamentenapplikation, Infusionstherapie

Maßnahmen	Erläuterung
Intravenöse Zugang	Bei jeder Narkose und Regionalanästhesie! Periphervenöser Zugang ist Standard. ZVK über V. jugularis interna leistungsfähiger, jedoch risikoreicher
Medikamentenapplikation	Per Bolus. Langsame Injektion. Kontinuierlich per Perfusor
Infusionstherapie	Kristalloide Elektrolytlösungen zur Deckung des perioperativen Flüssigkeitsbedarfes (z. B. Ringerlaktat). Kolloidale Lösungen (HAES, Dextrane) bei größerem Volumenbedarf oder zum Plasmaersatz. Ernährungslösungen (Glukose, Aminosäuren)

In Kürze:
Wiederholung der wichtigsten Fakten zu jedem Krankheitsbild zum schnellen Repetieren kurz vor dem Examen

Mitarbeiterverzeichnis

E. N. Cho
Bismarckstr. 24
90491 Nürnberg

S. Christoph
Marienstr. 37
44866 Bochum

U. Fetzner
Von-Lobdeburgstr. 4
97688 Bad Kissingen

U. P. Herrmann
Ravensburger Ring 13
81243 München

O. Kessler
Dr. med.
Leisibüelstr. 128
CH-8708 Männedorf

H. Kuhnigk
PD Dr. med.
Schwerpunkt Krankenhaus
Mathias-Spital
Frankenburgstr. 31
48431 Rheine

K.-J Paquet
Prof. Dr. med.
Lessingstr. 8
97688 Bad Kissingen/Garitz

S. Vay
Dr. med.
Karl-Philipp-Fohrstr. 8
69121 Heidelberg

Gegenstandskatalog

Teil 1: Gesundheitsstörungen ▶ Band Gesundheitsstörungen

Teil 2: Krankheitsbilder

#	Code	Bezeichnung	Beispiel	Band
1	A00-A09	Infektiöse Darmkrankheiten,	(z.B. Salmonellenenteritis, Lebensmittel-vergiftung durch Staphylokokken, Enteritis durch Rotaviren)	▶ Band Grundlagen, ▶ Band Innere Medizin
2	A15-A19	Tuberkulose		▶ Band Grundlagen, ▶ Band Innere Medizin, ▶ Band Querschnittsbereiche
3	A20-A28	**Bestimmte bakterielle Zoonosen**		
	A20	Pest		▶ Band Grundlagen, ▶ Band Innere Medizin, ▶ Band Querschnitts-bereiche
	A22	Anthrax [Milzbrand]		▶ Band Grundlagen, ▶ Band Chirurgie, Orthopädie, Urologie
	A23	Brucellose		▶ Band Grundlagen
	A27	Leptospirose		▶ Band Grundlagen
4	A30-A49	**Sonstige bakterielle Krankheiten**		
	A31	Infektion durch sonstige Mykobakterien		▶ Band Grundlagen
	A32	Listeriose		▶ Band Grundlagen
	A35	Sonstiger Tetanus, (Wundstarrkrampf)		▶ Band Grundlagen, ▶ Band Querschnittsbereiche
	A36	Diphtherie		▶ Band Grundlagen, ▶ Band Gynäkologie, Pädiatrie, ▶ Band Querschnittsbereiche
	A37	Keuchhusten		▶ Band Grundlagen, ▶ Band Gynäkologie, Pädiatrie, ▶ Band Querschnittsbereiche
	A38	Scharlach		▶ Band Grundlagen, ▶ Band Gynäkologie, Pädiatrie, ▶ Band Querschnittsbereiche
	A39	Meningokokkeninfektion		▶ Band Grundlagen
	A40	Streptokokkensepsis		▶ Band Grundlagen, Band Chirurgie, Orthopädie, Urologie
	A41	Sonstige Sepsis	(z.B. Sepsis durch Staphylococcus aureus, Systemic inflammatory response syndrome [SIRS])	▶ Band Querschnittsbereiche ▶ Band Allgemeinmedizin, Anästhesie und Intensivmedizin, Arbeits- und Sozialmedizin, Rechtsmedizin, ▶ Kap. 2.2.13
	A42	Aktinomykose		▶ Band Dermatologie, Augenheilkunde, HNO, ▶ Band Grundlagen
	A46	Erysipel [Wundrose]		▶ Band Chirurgie, Orthopädie, Urologie, ▶ Band Dermatologie, Augenheilkunde, HNO, ▶ Band Grundlagen
	A48	Sonstige bakterielle Krankheiten, anderenorts nicht klassifiziert	(z.B. Gasbrand, Legionellose, Toxisches Schocksyndrom)	▶ Band Chirurgie, Orthopädie, Urologie, 7 Band Grundlagen
	A49	Bakterielle Infektion nicht näher bezeichneter Lokalisation	(z.B. Helicobacter-Infektion)	▶ Band Grundlagen
5	A50-A64	**Infektionen, die vorwiegend durch Geschlechtsverkehr übertragen werden**	(z.B. Syphilis, Gonokokkeninfektion, Chla-mydienkrankheiten, Ulcus molle [venere-um], Infektionen des Anogenitalbereiches durch Herpesviren [Herpes simplex], Con-dylomata acuminata, Trichomoniasis)	▶ Band Querschnittsbereiche, ▶ Band Dermatologie, Augenheil-kunde, HNO
6	A65-A69	**Sonstige Spirochätenkrankheiten**		
	A69	Sonstige Spirochäteninfektionen (z.B. Lyme-Krankheit)		▶ Band Grundlagen
7	A70-A74	**Sonstige Krankheiten durch Chlamydien**	(z.B. Infektion durch Chlamydia psittaci, Trachom)	▶ Band Dermatologie, Augenheilkunde, HNO, ▶ Band Grundlagen
8	A75-A79	**Rickettsiosen**	(z.B. Zeckenbissfieber, Q-Fieber)	▶ Band Grundlagen
9	A80-A89	**Virusinfektionen des Zentralnervensystems**		
	A80	Akute Poliomyelitis [Spinale Kinderlähmung]		▶ Band Grundlagen ▶ Band Gynäkologie, Pädiatrie ▶ Band Querschnittsbereiche
	A81	Atypische Virus-Infektionen des Zentralner-vensystems	(z.B. Creutzfeldt-Jakob-Krankheit)	▶ Band Chirurgie, Orthopädie, Urologie ▶ Band Grundlagen ▶ Band Neurologie, Psychiatrie, Psychosomatik
	A82	Tollwut [Rabies]		▶ Band Chirurgie, Orthopädie, Urologie ▶ Band Grundlagen ▶ Band Querschnittsbereiche
	A84	Virusenzephalitis, durch Zecken übertragen	(z.B. FSME)	▶ Band Grundlagen ▶ Band Neurologie, Psychiatrie, Psychosomatik ▶ Band Querschnittsbereiche
10	A90-A99	**Durch Arthropoden übertragene Viruskrankheiten und virale hämorrhagische Fieber**		▶ Band Grundlagen
11	B00-B09	**Virusinfektionen, die durch Haut- und Schleimhautläsionen gekennzeichnet sind**	(z.B. Herpesenzephalitis, Varizellen, Zoster, Masern, Röteln, Viruswarzen, Mollusca con-tagiosa, Dreitagefieber, Ringelröteln)	▶ Band Neurologie, Psychiatrie, Psychosomatik ▶ Band Querschnittsbereiche ▶ Band Dermatologie, Augenheilkunde, HNO, ▶ Band Grundlagen ▶ Band Gynäkoloige, Pädiatrie
12	B15-B19	**Virushepatitis**		▶ Band Querschnittsbereiche ▶ Band Grundlagen ▶ Band Innere Medizin

13	B20-B24	**HIV-Krankheit [Humane Immundefizienz-Viruskrankheit]**		
	B20	Infektiöse und parasitäre Krankheiten infolge HIV-Krankheit [Humane Immundefizienz-Viruskrankheit]		▶ Band Querschnittsbereiche, ▶ Band Chirurgie, Orthopädie, Urologie, ▶ Band Grundlagen
	B24	Nicht näher bezeichnete HIV-Krankheit [Humane Immundefizienz-Viruskrankheit]		▶ Band Querschnittsbereiche, ▶ Band Chirurgie, Orthopädie, Urologie ▶ Band Grundlagen
14	B25-B34	**Sonstige Viruskrankheiten**		
	B25	Zytomegalie		▶ Band Grundlagen ▶ Band Gynäkologie, Pädiatrie
	B26	Mumps		▶ Band Grundlagen ▶ Band Gynäkologie, Pädiatrie
	B27	Infektiöse Mononukleose		▶ Band Grundlagen ▶ Band Gynäkologie, Pädiatrie
	B30	Viruskonjunktivitis		▶ Band Dermatologie, Augenheilkunde, HNO
15	B35-B49	**Mykosen**		
	B35	Dermatophytose [Tinea]		▶ Band Dermatologie, Augenheilkunde, HNO ▶ Band Grundlagen
	B36	Sonstige oberflächliche Mykosen	(z.B. Pityriasis versicolor)	▶ Band Dermatologie, Augenheilkunde, HNO ▶ Band Grundlagen
	B37	Kandidose		▶ Band Dermatologie, Augenheilkunde, HNO ▶ Band Gynäkologie, Pädiatrie ▶ Band Grundlagen
	B44	Aspergillose		▶ Band Querschnittsbereiche ▶ Band Grundlagen ▶ Band Innere Medizin
	B45	Kryptokokkose		▶ Band Grundlagen ▶ Band Innere Medizin
16	B50-B64	**Protozoenkrankheiten**	(z.B. Malaria, Leishmaniose, Toxoplasmose, Pneumozystose)	▶ Band Querschnittsbereiche ▶ Band Grundlagen ▶ Band Innere Medizin
17	B65-B83	**Helminthosen**		
	B65	Schistosomiasis [Bilharziose]		▶ Band Querschnittsbereiche ▶ Band Grundlagen
	B67	Echinokokkose		▶ Band Chirurgie, Orthopädie, Urologie ▶ Band Grundlagen ▶ Band Innere Medizin
	B68	Taeniasis		▶ Band Grundlagen
	B69	Zystizerkose		▶ Band Grundlagen
	B77	Askaridose		▶ Band Grundlagen
	B80	Enterobiasis		▶ Band Grundlagen
18	B85-B89	**Pedikulose [Läusebefall], Akarinose [Milbenbefall] und sonstiger Parasitenbefall der Haut**		▶ Band Dermatologie, Augenheilkunde, HNO
	B85	Pedikulose [Läusebefall] und Phthiriasis [Filzläusebefall]		▶ Band Dermatologie, Augenheilkunde, HNO ▶ Band Grundlagen ▶ Band Gynäkologie, Pädiatrie
	B86	Skabies		▶ Band Dermatologie, Augenheilkunde, HNO ▶ Band Grundlagen ▶ Band Gynäkologie, Pädiatrie
19	C00-C14	**Bösartige Neubildungen der Lippe, der Mundhöhle und des Pharynx**	(z.B. Bösartige Neubildung der Parotis)	▶ Band Chirurgie, Orthopädie, Urologie, ▶ Band Dermatologie, Augenheilkunde, HNO
20	C15-C26	**Bösartige Neubildungen der Verdauungsorgane**		
	C15	Bösartige Neubildung des Ösophagus		▶ Band Innere Medizin
	C16	Bösartige Neubildung des Magens		▶ Band Chirurgie, Orthopädie, Urologie ▶ Band Innere Medizin
	C17	Bösartige Neubildung des Dünndarmes		▶ Band Chirurgie, Orthopädie, Urologie ▶ Band Innere Medizin
	C18	Bösartige Neubildung des Kolons		▶ Band Querschnittsbereiche, ▶ Band Chirurgie, Orthopädie und Unfallchirurgie, Urologie ▶ Band Grundlagen ▶ Band Innere Medizin
	C19	Bösartige Neubildung am Rektosigmoid, Übergang		▶ Band Chirurgie, Orthopädie, Urologie ▶ Band Innere Medizin
	C20	Bösartige Neubildung des Rektums		▶ Band Querschnittsbereiche ▶ Band Chirurgie, Orthopädie, Urologie ▶ Band Innere Medizin
	C21	Bösartige Neubildung des Anus und des Analkanals		▶ Band Chirurgie, Orthopädie, Urologie ▶ Band Innere Medizin
	C22	Bösartige Neubildung der Leber und der intrahepatischen Gallengänge		▶ Band Chirurgie, Orthopädie, Urologie ▶ Band Innere Medizin

	C23	Bösartige Neubildung der Gallenblase		▶ Band Chirurgie, Orthopädie, Urologie ▶ Band Innere Medizin
	C24	Bösartige Neubildung sonstiger und nicht näher bezeichneter Teile der Gallenwege	(z.B. Gallenwegskarzinom)	▶ Band Chirurgie, Orthopädie, Urologie ▶ Band Innere Medizin
	C25	Bösartige Neubildung des Pankreas		▶ Band Chirurgie, Orthopädie, Urologie ▶ Band Innere Medizin
21	C30-C39	**Bösartige Neubildungen der Atmungsorgane und sonstiger intrathorakaler Organe**		
	C32	Bösartige Neubildung des Larynx		▶ Band Dermatologie, Augenheilkunde, HNO
	C33	Bösartige Neubildung der Trachea		▶ Band Dermatologie, Augenheilkunde, HNO
	C34	Bösartige Neubildung der Bronchien und der Lunge		▶ Band Chirurgie, Orthopädie, Urologie ▶ Band Innere Medizin
22	C40-C41	**Bösartige Neubildungen des Knochens und des Gelenkknorpels**		
	C40	Bösartige Neubildung des Knochens und des Gelenkknorpels der Extremitäten	(z.B. Osteosarkom des Femurs)	▶ Band Chirurgie, Orthopädie, Urologie
	C41	Bösartige Neubildung des Knochens und des Gelenkknorpels sonstiger und nicht näher bezeichneter Lokalisationen	(z.B. Chondrosarkom, Ewing-Sarkom des Beckens)	▶ Band Gynäkologie, Pädiatrie, ▶ Band Chirurgie, Orthopädie, Urologie
23	C43-C44	**Melanom und sonstige bösartige Neubildungen der Haut**		▶ Band Dermatologie, Augenheilkunde, HNO
	C43	Bösartiges Melanom der Haut		▶ Band Querschnittsbereiche, ▶ Band Dermatologie, Augenheilkunde, HNO
	C44	Sonstige bösartige Neubildungen der Haut	(z.B. Basalzellenkarzinom, Plattenepithelkarzinom)	▶ Band Dermatologie, Augenheilkunde, HNO
24	C45-C49	**Bösartige Neubildungen des mesothelialen Gewebes und des Weichteilgewebes**	(z.B. Pleuramesotheliom, Kaposi-Sarkom, Liposarkom)	▶ Band Allgemeinmedizin, Anästhesie und Intensivmedizin, Arbeits- und Sozialmedizin, Rechtsmedizin, ▶ Kap. 3.2.1.1 ▶ Band Chirurgie, Orthopädie, Urologie, ▶ Band Dermatologie, Augenheilkunde ▶ Band Innere Medizin
25	C50	**Bösartige Neubildung der Brustdrüse [Mamma]**		▶ Band Querschnittsbereiche, ▶ Band Chirurgie, Orthopädie, Urologie, ▶ Band Gynäkologie, Pädiatrie, ▶ Band Grundlagen
26	C51-C58	**Bösartige Neubildungen der weiblichen Genitalorgane**		
	C51	Bösartige Neubildung der Vulva		▶ Band Gynäkologie, Pädiatrie
	C52	Bösartige Neubildung der Vagina		▶ Band Gynäkologie, Pädiatrie
	C53	Bösartige Neubildung der Cervix uteri		▶ Band Gynäkologie, Pädiatrie
	C54	Bösartige Neubildung des Corpus uteri		▶ Band Gynäkologie, Pädiatrie
	C56	Bösartige Neubildung des Ovars		▶ Band Gynäkologie, Pädiatrie
	C57	Bösartige Neubildung sonstiger und nicht näher bezeichneter weiblicher Genitalorgane		▶ Band Gynäkologie, Pädiatrie
27	C60-C63	**Bösartige Neubildungen der männlichen Genitalorgane**	(z.B. Peniskarzinom, Prostatakarzinom, Hodenmalignom)	▶ Band Chirurgie, Orthopädie, Urologie, ▶ Band Querschnittsbereiche, ▶ Band Allgemeinmedizin, Anästhesie und Intensivmedizin, Arbeits- und Sozialmedizin, Rechtsmedizin, ▶ Kap. 3.4.3
28	C64-C68	**Bösartige Neubildungen der Harnorgane**	(z.B. Nierenzellkarzinom, Wilms-Tumor, Urothelkarzinom)	▶ Band Chirurgie, Orthopädie, Urologie, ▶ Band Allgemeinmedizin, Anästhesie und Intensivmedizin, Arbeits- und Sozialmedizin, Rechtsmedizin, ▶ Kap. 3.4.3.1, ▶ Band Innere Medizin, ▶ Band Gynäkologie, Pädiatrie
29	C69-C72	**Bösartige Neubildungen des Auges, des Gehirns und sonstiger Teile des Zentralnervensystems**		
	C69	Bösartige Neubildung des Auges und der Augenanhangsgebilde	(z.B. Retinoblastom, Aderhautmelanom)	▶ Band Dermatologie, Augenheilkunde, HNO
	C71	Bösartige Neubildung des Gehirns		▶ Band Neurologie, Psychiatrie, Psychosomatik, ▶ Band Chirurgie, Orthopädie, Urologie
	C72	Bösartige Neubildung des Rückenmarkes, der Hirnnerven und anderer Teile des Zentralnervensystems		▶ Band Chirurgie, Urologie
30	C73-C75	**Bösartige Neubildungen der Schilddrüse und sonstiger endokriner Drüsen**		
	C73	Bösartige Neubildungen der Schilddrüse		▶ Band Innere Medizin
	C74	Bösartige Neubildung der Nebenniere	(z.B. Neuroblastom, Phäochromozytom)	▶ Band Innere Medizin
31	C76-C80	**Bösartige Neubildungen ungenau bezeichneter, sekundärer und nicht näher bezeichneter Lokalisationen**	(z.B. Metastasen, Paraneoplastisches Syndrom)	▶ Band Neurologie, Psychiatrie, Psychosomatik, ▶ Band Chirurgie, Orthopädie, Urologie, ▶ Band Grundlagen, ▶ Band Innere Medizin
32	C81-C96	**Bösartige Neubildungen des lymphatischen, blutbildenden und verwandten Gewebes**		
	C81	Hodgkin-Krankheit [Lymphogranulomatose]		▶ Band Innere Medizin
	C82	Follikuläres [noduläres] Non-Hodgkin-Lymphom		▶ Band Innere Medizin
	C83	Diffuses Non-Hodgkin-Lymphom		▶ Band Innere Medizin
	C84	Periphere und kutane T-Zell-Lymphome	(z.B. Mycosis fungoides)	▶ Band Innere Medizin

	C90	Plasmozytom und bösartige Plasmazellen-Neubildungen		▶ Band Innere Medizin
	C91	Lymphatische Leukämie		▶ Band Innere Medizin, ▶ Band Allgemeinmedizin, Anästhesie und Intensivmedizin, Arbeits- und Sozialmedizin, Rechtsmedizin, ▶ Kap. 3.4.3.1
	C92	Myeloische Leukämie		▶ Band Innere Medizin, ▶ Band Allgemeinmedizin, Anästhesie und Intensivmedizin, Arbeits- und Sozialmedizin, Rechtsmedizin, ▶ Kap. 3.4.3.1
	C96	Sonstige und nicht näher bezeichnete bösartige Neubildungen des lymphatischen, blutbildenden und verwandten Gewebes	(z.B. Abt-Letterer-Siwe-Krankheit)	▶ Band Innere Medizin
33	D00-D09	**In-situ-Neubildungen**		
	D00	Carcinoma in situ der Mundhöhle, des Ösophagus und des Magens		▶ Band Chirurgie, Orthopädie, Urologie, ▶ Band Dermatologie, Augenheilkunde, HNO
	D04	Carcinoma in situ der Haut	(z.B. M. Bowen)	▶ Band Dermatologie, Augenheilkunde, HNO
34	D10-D36	**Gutartige Neubildungen**		
	D12	Gutartige Neubildung des Kolons, des Rektums, des Analkanals und des Anus	(z.B. Polyposis coli)	▶ Band Innere Medizin, ▶ Band Querschnittsbereiche, ▶ Band Chirurgie, Orthopädie, Urologie, ▶ Band Grundlagen
	D13	Gutartige Neubildung sonstiger und ungenau bezeichneter Teile des Verdauungssystems	(z.B. Gutartige Tumoren der Leber)	▶ Band Innere Medizin, ▶ Band Chirurgie, Orthopädie, Urologie
	D14	Gutartige Neubildung des Mittelohres und des Atmungssystems	(z.B. Adenomatöse Polypen)	▶ Band Dermatologie, Augenheilkunde, HNO
	D16	gutartige Neubildung des Knochens und des Gelenkknorpels	(z.B. Osteochondrom, Osteoid-Osteom)	▶ Band Chirurgie, Orthopädie, Urologie
	D17	Gutartige Neubildung des Fettgewebes		▶ Band Dermatologie, Augenheilkunde, HNO
	D18	Hämangiom und Lymphangiom		▶ Band Innere Medizin ▶ Dermatologie, Augenheilkunde, HNO
	D21	Sonstige gutartige Neubildungen des Bindegewebes und anderer Weichteilgewebe	(z.B. Hautfibrome)	▶ Band Dermatologie, Augenheilkunde, HNO
	D22	Melanozytennävus		▶ Band Dermatologie, Augenheilkunde, HNO
	D25	Leiomyom des Uterus		▶ Band Gynäkologie, Pädiatrie
	D32	Gutartige Neubildung der Meningen	(z.B. Meningeom)	▶ Band Neurologie, Psychiatrie, Psychosomatik, ▶ Band Chirurgie, Orthopädie, Urologie
	D33	Gutartige Neubildung des Gehirns und anderer Teile des Zentralnervensystems	(z.B. Akustikusneurinom)	▶ Band Dermatologie, Augenheilkunde, HNO, ▶ Band Neurologie, Psychiatrie, Psychosomatik
	D35	Gutartige Neubildung sonstiger und nicht näher bezeichneter endokriner Drüsen		▶ Band Innere Medizin
35	D37-D48	**Neubildungen unsicheren oder unbekannten Verhaltens**		
	D44	Neubildung unsicheren oder unbekannten Verhaltens der endokrinen Drüsen	(z.B. »Inzidentalome« [Nebenniere, Hypophyse], Kraniopharyngeom)	▶ Band Innere Medizin, ▶ Band Chirurgie, Orthopädie, Urologie
	D46	Myelodysplastische Syndrome		▶ Band Innere Medizin
	D47	Sonstige Neubildungen unsicheren oder unbekannten Verhaltens des lymphatischen, blutbildenden und verwandten Gewebes	(z.B. Myelofibrose)	▶ Band Innere Medizin
36	D50-D53	**Alimentäre Anämien**		
	D50	Eisenmangelanämie		▶ Band Innere Medizin, ▶ Band Grundlagen, ▶ Band Querschnittsbereiche
	D51	Vitamin-B12-Mangelanämie		▶ Band Innere Medizin, ▶ Band Grundlagen, ▶ Band Querschnittsbereiche
	D52	Folsäure-Mangelanämie		▶ Band Innere Medizin, ▶ Band Grundlagen, ▶ Band Querschnittsbereiche
37	D55-D59	**Hämolytische Anämien**	(z.B. Hereditäre Sphärozytose, Autoimmunhämolytische Anämien)	▶ Band Innere Medizin
38	D60-D64	**Aplastische und sonstige Anämien**	(z.B. Akute Blutungsanämie, Tumoranämie)	▶ Band Innere Medizin, ▶ Band Chirurgie, Orthopädie, Urologie
39	D65-D69	**Koagulopathien, Purpura und sonstige hämorrhagische Diathesen**	(z.B. Disseminierte intravasale Gerinnung, Hämophilie A, Willebrand-Jürgens-Syndrom, Allergische Vaskulitis)	▶ Band Grundlagen, ▶ Band Innere Medizin, ▶ Band Allgemeinmedizin, Anästhesie und Intensivmedizin, Arbeits- und Sozialmedizin, Rechtsmedizin, ▶ Kap. 2.2.10
40	D70-D77	**Sonstige Krankheiten des Blutes und der blutbildenden Organe**	(z.B. Agranulozytose, Methämoglobinämie, Hyperspleniemus, sekundäre Polyglobulie)	▶ Band Innere Medizin
41	D80-D90	**Bestimmte Störungen mit Beteiligung des Immunsystems**		
	D83	Variabler Immundefekt [common variable immunodeficiency]		▶ Band Querschnittsbereiche
	D84	Sonstige Immundefekte	(z.B. Hereditäres Quincke-Ödem)	▶ Band Querschnittsbereiche, ▶ Band Dermatologie, Augenheilkunde, HNO
	D86	Sarkoidose		▶ Band Innere Medizin, ▶ Band Querschnittsbereiche
	D90	Immunkompromittierung nach Bestrahlung, Chemotherapie und sonstigen immunsuppressiven Maßnahmen		▶ Band Querschnittsbereiche
42	E00-E07	**Krankheiten der Schilddrüse**	(z.B. Endemische Struma, Hypothyreose, Hyperthyreose, Thyreoiditis)	▶ Band Chirurgie, Orthopädie, Urologie, ▶ Band Innere Medizin

43	E10-E14	**Diabetes mellitus**		
	E10	Primär insulinabhängiger Diabetes mellitus [Typ-1-Diabetes]		▶ Band Grundlagen, ▶ Band Innere Medizin
	E11	Nicht primär insulinabhängiger Diabetes mellitus [Typ-2-Diabetes]		▶ Band Innere Medizin
	E14	Nicht näher bezeichneter Diabetes mellitus		▶ Band Innere Medizin, 7 Band Grundlagen
44	E15-E16	**Sonstige Störungen der Blutglukose-Regulation und der inneren Sekretion des Pankreas**	(z.B. Hypoglykämie)	▶ Band Innere Medizin, ▶ Band Neurologie, Psychiatrie, Psychosomatik, ▶ Band Querschnittsbereiche
45	E20-E35	**Krankheiten sonstiger endokriner Drüsen**		
	E21	Hyperparathyreoidismus und sonstige Krankheiten der Nebenschilddrüse		▶ Band Innere Medizin
	E23	Unterfunktion und andere Störungen der Hypophyse	(z.B. Hypopituitarismus, Diabetes insipidus)	▶ Band Innere Medizin
	E24	Cushing-Syndrom		▶ Band Innere Medizin
	E25	Adrenogenitale Störungen		▶ Band Innere Medizin, ▶ Band Chirurgie, Orthopädie, Urologie
	E26	Hyperaldosteronismus	(z.B. Conn-Syndrom)	▶ Band Innere Medizin
	E27	Sonstige Krankheiten der Nebenniere	(z.B. Nebennierenrinden-Insuffizienz)	▶ Band Innere Medizin
	E28	Ovarielle Dysfunktion		▶ Band Gynäkologie, Pädiatrie
	E29	Testikuläre Dysfunktion		▶ Band Chirurgie, Orthopädie, Urologie
	E30	Pubertätsstörungen, anderenorts nicht klassifiziert	(z.B. Pubertas praecox, Pubertas tarda)	▶ Band Gynäkologie, Pädiatrie
	E31	Polyglanduläre Dysfunktion		▶ Band Innere Medizin
	E34	Sonstige endokrine Störungen	(z.B. Karzinoid-Syndrom)	▶ Band Chirurgie, Orthopädie, Urologie, ▶ Band Innere Medizin
46	E40-E46	**Mangelernährung**		▶ Band Querschnittsbereiche
47	E50-E64	**Sonstige alimentäre Mangelzustände**	(z.B. Vitamin-D-Mangel)	▶ Band Gynäkologie, Pädiatrie, ▶ Band Grundlagen, ▶ Band Querschnittsbereiche
48	E65-E68	**Adipositas und sonstige Überernährung**		
	E66	Adipositas		▶ Band Innere Medizin, ▶ Band Chirurgie, Orthopädie, Urologie
49	E70-E90	**Stoffwechselstörungen**		
	E70	Störungen des Stoffwechsels aromatischer Aminosäuren	(z.B. Phenylketonurie)	▶ Band Innere Medizin, ▶ Band Grundlagen
	E78	Störungen des Lipoproteinstoffwechsels und sonstige Lipidämien		▶ Band Innere Medizin, ▶ Band Grundlagen
	E79	Störungen des Purin- und Pyrimidinstoffwechsels		▶ Band Innere Medizin
	E80	Störungen des Porphyrin- und Bilirubinstoffwechsels		▶ Band Innere Medizin
	E83	Störungen des Mineralstoffwechsels	(z.B. Hämochromatose)	▶ Band Innere Medizin, ▶ Band Grundlagen, ▶ Band Dermatologie, Augenheilkunde, HNO
	E84	Zystische Fibrose		▶ Band Grundlagen, ▶ Band Innere Medizin, ▶ Band Gynäkologie, Pädiatrie
50	F00-F09	**Organische, einschließlich symptomatischer psychischer Störungen**		
	F00	Demenz bei Alzheimer-Krankheit		▶ Band Neurologie, Psychiatrie, Psychosomatik, ▶ Band Querschnittsbereiche
	F01	Vaskuläre Demenz		▶ Band Neurologie, Psychiatrie, Psychosomatik, ▶ Band Querschnittsbereiche
	F02	Demenz bei anderenorts klassifizierten Krankheiten	(z.B. bei Creutzfeldt-Jacob-Krankheit, HIV-Krankheit)	▶ Band Neurologie, Psychiatrie, Psychosomatik, ▶ Band Querschnittsbereiche
	F05	Delir, nicht durch Alkohol oder andere psychotrope Substanzen bedingt		▶ Band Neurologie, Psychiatrie, Psycosomatik
	F06	Andere psychische Störungen aufgrund einer Schädigung oder Funktionsstörung des Gehirns oder einer körperlichen Krankheit	(z.B. Organische Halluzinose)	▶ Band Neurologie, Psychiatrie, Psychosomatik
	F07	Persönlichkeits- und Verhaltensstörung aufgrund einer Krankheit, Schädigung oder Funktionsstörung des Gehirns	(z.B. Organische Persönlichkeitsstörung)	▶ Band Neurologie, Psychiatrie, Psychosomatik
51	F10-F19	**Psychische und Verhaltensstörungen durch psychotrope Substanzen**	(z.B. Psychische und Verhaltensstörungen durch Alkohol, Opioide und Cannabinoide, Entzugssyndrom mit Delir)	▶ Band Neurologie, Psychiatrie, Psychosomatik, ▶ Band Querschnittsbereiche
52	F20-F29	**Schizophrenie, schizotype und wahnhafte Störungen**		
	F20	Schizophrenie		▶ Band Grundlagen, ▶ Band Neurologie, Psychiatrie, Psychosomatik
	F22	Anhaltende wahnhafte Störungen		▶ Band Neurologie, Psychiatrie, Psychosomatik
	F25	Schizoaffektive Störungen		▶ Band Neurologie, Psychiatrie, Psychosomatik
53	F30-F39	**Affektive Störungen**		
	F31	Bipolare affektive Störung		▶ Band Neurologie, Psychiatrie, Psychosomatik
	F32	Depressive Episode		▶ Band Neurologie, Psychiatrie, Psychosomatik
	F33	Rezidivierende depressive Störung		▶ Band Neurologie, Psychiatrie, Psychosomatik
	F34	Anhaltende affektive Störungen		▶ Band Neurologie, Psychiatrie, Psychosomatik

54	F40-F48	**Neurotische, Belastungs- und somatoforme Störungen**		
	F40	Phobische Störungen		▶ Band Neurologie, Psychiatrie, Psychosomatik
	F41	Andere Angststörungen	(z.B. Panikstörung, Generalisierte Angststörung)	▶ Band Neurologie, Psychiatrie, Psychosomatik, ▶ Band Querschnittsbereiche
	F42	Zwangsstörung		▶ Band Neurologie, Psychiatrie, Psychosomatik
	F43	Reaktionen auf schwere Belastungen und Anpassungsstörungen	(z.B. Akute Belastungsreaktion, Posttraumatische Belastungsstörung, Anpassungsstörungen)	▶ Band Neurologie, Psychiatrie, Psychosomatik
	F44	Dissoziative Störungen [Konversionsstörungen]		▶ Band Neurologie, Psychiatrie, Psychosomatik
	F45	Somatoforme Störungen	(z.B. Hypochrondrische Störung)	▶ Band Neurologie, Psychiatrie, Psychosomatik
55	F50-F59	**Verhaltensauffälligkeiten mit körperlichen Störungen und Faktoren**		
	F50	Essstörungen	(z.B. Anorexia nervosa, Bulimia nervosa)	▶ Band Neurologie, Psychiatrie, Psychosomatik
	F51	Nichtorganische Schlafstörungen		▶ Band Neurologie, Psychiatrie, Psychosomatik, ▶ Band Querschnittsbereiche
	F52	Sexuelle Funktionsstörungen, nicht verursacht durch eine organische Störung oder Krankheit	(z.B. Erektile Dysfunktion)	▶ Band Neurologie, Psychiatrie, Psychosomatik, ▶ Band Chirurgie, Orthopädie, Urologie, ▶ Band Querschnittsbereiche
	F54	Psychologische Faktoren oder Verhaltensfaktoren bei anderenorts klassifizierten Krankheiten		▶ Band Neurologie, Psychiatrie, Psychosomatik
56	F60-F69	**Persönlichkeits- und Verhaltensstörungen**		
	F60	Spezifische Persönlichkeitsstörungen	(z.B. Dissoziale Persönlichkeitsstörung, Emotional instabile Persönlichkeitsstörung)	▶ Band Neurologie, Psychiatrie, Psychosomatik
57	F70-F79	**Intelligenzminderung**		▶ Band Neurologie, Psychiatrie, Psychosomatik
58	F80-F89	**Entwicklungsstörungen**	(z.B. des Sprechens und der Sprache, schulischer Fertigkeiten; Frühkindlicher Autismus)	▶ Band Neurologie, Psychiatrie, Psychosomatik
59	F90-F98	**Verhaltens- und emotionale Störungen mit Beginn in der Kindheit und Jugend**		
	F90	Hyperkinetische Störungen		▶ Band Neurologie, Psychiatrie, Psychosomatik
	F91	Störungen des Sozialverhaltens		▶ Band Neurologie, Psychiatrie, Psychosomatik
	F93	Emotionale Störungen des Kindesalters		▶ Band Neurologie, Psychiatrie, Psychosomatik
	F94	Störungen sozialer Funktionen mit Beginn in der Kindheit und Jugend	(z.B. Elektiver Mutismus)	▶ Band Neurologie, Psychiatrie, Psychosomatik
	F95	Ticstörungen		▶ Band Neurologie, Psychiatrie, Psychosomatik
	F98	Andere Verhaltens- und emotionale Störungen mit Beginn in der Kindheit und Jugend	(z.B. Nichtorganische Enuresis)	▶ Band Neurologie, Psychiatrie, Psychosomatik
60	G00-G09	**Entzündliche Krankheiten des Zentralnervensystems**	(z.B. Meningitis, Enzephalitis, Myelitis, Enzephalomyelitis, Intrakranielle und intraspinale Abszesse und Granulome)	▶ Band Chirurgie, Orthopädie, Urologie, ▶ Band Grundlagen, ▶ Band Neurologie, Psychiatrie, Psychosomatik
61	G10-G13	**Systematrophien, die vorwiegend das Zentralnervensystem betreffen**		
	G10	Chorea Huntington		▶ Band Neurologie, Psychiatrie, Psychosomatik, ▶ Band Grundlagen
	G11	Hereditäre Ataxie		▶ Band Neurologie, Psychiatrie, Psychosomatik
	G12	Spinale Muskelatrophie und verwandte Syndrome		▶ Band Neurologie, Psychiatrie, Psychosomatik
62	G20-G26	**Extrapyramidale Krankheiten und Bewegungsstörungen**		
	G20	Primäres Parkinson-Syndrom	(z.B. Demenz mit Lewy-Körperchen bei Parkinson-Syndrom)	▶ Band Querschnittsbereiche, ▶ Band Neurologie, Psychiatrie, Psychosomatik
	G21	Sekundäres Parkinson-Syndrom		▶ Band Querschnittsbereiche, ▶ Band Neurologie, Psychiatrie, Psychosomatik
	G23	Sonstige degenerative Krankheiten der Basalganglien		▶ Band Neurologie, Psychiatrie, Psychosomatik
	G24	Dystonie		▶ Band Neurologie, Psychiatrie, Psychosomatik
	G25	Sonstige extrapyramidale Krankheiten und Bewegungsstörungen	(z.B. Restless-Legs-Syndrom)	▶ Band Neurologie, Psychiatrie, Psychosomatik
63	G30-G32	**Sonstige degenerative Krankheiten des Nervensystems**		
	G30	Alzheimer-Krankheit		▶ Band Neurologie, Psychiatrie, Psychosomatik, ▶ Band Querschnittsbereiche
64	G35-G37	**Demyelinisierende Krankheiten des Zentralnervensystems**		
	G35	Multiple Sklerose [Encephalomyelitis disseminata]		▶ Band Neurologie, Psychiatrie, Psychosomatik
65	G40-G47	**Episodische und paroxysmale Krankheiten des Nervensystems**		
	G40	Epilepsie		▶ Band Querschnittsbereiche, ▶ Band Grundlagen, ▶ Band Neurologie, Psychiatrie, Psychosomatik
	G41	Status epilepticus		▶ Band Querschnittsbereiche, ▶ Band Neurologie, Psychiatrie, Psychosomatik

	G43	Migräne	► Band Neurologie, Psychiatrie, Psychosomatik
	G44	Sonstige Kopfschmerzsyndrome	(z.B. Cluster-Kopfschmerz, Vasomotorischer Kopfschmerz, Spannungskopfschmerz, Chronischer posttraumatischer Kopfschmerz, Arzneimittelinduzierter Kopfschmerz)	► Band Querschnittsbereiche, ► Band Chirurgie, Orthopädie, Urologie, ► Band Neurologie, Psychiatrie, Psychosomatik
	G45	Zerebrale transitorische Ischämie und verwandte Syndrome		► Band Neurologie, Psychiatrie, Psychosomatik
	G46	Zerebrale Gefäßsyndrome bei zerebrovaskulären Krankheiten		► Band Neurologie, Psychiatrie, Psychosomatik, ► Band Querschnittsbereiche, ► Band Chirurgie, Orthopädie, Urologie
	G47	Schlafstörungen		► Band Neurologie, Psychiatrie, Psychosomatik
66	G50-G59	**Krankheiten von Nerven, Nervenwurzeln und Nervenplexus**		
	G50	Krankheiten des N. trigeminus [V. Hirnnerv]		► Band Neurologie, Psychiatrie, Psychosomatik, ► Band Chirurgie, Orthopädie, Urologie
	G51	Krankheiten des N. facialis [VII. Hirnnerv]		► Band Neurologie, Psychiatrie, Psychosomatik
	G52	Krankheiten sonstiger Hirnnerven		► Band Neurologie, Psychiatrie, Psychosomatik
	G54	Krankheiten von Nervenwurzeln und Nervenplexus		► Band Neurologie, Psychiatrie, Psychosomatik
	G56	Mononeuropathien der oberen Extremität		► Band Neurologie, Psychiatrie, Psychosomatik, ► Band Allgemeinmedizin, Anästhesie und Intensivmedizin, Arbeits- und Sozialmedizin, Rechtsmedizin, ► Kap. 3.4.1.1, ► Band Chirurgie, Orthopädie, Urologie
	G57	Mononeuropathien der unteren Extremität		► Band Chirurgie, Orthopädie, Urologie, ► Band Neurologie, Psychiatrie, Psychosomatik
67	G60-G64	**Polyneuropathien und sonstige Krankheiten des peripheren Nervensystems**		
	G61	Polyneuritis		► Band Allgemeinmedizin, Anästhesie und Intensivmedizin, Arbeits- und Sozialmedizin, Rechtsmedizin, ► Kap. 3.4.1.1, ► Band Neurologie, Psychiatrie, Psychosomatik
	G62	Sonstige Polyneuropathien	(z.B. Alkoholneuropathie)	► Band Neurologie, Psychiatrie, Psychosomatik
	G63	Polyneuropathie bei anderenorts klassifizierten Krankheiten	(z.B. Diabetische Polyneuropathie)	► Band Neurologie, Psychiatrie, Psychosomatik
68	G70-G73	**Krankheiten im Bereich der neuromuskulären Synapse und des Muskels**		
	G70	Myasthenia gravis und sonstige neuromuskuläre Krankheiten		► Band Neurologie, Psychiatrie, Psychosomatik
	G71	Primäre Myopathien	(z.B. Muskeldystrophien, Myotone Syndrome)	► Band Grundlagen, ► Band Neurologie, Psychiatrie, Psychosomatik
	G72	Sonstige Myopathien	(z.B. Arzneimittelinduzierte Myopathie)	► Band Neurologie, Psychiatrie, Psychosomatik, ► Band Querschnittsbereiche, ► Band Allgemeinmedizin, Anästhesie und Intensivmedizin, Arbeits- und Sozialmedizin, Rechtsmedizin, ► Kap. 2.1.2.10
69	G80-G83	**Zerebrale Lähmung und sonstige Lähmungssyndrome**		
	G80	Infantile Zerebralparese		► Band Gynäkologie, Pädiatrie
	G81	Hemiparese und Hemiplegie		► Band Neurologie, Psychiatrie, Psychosomatik
	G82	Paraparese und Paraplegie, Tetraparese und Tetraplegie		► Band Neurologie, Psychiatrie, Psychosomatik, ► Band Chirurgie, Orthopädie, Urologie
	G83	Sonstige Lähmungssyndrome	(z.B. Cauda-equina-Syndrom)	► Band Chirurgie, Orthopädie, Urologie, ► Band Neurologie, Psychiatrie, Psychosomatik
70	G90-G99	**Sonstige Krankheiten des Nervensystems**		
	G90	Krankheiten des autonomen Nervensystems	(z.B. Multisystem-Atrophie)	► Band Neurologie, Psychiatrie, Psychosomatik
	G91	Hydrozephalus	(z.B. Normaldruckhydrozephalus)	► Band Neurologie, Psychiatrie, Psychosomatik, ► Band Chirurgie, Orthopädie, Urologie
	G95	Sonstige Krankheiten des Rückenmarkes	(z.B. Syringomyelie)	► Band Neurologie, Psychiatrie, Psychosomatik, ► Band Chirurgie, Orthopädie, Urologie
71	H00-H06	**Affektionen des Augenlides, des Tränenapparates und der Orbita**		► Band Dermatologie, Augenheilkunde, HNO
	H00	Hordeolum und Chalazion		► Band Dermatologie, Augenheilkunde, HNO
	H02	Sonstige Affektionen des Augenlides	(z.B. Ektropium, Entropium, Ptosis)	► Band Dermatologie, Augenheilkunde, HNO
	H04	Affektionen des Tränenapparates		► Band Dermatologie, Augenheilkunde, HNO
72	H10-H13	**Affektionen der Konjunktiva**		► Band Dermatologie, Augenheilkunde, HNO
	H10	Konjunktivitis		► Band Dermatologie, Augenheilkunde, HNO
73	H15-H22	**Affektionen der Sklera, der Hornhaut, der Iris und des Ziliarkörpers**		
	H15	Affektionen der Sklera	(z.B. Skleritis, Episkleritis)	► Band Dermatologie, Augenheilkunde, HNO
	H16	Keratitis		► Band Dermatologie, Augenheilkunde, HNO
	H18	Sonstige Affektionen der Hornhaut	(z.B. Keratokonus)	► Band Dermatologie, Augenheilkunde, HNO
	H20	Iridozyklitis		► Band Dermatologie, Augenheilkunde, HNO
	H22	Affektionen der Iris und des Ziliarkörpers bei anderenorts klassifizierten Krankheiten	(z.B. Iridozyklitis bei Zoster, bei Spondylitis ankylopoetica)	► Band Dermatologie, Augenheilkunde, HNO

74	H25-H28	**Affektionen der Linse**		
	H25	Cataracta senilis		▶ Band Dermatologie, Augenheilkunde, HNO,
	H26	Sonstige Kataraktformen	(z.B. Cataracta traumatica)	▶ Band Dermatologie, Augenheilkunde, HNO, ▶ Band Allgemeinmedizin, Anästhesie und Intensivmedizin, Arbeits- und Sozialmedizin, Rechtsmedizin, ▶ Kap. 3.3.3.2
75	H30-H36	**Affektionen der Aderhaut und der Netzhaut**		
	H30	Chorioretinitis		▶ Band Dermatologie, Augenheilkunde, HNO
	H32	Chorioretinale Affektionen bei anderenorts klassifizierten Krankheiten	(z.B. bei Toxoplasmose)	▶ Band Dermatologie, Augenheilkunde, HNO
	H33	Netzhautablösung und Netzhautriss		▶ Band Dermatologie, Augenheilkunde, HNO
	H34	Netzhautgefäßverschluss		▶ Band Dermatologie, Augenheilkunde, HNO
	H35	Sonstige Affektionen der Netzhaut	(z.B. Hypertensive Retinopathie, Retinopathia praematurorum, Altersbedingte Makuladegeneration [AMD], Retinopathia pigmentosa)	▶ Band Dermatologie, Augenheilkunde, HNO
	H36	Affektionen der Netzhaut bei anderenorts klassifizierten Krankheiten	(z.B. Diabetische Retinopathie, Atherosklerotische Retinopathie)	▶ Band Dermatologie, Augenheilkunde, HNO
76	H40-H42	**Glaukom**		▶ Band Dermatologie, Augenheilkunde, HNO, ▶ Band Querschnittsbereiche
77	H43-H45	**Affektionen des Glaskörpers und des Augapfels**		▶ Band Dermatologie, Augenheilkunde, HNO,
	H43	Affektionen des Glaskörpers	(z.B. Glaskörperblutung)	▶ Band Dermatologie, Augenheilkunde, HNO
	H44	Affektionen des Augapfels	(z.B. Endophthalmitis, Intraokularer Fremdkörper)	▶ Band Dermatologie, Augenheilkunde, HNO
78	H46-H48	**Affektionen des N. opticus und der Sehbahn**		▶ Band Dermatologie, Augenheilkunde, HNO
	H46	Neuritis nervi optici		▶ Band Dermatologie, Augenheilkunde, HNO
	H47	Sonstige Affektionen des N. opticus [II. Hirnnerv] und der Sehbahn	(z.B. Anteriore ischämische Optikusneuropathie (AION), arteriosklerotisch)	▶ Band Dermatologie, Augenheilkunde, HNO
	H48	Affektionen des N. opticus [II. Hirnnerv] und der Sehbahn bei anderenorts klassifizierten Krankheiten	(z.B. bei Multipler Sklerose)	▶ Band Dermatologie, Augenheilkunde, HNO
79	H49-H52	**Affektionen der Augenmuskeln, Störungen der Blickbewegungen sowie Akkommodationsstörungen und Refraktionsfehler**		▶ Band Dermatologie, Augenheilkunde, HNO
	H49	Strabismus paralyticus		▶ Band Dermatologie, Augenheilkunde, HNO
	H50	Sonstiger Strabismus	(z.B. Strabismus concomitans)	▶ Band Dermatologie, Augenheilkunde, HNO
	H52	Akkommodationsstörungen und Refraktionsfehler		▶ Band Dermatologie, Augenheilkunde, HNO
80	H53-H54	**Sehstörungen und Blindheit**		▶ Band Dermatologie, Augenheilkunde, HNO
81	H60-H62	**Krankheiten des äußeren Ohres**		▶ Band Dermatologie, Augenheilkunde, HNO
	H60	Otitis externa		▶ Band Dermatologie, Augenheilkunde, HNO
82	H65-H75	**Krankheiten des Mittelohres und des Warzenfortsatzes**		▶ Band Dermatologie, Augenheilkunde, HNO
	H65	Nichteitrige Otitis media		▶ Band Dermatologie, Augenheilkunde, HNO
	H66	Eitrige und nicht näher bezeichnete Otitis media		▶ Band Dermatologie, Augenheilkunde, HNO
	H68	Entzündung und Verschluß der Tuba auditiva		▶ Band Dermatologie, Augenheilkunde, HNO
	H70	Mastoiditis und verwandte Zustände		▶ Band Dermatologie, Augenheilkunde, HNO
	H71	Cholesteatom des Mittelohres		▶ Band Dermatologie, Augenheilkunde, HNO
	H72	Trommelfellperforation		▶ Band Dermatologie, Augenheilkunde, HNO
83	H80-H83	**Krankheiten des Innenohres**		▶ Band Dermatologie, Augenheilkunde, HNO
	H80	Otosklerose		▶ Band Dermatologie, Augenheilkunde, HNO
	H81	Störungen der Vestibularfunktion	(z.B. Ménière-Krankheit)	▶ Band Dermatologie, Augenheilkunde, HNO
	H83	Sonstige Krankheiten des Innenohres	(z.B. Lärmschwerhörigkeit)	▶ Band Dermatologie, Augenheilkunde, HNO, ▶ Band Querschnittsbereiche, ▶ Band Allgemeinmedizin, Anästhesie und Intensivmedizin, Arbeit- und Sozialmedizin, Rechtsmedizin, ▶ Kap. 3.3.1.1
84	H90-H95	**Sonstige Krankheiten des Ohres**		
	H90	Hörverlust durch Schalleitungs- oder Schallempfindungsstörung	(z.B. Angeborene Taubheit)	▶ Band Dermatologie, Augenheilkunde, HNO, ▶ Band Gynäkologie, Pädiatrie
	H91	Sonstiger Hörverlust	(z.B. Altersschwerhörigkeit)	▶ Band Querschnittsbereiche, ▶ Band Dermatologie, Augenheilkunde, HNO
85	I00-I02	**Akutes rheumatisches Fieber**		▶ Band Innere Medizin
86	I05-I09	**Chronische rheumatische Herzkrankheiten**		
	I05	Rheumatische Mitralklappenkrankheiten		
	I06	Rheumatische Aortenklappenkrankheiten		▶ Band Chirurgie, Orthopädie, Urologie

87	I10-I15	**Hypertonie [Hochdruckkrankheit]**		
	I10	Essentielle (primäre) Hypertonie		▶ Band Grundlagen, ▶ Band Innere Medizin ▶ Band Querschnittsbereiche
	I11	Hypertensive Herzkrankheit		▶ Band Innere Medizin
	I12	Hypertensive Nierenkrankheit		▶ Band Innere Medizin
	I15	Sekundäre Hypertonie		▶ Band Innere Medizin, ▶ Band Querschnittsbereiche, ▶ Band Chirurgie, Orthopädie, Urologie, ▶ Band Grundlagen
88	I20-I25	**Ischämische Herzkrankheiten**		
	I20	Angina pectoris		▶ Band Innere Medizin, ▶ Band Querschnittsbereiche, ▶ Band Chirurgie, Orthopädie, Urologie
	I21	Akuter Myokardinfarkt		▶ Band Innere Medizin, ▶ Band Querschnittsbereiche
	I22	Rezidivierender Myokardinfarkt		▶ Band Innere Medizin
	I25	Chronische ischämische Herzkrankheit		▶ Band Innere Medizin
89	I26-I28	**Pulmonale Herzkrankheit und Krankheiten des Lungenkreislaufes**		
	I26	Lungenembolie		▶ Band Innere Medizin, ▶ Band Allgemeinmedizin, Anästhesie und Intensivmedizin, Arbeits- und Sozialmedizin, Rechtsmedizin, ▶ Kap. 2.2.4, ▶ Band Querschnittsbereiche, ▶ Band Chirurgie, Orthopädie, Urologie
	I27	Sonstige pulmonale Herzkrankheiten	(z.B. Cor pulmonale)	▶ Band Innere Medizin
90	I30-I52	**Sonstige Formen der Herzkrankheit**		
	I30	Akute Perikarditis		▶ Band Innere Medizin
	I31	Sonstige Krankheiten des Perikards	(z.B. Chronische Perikarditis)	▶ Band Innere Medizin
	I34	Nichtrheumatische Mitralklappenkrankheiten		▶ Band Innere Medizin, ▶ Band Chirurgie, Orthopädie, Urologie
	I35	Nichtrheumatische Aortenklappenkrankheiten		▶ Band Innere Medizin
	I38	Endokarditis, Herzklappe nicht näher bezeichnet		▶ Band Innere Medizin
	I39	Endokarditis und Herzklappenkrankheiten bei anderenorts klassifizierten Krankheiten		▶ Band Innere Medizin
	I40	Akute Myokarditis		▶ Band Innere Medizin
	I41	Myokarditis bei anderenorts klassifizierten Krankheiten		▶ Band Innere Medizin
	I42	Kardiomyopathie		▶ Band Innere Medizin
	I44	Atrioventrikulärer Block und Linksschenkelblock		▶ Band Innere Medizin
	I45	Sonstige kardiale Erregungsleitungsstörungen	(z.B. Rechtsschenkelblock, Präexitations-Syndrom)	▶ Band Innere Medizin
	I46	Herzstillstand	(z.B. Plötzlicher Herztod)	▶ Band Innere Medizin, ▶ Band Querschnittsbereiche
	I47	Herzstillstand		▶ Band Innere Medizin, ▶ Band Querschnittsbereiche
	I48	Vorhofflattern und Vorhofflimmern		▶ Band Innere Medizin
	I49	Sonstige kardiale Arrhythmien	(z.B. Kammerflimmern, Sick-Sinus-Syndrom)	▶ Band Innere Medizin, ▶ Band Querschnittsbereiche
	I50	Herzinsuffizienz		▶ Band Innere Medizin
91	I60-I69	**Zerebrovaskuläre Krankheiten**		
	I60	Subarachnoidalblutung		▶ Band Neurologie, Psychiatrie, Psychosomatik, ▶ Band Chirurgie, Orthopädie, Urologie
	I61	Intrazerebrale Blutung		▶ Band Neurologie, Psychiatrie, Psychosomatik, ▶ Band Chirurgie, Orthopädie, Urologie
	I62	Sonstige nichttraumatische intrakranielle Blutung	(z.B. Spontane subarachnoidale Blutung)	▶ Band Neurologie, Psychiatrie, Psychosomatik
	I63	Hirninfarkt		▶ Band Neurologie, Psychiatrie, Psychosomatik
	I65	Verschluss und Stenose präzerebraler Arterien ohne resultierenden Hirninfarkt	(z.B. Basilaristhrombose)	▶ Band Neurologie, Psychiatrie, Psychosomatik
	I66	Verschluss und Stenose zerebraler Arterien ohne resultierenden Hirninfarkt		▶ Band Chirurgie, Orthopädie, Urologie
	I67	Sonstige zerebrovaskuläre Krankheiten	(z.B. Hirnatherosklerose, Hirnvenenthrombose)	▶ Band Neurologie, Psychiatrie, Psychosomatik, ▶ Band Chirurgie, Orthopädie, Urologie
	I69	Folgen einer zerebrovaskulären Krankheit		▶ Band Neurologie, Psychiatrie, Psychosomatik
92	I70-I79	**Krankheiten der Arterien, Arteriolen und Kapillaren**		
	I70	Atherosklerose		▶ Band Innere Medizin, ▶ Band Grundlagen, ▶ Band Querschnittsbereiche
	I71	Aortenaneurysma und -dissektion		▶ Band Chirurgie, Orthopädie, Urologie, ▶ Band Innere Medizin, ▶ Band Grundlagen
	I72	Sonstiges Aneurysma	(z.B. Aneurysma der A. carotis)	▶ Band Chirurgie, Orthopädie, Urologie, ▶ Band Innere Medizin, ▶ Band Grundlagen
	I73	Sonstige periphere Gefäßkrankheiten	(z.B. Raynaud-Syndrom, Thrombangiitis obliterans, Claudicatio intermittens)	▶ Band Innere Medizin, ▶ Band Chirurgie, Orthopädie, Urologie
	I74	Arterielle Embolie und Thrombose		▶ Band Innere Medizin, ▶ Band Grundlagen

93	I80-I89	Krankheiten der Venen, der Lymphgefäße und der Lymphknoten, anderenorts nicht klassifiziert		
	I80	Phlebitis und Thrombophlebitis		▶ Band Innere Medizin, ▶ Band Dermatologie, Augenheilkunde, HNO
	I81	Pfortaderthrombose		▶ Band Chirurgie, Orthopädie, Urologie, ▶ Band Innere Medizin
	I82	Sonstige venöse Embolie und Thrombose	(z.B. Thrombophilie wie Protein-S-Mangel, Protein-C-Mangel, APC-Resistenz)	▶ Band Innere Medizin
	I83	Varizen der unteren Extremitäten	(z.B. Ulcus cruris venosum)	▶ Band Innere Medizin, ▶ Band Chirurgie, Orthopädie, Urologie, ▶ Band Dermatologie, Augenheilkunde, HNO
	I84	Hämorrhoiden		▶ Band Chirurgie, Orthopädie, Urologie
	I85	Ösophagusvarizen		▶ Band Innere Medizin, ▶ Band Chirurgie, Orthopädie, Urologie
	I86	Varizen sonstiger Lokalisationen	(z.B. Magenvarizen, Varikozele)	▶ Band Chirurgie, Orthopädie, Urologie, ▶ Band Innere Medizin
	I87	Sonstige Venenkrankheiten	(z.B. Postthrombotisches Syndrom, Venöse Insuffizienz)	▶ Band Dermatologie, Augenheilkunde, HNO, ▶ Band Innere Medizin
	I88	Unspezifische Lymphadenitis		▶ Band Innere Medizin, ▶ Band Dermatologie, Augenheilkunde, HNO
	I89	Sonstige nichtinfektiöse Krankheiten der Lymphgefäße und Lymphknoten	(z.B. Lymphödem)	▶ Band Dermatologie, Augenheilkunde, HNO, ▶ Band Innere Medizin
94	J00-J06	Akute Infektionen der oberen Atemwege		▶ Band Dermatologie, Augenheilkunde, HNO
	J00	Akute Rhinopharyngitis [Erkältungsschnupfen]		▶ Band Dermatologie, Augenheilkunde, HNO
	J01	Akute Sinusitis		▶ Band Dermatologie, Augenheilkunde, HNO
	J02	Akute Pharyngitis		▶ Band Dermatologie, Augenheilkunde, HNO
	J03	Akute Tonsillitis		▶ Band Dermatologie, Augenheilkunde, HNO
	J04	Akute Laryngitis und Tracheitis		▶ Band Dermatologie, Augenheilkunde, HNO
	J05	Akute obstruktive Laryngitis [Krupp] und Epiglottitis		▶ Band Dermatologie, Augenheilkunde, HNO, ▶ Band Gynäkologie, Pädiatrie
	J06	Akute Infektionen an mehreren oder nicht näher bezeichneten Lokalisationen der oberen Atemwege	(z.B. Grippaler Infekt)	▶ Band Dermatologie, Augenheilkunde, HNO, ▶ Band Grundlagen, ▶ Band Innere Medizin, ▶ Band Querschnittsbereiche
95	J10-J18	Grippe und Pneumonie		▶ Band Innere Medizin, ▶ Band Querschnittsbereiche, ▶ Band Grundlagen
96	J20-J22	Sonstige akute Infektionen der unteren Atemwege		
	J20	Akute Bronchitis		▶ Band Innere Medizin
	J21	Akute Bronchiolitis	(z.B. RSV-Infektion)	▶ Band Innere Medizin, ▶ Band Gynäkologie, Pädiatrie, ▶ Band Grundlagen
97	J30-J39	Sonstige Krankheiten der oberen Atemwege		▶ Band Dermatologie, Augenheilkunde, HNO
	J30	Vasomotorische und allergische Rhinopathie		▶ Band Dermatologie, Augenheilkunde, HNO
	J31	Chronische Rhinitis, Rhinopharyngitis und Pharyngitis		▶ Band Dermatologie, Augenheilkunde, HNO
	J32	Chronische Sinusitis		▶ Band Dermatologie, Augenheilkunde, HNO
	J33	Nasenpolyp		▶ Band Gynäkologie, Pädiatrie, ▶ Band Dermatologie, Augenheilkunde, HNO
	J34	Sonstige Krankheiten der Nase und der Nasennebenhöhlen	(z.B. Nasenfurunkel)	▶ Band Chirurgie, Orthopädie, Urologie, ▶ Band Dermatologie, Augenheilkunde, HNO
	J35	Chronische Krankheiten der Gaumen- und Rachenmandeln		▶ Band Dermatologie, Augenheilkunde, HNO, ▶ Band Gynäkologie, Pädiatrie
	J38	Krankheiten der Stimmlippen und des Kehlkopfes, anderenorts nicht klassifiziert	(z.B. Stimmlippenknötchen)	▶ Band Dermatologie, Augenheilkunde, HNO
98	J40-J47	Chronische Krankheiten der unteren Atemwege		
	J41	Einfache und schleimig-eitrige chronische Bronchitis		▶ Band Innere Medizin
	J43	Emphysem		▶ Band Innere Medizin, ▶ Band Grundlagen
	J44	Sonstige chronische obstruktive Lungenkrankheit	(z.B. COPD)	▶ Band Innere Medizin
	J45	Asthma bronchiale		▶ Band Innere Medizin
	J46	Status asthmaticus		▶ Band Querschnittsbereiche, ▶ Band Innere Medizin
	J47	Bronchiektasen		▶ Band Innere Medizin
99	J60-J70	Lungenkrankheiten durch exogene Substanzen		
	J61	Pneumokoniose durch Asbest und sonstige anorganische Fasern	(Asbestose)	▶ Band Allgemeinmedizin, Anästhesie und Intensivmedizin, Arbeits- und Sozialmedizin, Rechtsmedizin, ▶ Kap. 3.2.1.1, ▶ Band Innere Medizin
	J62	Pneumokoniose durch Quarzstaub	(z.B. Silikose)	▶ Band Innere Medizin, ▶ Band Allgemeinmedizin, Anästhesie und Intensivmedizin, Arbeits- und Sozialmedizin, Rechtsmedizin, ▶ Kap. 3.2.1.2
	J67	Allergische Alveolitis durch organischen Staub	(z.B. Farmerlunge)	▶ Band Innere Medizin, ▶ Band Allgemeinmedizin, Anästhesie und Intensivmedizin, Arbeits- und Sozialmedizin, Rechtsmedizin, ▶ Kap. 3.2.2.1

100	J80-J84	**Sonstige Krankheiten der Atmungsorgane, die hauptsächlich das Interstitium betreffen**		
	J81	Lungenödem		▶ Band Innere Medizin, ▶ Band Allgemeinmedizin, Anästhesie und Intensivmedizin, Arbeits- und Sozialmedizin, Rechtsmedizin, ▶ Kap. 2.2.4, ▶ Band Grundlagen
	J84	Sonstige interstitielle Lungenkrankheiten	(z.B. Hamman-Rich-Syndrom)	▶ Band Innere Medizin
101	J85-J86	**Purulente und nekrotisierende Krankheitszustände der unteren Atemwege**		
	J86	Pyothorax		▶ Band Innere Medizin, ▶ Band Chirurgie, Orthopädie, Urologie
102	J90-J94	**Sonstige Krankheiten der Pleura**		
	J90	Pleuraerguss, anderorts nicht klassifiziert	(z.B. Exsudative Pleuritis)	▶ Band Innere Medizin
	J91	Pleuraerguß bei anderenorts klassifizierten Krankheiten		▶ Band Innere Medizin
	J93	Pneumothorax		▶ Band Innere Medizin, ▶ Band Querschnittsbereiche, ▶ Band Chirurgie, Orthopädie, Urologie
103	J95-J99	**Sonstige Krankheiten des Atmungssystems**		
	J98	Sonstige Krankheiten der Atemwege	(z.B. Atelektase, Interstitielles Emphysem, Mediastinitis)	▶ Band Innere Medizin
104	K00-K14	**Krankheiten der Mundhöhle, der Speicheldrüsen und der Kiefer**		
	K10	Sonstige Krankheiten der Kiefer	(z.B. Kieferosteomyelitis)	▶ Band Chirurgie, Orthopädie, Urologie
	K11	Krankheiten der Speicheldrüsen	(z.B. Sialolithiasis)	▶ Band Dermatologie, Augenheilkunde, HNO
	K12	Stomatitis und verwandte Krankheiten	(z.B. Rezidivierende orale Aphthen)	▶ Band Dermatologie, Augenheilkunde, HNO, ▶ Band Gynäkologie, Pädiatrie
	K13	Sonstige Krankheiten der Lippe und der Mundschleimhaut	(z.B. Cheilitis, Leukoplakie)	▶ Band Dermatologie, Augenheilkunde, HNO, ▶ Band Gynäkologie, Pädiatrie
105	K20-K31	**Krankheiten des Ösophagus, des Magens und des Duodenums**		
	K20	Ösophagitis		▶ Band Innere Medizin
	K21	Gastroösophageale Refluxkrankheit		▶ Band Querschnittsbereiche, ▶ Band Chirurgie, Orthopädie, Urologie, ▶ Band Innere Medizin
	K22	Sonstige Krankheiten des Ösophagus	(z.B. Erworbene Divertikel, Mallory-Weiss-Syndrom, Perforation)	▶ Band Innere Medizin, ▶ Band Chirurgie, Orthiopädie, Urologie
	K25	Ulcus ventriculi		▶ Band Chirurgie, Orthopädie, Urologie, ▶ Band Innere Medizin, ▶ Band Allgemeinmedizin, Anästhesie und Intensivmedizin, Arbeits- und Sozialmedizin, Rechtsmedizin, ▶ Kap. 1.11
	K26	Ulcus duodeni		▶ Band Allgemeinmedizin, Anästhesie und Intensivmedizin, Arbeits- und Sozialmedizin, Rechtsmedizin, ▶ Kap. 1.11, ▶ Band Chirurgie, Orthopädie, Urologie, ▶ Band Innere Medizin
	K29	Gastritis und Duodenitis		▶ Band Innere Medizin
	K30	Dyspepsie		▶ Band Querschnittsbereiche
106	K35-K38	**Krankheiten der Appendix**		
	K35	Akute Appendizitis		▶ Band Innere Medizin, ▶ Band Chirurgie, Orthopädie, Urologie
107	K40-K46	**Hernien**		
	K40	Hernia inguinalis		▶ Band Chirurgie, Orthopädie, Urologie
	K41	Hernia femoralis		▶ Band Chirurgie, Orthopädie, Urologie
	K42	Hernia umbilicalis		▶ Band Chirurgie, Orthopädie, Urologie
	K43	Hernia ventralis		▶ Band Chirurgie, Orthopädie, Urologie
	K44	Hernia diaphragmatica		▶ Band Chirurgie, Orthopädie, Urologie
108	K50-K52	**Nichtinfektiöse Enteritis und Kolitis**		
	K50	Crohn-Krankheit [Enteritis regionalis] [Morbus Crohn]		▶ Band Innere Medizin, ▶ Band Chirurgie, Orthopädie und Unfallchirurgie, Urologie
	K51	Colitis ulcerosa		▶ Band Innere Medizin, ▶ Band Chirurgie, Orthopädie, Urologie
109	K55-K63	**Sonstige Krankheiten des Darmes**		
	K55	Gefäßkrankheiten des Darmes	(z.B. Mesenterialinfarkt, Ischämische Kolitis)	▶ Band Innere Medizin, ▶ Band Chirurgie
	K56	Paralytischer Ileus und mechanischer Ileus ohne Hernie	(z.B. Invagination, Brideileus)	▶ Band Innere Medizin, ▶ Band Gynäkologie, Pädiatrie, ▶ Band Chirurgie, Orthopädie, Urologie
	K57	Divertikulose des Darmes		▶ Band Innere Medizin, ▶ Chirurgie, Orthopädie und Unfallchirurgie, Urologie
	K58	Reizdarmsyndrom		▶ Band Innere Medizin
	K60	Fissur und Fistel in der Anal- und Rektalregion		▶ Band Innere Medizin
	K61	Abszess in der Anal- und Rektalregion		▶ Band Innere Medizin, ▶ Band Chirurgie, Orthopädie, Urologie
	K62	Sonstige Krankheiten des Anus und des Rektums	(z.B. Analpolyp, Analprolaps)	▶ Band Chirurgie, Orthopädie, Urologie, ▶ Band Innere Medizin
	K63	Sonstige Krankheiten des Darmes	(z.B. Darmabszess, Darmfistel)	▶ Band Chirurgie, Orthopädie, Urologie, ▶ Band Innere Medizin
110	K65-K67	**Krankheiten des Peritoneums**		
	K65	Peritonitis		▶ Band Chirurgie, Orthopädie, Urologie

111	K70-K77	Krankheiten der Leber		► Band Innere Medizin
	K70	Alkoholische Leberkrankheit		► Band Innere Medizin
	K71	Toxische Leberkrankheit		► Band Innere Medizin
	K72	Leberversagen, anderenorts nicht klassifiziert		► Band Innere Medizin
	K74	Fibrose und Zirrhose der Leber		► Band Grundlagen, ► Band Chirurgie, Orthopädie, Urologie, ► Band Innere Medizin
	K75	Sonstige entzündliche Leberkrankheiten	(z.B. Leberabszess, Autoimmune Hepatitis)	► Band Innere Medizin, ► Band Chirurgie, Orthopädie, Urologie
	K76	Sonstige Krankheiten der Leber	(z.B. Fettleber)	► Band Innere Medizin, ► Band Grundlagen
112	K80-K87	Krankheiten der Gallenblase, der Gallenwege und des Pankreas		
	K80	Cholelithiasis		► Band Innere Medizin, ► Band Chirurgie, Orthopädie, Urologie
	K81	Cholezystitis		► Band Innere Medizin, ► Band Chirurgie, Orthopädie, Urologie
	K83	Sonstige Krankheiten der Gallenwege	(z.B. Gallengangsverschluss)	► Band Innere Medizin, ► Band Chirurgie, Orthopädie, Urologie
	K85	Akute Pankreatitis		► Band Innere Medizin, ► Band Chirurgie, Orthopädiee, Urologie
	K86	Sonstige Krankheiten des Pankreas	(z.B. Chronische Pankreatitis)	► Band Innere Medizin, ► Band Chirurgie, Orthopädie, Urologie
113	K90-K93	Sonstige Krankheiten des Verdauungssystems		
	K90	Intestinale Malabsorption	(z.B. Zöliakie)	► Band Innere Medizin, ► Band Gynäkologie, Pädiatrie
114	L00-L08	Infektionen der Haut und der Unterhaut		► Band Dermatologie, Augenheilkunde, HNO,
	L00	Staphylococcal scalded skin syndrome [SSS-Syndrom]		► Band Dermatologie, Augenheilkunde, HNO ► Band Grundlagen
	L01	Impetigo		► Band Dermatologie, Augenheilkunde, HNO
	L02	Hautabszess, Furunkel und Karbunkel		► Band Dermatologie, Augenheilkunde, HNO ► Band Chirurgie, Orthopädie, Urologie
	L03	Phlegmone		► Band Dermatologie, Augenheilkunde, HNO ► Band Chirurgie, Orthopädie, Urologie
	L04	Akute Lymphadenitis		► Band Dermatologie, Augenheilkunde, HNO
	L05	Pilonidalzyste		► Band Dermatologie, Augenheilkunde, HNO ► Band Chirurgie, Orthopädie, Urologie
	L08	Sonstige lokale Infektionen der Haut und der Unterhaut	(z.B. Pyodermie, Erythrasma)	► Band Dermatologie, Augenheilkunde, HNO
115	L10-L14	Bullöse Dermatosen		► Band Dermatologie, Augenheilkunde, HNO
	L10	Pemphiguskrankheiten		► Band Dermatologie, Augenheilkunde, HNO
	L12	Pemphigoidkrankheiten		► Band Dermatologie, Augenheilkunde, HNO
	L13	Sonstige bullöse Dermatosen	(z.B. Dermatitis herpetiformis Duhring)	► Band Dermatologie, Augenheilkunde, HNO
116	L20-L30	Dermatitis und Ekzem		► Band Dermatologie, Augenheilkunde, HNO
	L20	Atopisches [endogenes] Ekzem		► Band Dermatologie, Augenheilkunde, HNO
	L21	Seborrhoisches Ekzem		► Band Dermatologie, Augenheilkunde, HNO
	L22	Windeldermatitis		► Band Dermatologie, Augenheilkunde, HNO, ► Band Gynäkologie, Pädiatrie
	L23	Allergische Kontaktdermatitis		► Band Allgemeinmedizin, Anästhesie und Intensivmedizin, Arbeits- und Sozialmedizin, Rechtsmedizin, ► Kap. 3.5.1.2, ► Band Dermatologie, Augenheilkunde, HNO
	L24	Toxische Kontaktdermatitis		► Band Allgemeinmedizin, Anästhesie und Intensivmedizin, Arbeits- und Sozialmedizin, Rechtsmedizin, ► Kap. 3.5.1.1, ► Band Dermatologie, Augenheilkunde, HNO
	L27	Dermatitis durch oral, enteral oder parenteral aufgenommene Substanzen	(z.B. Arzneimittelexanthem)	► Band Querschnittsbereiche, ► Band Dermatologie, Augenheilkunde, HNO
	L30	Sonstige Dermatitis	(z.B. Nummuläres Ekzem)	► Band Dermatologie, Augenheilkunde, HNO
117	L40-L45	Papulosquamöse Hautkrankheiten		► Band Dermatologie, Augenheilkunde, HNO
	L40	Psoriasis		► Band Dermatologie, Augenheilkunde, HNO
	L41	Parapsoriasis		► Band Dermatologie, Augenheilkunde, HNO
	L42	Pityriasis rosea		► Band Dermatologie, Augenheilkunde, HNO
	L43	Lichen ruber planus		► Band Dermatologie, Augenheilkunde, HNO
118	L50-L54	Urtikaria und Erythem		► Band Dermatologie, Augenheilkunde, HNO
	L50	Urtikaria		► Band Dermatologie, Augenheilkunde, HNO
	L51	Erythema exsudativum multiforme	(z.B. Toxische epidermale Nekrolyse)	► Band Dermatologie, Augenheilkunde, HNO
	L52	Erythema nodosum		► Band Dermatologie, Augenheilkunde, HNO
119	L55-L59	Krankheiten der Haut und der Unterhaut durch Strahleneinwirkung		► Band Dermatologie, Augenheilkunde, HNO
	L55	Dermatitis solaris acuta		► Band Dermatologie, Augenheilkunde, HNO, ► Band Querschnittsbereiche
	L56	Sonstige akute Hautveränderungen durch Ultraviolettstrahlen	(z.B. Polymorphe Lichtdermatose)	► Band Dermatologie, Augenheilkunde, HNO, ► Band Querschnittsbereiche
	L57	Hautveränderungen durch chronische Exposition gegenüber nichtionisierender Strahlung	(z.B. Aktinische Keratose)	► Band Dermatologie, Augenheilkunde, HNO, ► Band Querschnittsbereiche

120	L60-L75	Krankheiten der Hautanhangsgebilde		▶ Band Dermatologie, Augenheilkunde, HNO
	L60	Krankheiten der Nägel		▶ Band Dermatologie, Augenheilkunde, HNO
	L63	Alopecia areata		▶ Band Dermatologie, Augenheilkunde, HNO
	L64	Alopecia androgenetica		▶ Band Dermatologie, Augenheilkunde, HNO
	L70	Akne		▶ Band Dermatologie, Augenheilkunde, HNO, ▶ Band Gynäkologie, Pädiatrie
	L71	Rosazea		▶ Band Dermatologie, Augenheilkunde, HNO,
	L72	Follikuläre Zysten der Haut und der Unterhaut	(z.B. Atherom)	▶ Band Dermatologie, Augenheilkunde, HNO, ▶ Band Chirurgie, Orthopädie, Urologie
	L73	Sonstige Krankheiten der Haarfollikel	(z.B. Hidradenitis suppurativa)	▶ Band Dermatologie, Augenheilkunde, HNO, ▶ Band Querschnittsbereiche
121	L80-L99	Sonstige Krankheiten der Haut und der Unterhaut		
	L80	Vitiligo		▶ Band Dermatologie, Augenheilkunde, HNO
	L82	Seborrhoische Keratose		▶ Band Dermatologie, Augenheilkunde, HNO
	L83	Acanthosis nigricans		▶ Band Dermatologie, Augenheilkunde, HNO
	L85	Sonstige Epidermisverdickung	(z.B. Cornu cutaneum, Akrale Hyperkeratosen)	▶ Band Dermatologie, Augenheilkunde, HNO
	L88	Pyoderma gangraenosum		▶ Band Dermatologie, Augenheilkunde, HNO
	L89	Dekubitalgeschwür		▶ Band Dermatologie, Augenheilkunde, HNO, ▶ Band Querschnittsbereiche, ▶ Band Chirurgie, Orthopädie, Urologie
	L90	Atrophische Hautkrankheiten	(z.B. Lichen sclerosus et atrophicus, Narben, Striae cutis atrophicae)	▶ Band Dermatologie, Augenheilkunde, HNO, ▶ Band Chirurgie, Orthopädie, Urologie
	L92	Granulomatöse Krankheiten der Haut und der Unterhaut	(z.B. Granuloma anulare, Nekrobiosis lipoidica)	▶ Band Dermatologie, Augenheilkunde, HNO
	L93	Lupus erythematodes		▶ Band Dermatologie, Augenheilkunde, HNO
	L94	Sonstige lokalisierte Krankheiten des Bindegewebes	(z.B. Sclerodermia circumscripta)	▶ Band Dermatologie, Augenheilkunde, HNO
122	M00-M03	Infektiöse Arthropathien		
	M00	Eitrige Arthritis		▶ Band Chirurgie, Orthopädie, Urologie, ▶ Band Dermatologie, Augenheilkunde, HNO
	M01	Direkte Gelenkinfektionen bei anderenorts klassifizierten infektiösen und parasitären Krankheiten	(z.B. Arthritis bei Lyme-Krankheit)	▶ Band Innere Medizin
	M02	Reaktive Arthritiden	(z.B. Reiter-Krankheit)	▶ Band Innere Medizin
	M03	Postinfektiöse und Reaktive Arthritiden bei anderenorts klassifizierten Krankheiten		▶ Band Innere Medizin, ▶ Band Chirurgie, Orthopädie , Urologie
123	M05-M14	Entzündliche Polyarthropathien	(z.B. Chronische Polyarthritis, Arthritis psoriatica, Juvenile Arthritis, Gicht, Begleitarthropathien)	▶ Band Innere Medizin, ▶ Band Gynäkologie, Pädiatrie, ▶ Band Chirurgie, Orthopädie, Urologie, ▶ Band Dermatologie, Augenheilkunde, HNO
124	M15-M19	Arthrose		
	M15	Polyarthrose		▶ Band Chirurgie, Orthopädie, Urologie
	M16	Koxarthrose [Arthrose des Hüftgelenkes]		▶ Band Chirurgie, Orthopädie, Urologie
	M17	Gonarthrose [Arthrose des Kniegelenkes]		▶ Band Chirurgie, Orthopädie, Urologie
	M19	Sonstige Arthrose	(z.B. Omarthrose)	▶ Band Chirurgie, Orthopädie, Urologie
125	M20-M25	Sonstige Gelenkkrankheiten		
	M20	Erworbene Deformitäten der Finger und Zehen	(z.B. Hallux valgus)	▶ Band Chirurgie, Orthopädie, Urologie
	M21	Sonstige erworbene Deformitäten der Extremitäten	(z.B. Fallhand)	▶ Band Allgemeinmedizin, Anästhesie und Intensivmedizin, Arbeits- und Sozialmedizin, Rechtsmedizin, ▶ Kap. 3.4.1.1, ▶ Band Chirurgie, Orthopädie, Urologie
	M22	Krankheiten der Patella		▶ Band Chirurgie, Orthopädie, Urologie
	M23	Binnenschädigung des Kniegelenkes [internal derangement]	(z.B. Meniskusschädigung)	▶ Band Chirurgie, Orthopädie, Urologie
	M24	Sonstige näher bezeichnete Gelenkschädigungen	(z.B. Freier Gelenkkörper)	▶ Band Chirurgie, Orthopädie, Urologie
	M25	Sonstige Gelenkkrankheiten, anderenorts nicht klassifiziert	(z.B. Hämarthros, Gelenkinstabilität, Gelenksteife)	▶ Band Chirurgie, Orthopädie, Urologie
126	M30-M36	Systemkrankheiten des Bindegewebes		
	M30	Panarteriitis nodosa und verwandte Zustände	(z.B. Kawasaki-Krankheit)	▶ Band Innere Medizin ▶ Band Dermatologie, Augenheilkunde, HNO
	M31	Sonstige nekrotisierende Vaskulopathien	(z.B. Hypersensitivitätsangiitis, Riesenzellarteriitis)	▶ Band Innere Medizin, ▶ Band Dermatologie, Augenheilkunde, HNO
	M32	Systemischer Lupus erythematodes		▶ Band Dermatologie, Augenheilkunde, HNO
	M33	Dermatomyositis-Polymyositis		▶ Band Dermatologie, Augenheilkunde, HNO
	M34	Systemische Sklerose		▶ Band Dermatologie, Augenheilkunde, HNO
	M35	Sonstige Krankheiten mit Systembeteiligung des Bindegewebes	(z.B. Polymyalgia rheumatica)	▶ Band Innere Medizin

127	M40-M43	**Deformitäten der Wirbelsäule und des Rückens**		
	M40	Kyphose und Lordose		▶ Band Chirurgie, Orthopädie, Urologie
	M41	Skoliose		▶ Band Chirurgie, Orthopädie, Urologie
	M42	Osteochondrose der Wirbelsäule		▶ Band Chirurgie, Orthopädie, Urologie
	M43	Sonstige Deformitäten der Wirbelsäule und des Rückens	(z.B. Spondylolisthesis)	▶ Band Chirurgie, Orthopädie, Urologie
128	M45-M49	**Spondylopathien**		
	M45	Spondylitis ankylosans		▶ Band Chirurgie, Orthopädie, Urologie
	M46	Sonstige entzündliche Spondylopathien	(z.B. Spondylodiszitis)	▶ Band Chirurgie, Orthopädie, Urologie
	M47	Spondylose		▶ Band Chirurgie, Orthopädie, Urologie
	M48	Sonstige Spondylopathien	(z.B. Lumbale Spinalstenose)	▶ Band Chirurgie, Orthopädie, Urologie
129	M50-M54	**Sonstige Krankheiten der Wirbelsäule und des Rückens**		
	M50	Zervikale Bandscheibenschäden	(z.B. zervikale Myelopathie)	▶ Band Chirurgie, Orthopädie, Urologie
	M51	Sonstige Bandscheibenschäden	(z.B. Lumbaler Bandscheibenvorfall)	▶ Band Chirurgie, Orthopädie, Urologie
	M53	Sonstige Krankheiten der Wirbelsäule und des Rückens, anderenorts nicht klassifiziert	(z.B. Zervikobrachial-Syndrom)	▶ Band Chirurgie, Orthopädie, Urologie
	M54	Rückenschmerzen	(z.B. Lumboischialgie)	▶ Band Chirurgie, Orthopädie, Urologie
130	M60-M63	**Krankheiten der Muskeln**		
	M60	Myositis		▶ Band Innere Medizin
	M61	Kalzifikation und Ossifikation von Muskeln		▶ Band Chirurgie, Orthopädie, Urologie
131	M65-M68	**Krankheiten der Synovialis und der Sehnen**		
	M65	Synovitis und Tenosynovitis	(z.B. Schnellender Finger)	▶ Band Chirurgie, Orthopädie, Urologie
132	M70-M79	**Sonstige Krankheiten des Weichteilgewebes**		
	M70	Krankheiten des Weichteilgewebes im Zusammenhang mit Beanspruchung, Überbeanspruchung und Druck	(z.B. Bursitis praepatellaris)	▶ Band Chirurgie, Orthopädie, Urologie, ▶ Band Allgemeinmedizin, Anästhesie und Intensivmedizin, Arbeits- und Sozialmedizin, Rechtsmedizin, ▶ Kap. 3.3.2.3
	M72	Fibromatosen	(z.B. Nekrotisierende Fasziitis)	▶ Band Grundlagen, ▶ Band Chirurgie, Orthopädie, Urologie
	M75	Schulterläsionen	(z.B. Läsionen der Rotatorenmanschette)	▶ Band Chirurgie, Orthopädie, Urologie
	M76	Enthesopathien der unteren Extremität mit Ausnahme des Fußes	(z.B. Tractus-iliotibialis-Syndrom)	▶ Band Chirurgie, Orthopädie, Urologie
	M77	Sonstige Enthesopathien	(z.B. Epicondylitis radialis humeri)	▶ Band Chirurgie, Orthopädie und, Urologie
	M79	Sonstige Krankheiten des Weichteilgewebes, anderenorts nicht klassifiziert	(z.B. Fibromyalgie, Neuralgie)	▶ Band Dermatologie, Augenheilkunde, HNO, ▶ Band Innere Medizin, ▶ Band Neurologie, Psychiatrie, Psychosomatik
133	M80-M85	**Veränderungen der Knochendichte und -struktur**		
	M80	Osteoporose mit pathologischer Fraktur		▶ Band Chirurgie, Orthopädie, Urologie, ▶ Band Querschnittsbereiche
	M81	Osteoporose ohne pathologische Fraktur		▶ Band Chirurgie, Orthopädie, Urologie, ▶ Band Querschnittsbereiche
	M85	Sonstige Veränderungen der Knochendichte und -struktur	(z.B. Knochenzyste)	▶ Band Chirurgie, Orthopädie, Urologie
134	M86-M90	**Sonstige Osteopathien**		
	M86	Osteomyelitis		▶ Band Chirurgie, Orthopädie, Urologie
	M87	Knochennekrose	(z.B. Idiopathische aseptische Knochennekrose)	▶ Band Chirurgie, Orthopädie, Urologie
	M88	Osteodystrophia deformans [Paget-Krankheit]		▶ Band Chirurgie, Orthopädie, Urologie
	M89	Sonstige Knochenkrankheiten	(z.B. Komplexes regionales Schmerzsyndrom)	▶ Band Neurologie, Psychiatrie, Psychosomatik
135	M91-M94	**Chondropathien**	(z.B. M. Perthes, Osteochondrosis dissecans)	▶ Band Chirurgie, Orthopädie, Urologie, ▶ Band Gynäkologie, Pädiatrie
136	M95-M99	**Sonstige Krankheiten des Muskel-Skelett-Systems und des Bindegewebes**		
	M99	Biomechanische Funktionsstörungen, anderenorts nicht klassifiziert	(z.B. Knöcherne Stenose des Spinalkanals, Stenose des Spinalkanals durch Bandscheiben)	▶ Band Chirurgie, Orthopädie, Urologie
137	N00-N08	**Glomeruläre Krankheiten**		
	N00	Akutes nephritisches Syndrom		▶ Band Chirurgie, Orthopädie, Urologie, ▶ Band Innere Medizin
	N01	Rapid-progressives nephritisches Syndrom		▶ Band Chirurgie, Orthopädie, Urologie, ▶ Band Innere Medizin
	N02	Rezidivierende und persistierende Hämaturie		▶ Band Chirurgie, Orthopädie, Urologie, ▶ Band Innere Medizin
	N03	Chronisches nephritisches Syndrom		▶ Band Chirurgie, Orthopädie, Urologie, ▶ Band Innere Medizin
	N04	Nephrotisches Syndrom		▶ Band Chirurgie, Orthopädie Urologie, ▶ Band Innere Medizin

138	N10-N16	Tubulointerstitielle Nierenkrankheiten		
	N10	Akute tubulointerstitielle Nephritis		▶ Band Chirurgie, Orthopädie, Urologie, ▶ Band Innere Medizin
	N11	Chronische tubulointerstitielle Nephritis		▶ Band Chirurgie, Orthopädie, Urologie, ▶ Band Innere Medizin
	N13	Obstruktive Uropathie und Refluxuropathie		▶ Band Chirurgie, Orthopädie, Urologie
	N15	Sonstige tubulointerstitielle Nierenkrankheiten	(z.B. Nierenkarbunkel, Paranephritis)	▶ Band Chirurgie, Orthopädie, Urologie, ▶ Band Innere Medizin
139	N17-N19	Niereninsuffizienz		
	N17	Akutes Nierenversagen		▶ Band Chirurgie, Orthopädie, Urologie, ▶ Band Innere Medizin, ▶ Band Allgemeinmedizin, Anästhesie und Intensivmedizin, Arbeits- und Sozialmedizin, Rechtsmedizin, ▶ Kap. 2.2.6
	N18	Chronische Niereninsuffizienz		▶ Band Chirurgie, Orthopädie, Urologie, ▶ Band Innere Medizin, ▶ Band Querschnittsbereiche
140	N20-N23	Urolithiasis		
	N20	Nieren- und Ureterstein		▶ Band Chirurgie, Orthopädie, Urologie
	N21	Stein in den unteren Harnwegen	(z.B. Blasenstein)	▶ Band Chirurgie, Orthopädie, Urologie
141	N25-N29	Sonstige Krankheiten der Niere und des Ureters		
	N26	Schrumpfniere, nicht näher bezeichnet		▶ Band Chirurgie, Orthopädie, Urologie, ▶ Band Innere Medizin
	N28	Sonstige Krankheiten der Niere und des Ureters, anderenorts nicht klassifiziert	(z.B. Niereninfarkt)	▶ Band Chirurgie, Orthopädie, Urologie, ▶ Band Innere Medizin
142	N30-N39	Sonstige Krankheiten des Harnsystems		
	N30	Zystitis		▶ Band Chirurgie, Orthopädie, Urologie
	N31	Neuromuskuläre Dysfunktion der Harnblase, anderenorts nicht klassifiziert		▶ Band Chirurgie, Orthopädie, Urologie
	N32	Sonstige Krankheiten der Harnblase	(z.B. Blasenhalsobstruktion)	▶ Band Chirurgie, Orthopädie, Urologie
	N34	Urethritis und urethrales Syndrom		▶ Band Chirurgie, Orthopädie, Urologie
	N35	Harnröhrenstriktur		▶ Band Chirurgie, Orthopädie, Urologie
	N39	Sonstige Krankheiten des Harnsystems	(z.B. Stressinkontinenz, Urgeinkontinenz, Harnwegsinfektion, Urosepsis)	▶ Band Chirurgie, Orthopädie, Urologie, ▶ Band Innere Medizin
143	N40-N51	Krankheiten der männlichen Genitalorgane		
	N40	Prostatahyperplasie		▶ Band Chirurgie, Orthopädie, Urologie
	N41	Entzündliche Krankheiten der Prostata		▶ Band Chirurgie, Orthopädie, Urologie
	N43	Hydrozele und Spermatozele		▶ Band Chirurgie, Orthopädie, Urologie
	N44	Hodentorsion und Hydatidentorsion		▶ Band Chirurgie, Orthopädie, Urologie
	N45	Orchitis und Epididymitis		▶ Band Chirurgie, Orthopädie, Urologie
	N46	Sterilität beim Mann		▶ Band Chirurgie, Orthopädie und Urologie
	N47	Vorhauthypertrophie, Phimose und Paraphimose		▶ Band Chirurgie, Orthopädie, Urologie
	N48	Sonstige Krankheiten des Penis	(z.B. Balanoposthitis, Priapismus, Impotenz organischen Usprungs, Penisfraktur)	▶ Band Chirurgie, Orthopädie, Urologie
	N49	Entzündliche Krankheiten der männlichen Genitalorgane, anderenorts nicht klassifiziert	(z.B. Fournier-Gangrän)	▶ Band Chirurgie, Orthopädie, Urologie
144	N60-N64	Krankheiten der Mamma [Brustdrüse]		
	N60	Gutartige Mammadysplasie	(z.B. Fibrozystische Mastopathie)	▶ Band Gynäkologie, Pädiatrie
	N61	Entzündliche Krankheiten der Mamma [Brustdrüse]		▶ Band Gynäkologie, Pädiatrie
145	N70-N77	Entzündliche Krankheiten der weiblichen Beckenorgane		
	N70	Salpingitis und Oophoritis		▶ Band Gynäkologie, Pädiatrie
	N71	Entzündliche Krankheit des Uterus, ausgenommen der Zervix		▶ Band Gynäkologie, Pädiatrie
	N72	Entzündliche Krankheit der Cervix uteri		▶ Band Gynäkologie, Pädiatrie
	N73	Sonstige entzündliche Krankheiten im weiblichen Becken	(z.B. Parametritis, Pelveoperitonitis)	▶ Band Gynäkologie, Pädiatrie, ▶ Band Chirurgie, Orthopädie, Urologie
	N75	Krankheiten der Bartholin-Drüsen		▶ Band Gynäkologie, Pädiatrie
	N76	Sonstige entzündliche Krankheit der Vagina und Vulva	(z.B. Akute Kolpitis)	▶ Band Gynäkologie, Pädiatrie
146	N80-N98	Nichtentzündliche Krankheiten des weiblichen Genitaltraktes		
	N80	Endometriose		▶ Band Gynäkologie, Pädiatrie
	N81	Genitalprolaps bei der Frau		▶ Band Gynäkologie, Pädiatrie
	N85	Sonstige nichtentzündliche Krankheiten des Uterus, ausgenommen der Zervix	(z.B. Glanduläre Hyperplasie, Adenomatöse Hyperplasie)	▶ Band Gynäkologie, Pädiatrie
	N86	Erosion und Ektropium der Cervix uteri		▶ Band Gynäkologie, Pädiatrie

	N87	Dysplasie der Cervix uteri		▶ Band Gynäkologie, Pädiatrie
	N89	Sonstige nichtentzündliche Krankheiten der Vagina	(z.B. Hochgradige Dysplasie)	▶ Band Gynäkologie, Pädiatrie
	N90	Sonstige nichtentzündliche Krankheiten der Vulva und des Perineums	(z.B. Atrophie der Vulva)	▶ Band Gynäkologie, Pädiatrie
	N91	Ausgebliebene, zu schwache oder zu seltene Menstruation		▶ Band Gynäkologie, Pädiatrie
	N92	Zu starke, zu häufige oder unregelmäßige Menstruation		▶ Band Gynäkologie, Pädiatrie
	N94	Schmerz und andere Zustände im Zusammenhang mit den weiblichen Genitalorganen und dem Menstruationszyklus	(z.B. Dyspareunie)	▶ Band Gynäkologie, Pädiatrie
	N95	Klimakterische Störungen		▶ Band Gynäkologie, Pädiatrie
	N97	Sterilität der Frau		▶ Band Gynäkologie, Pädiatrie
147	O00–O08	**Schwangerschaft mit abortivem Ausgang**		
	O00	Extrauteringravidität		▶ Band Gynäkologie, Pädiatrie
	O01	Blasenmole		▶ Band Gynäkologie, Pädiatrie
	O03	Spontanabort		▶ Band Gynäkologie, Pädiatrie
148	O10–O16	**Ödeme, Proteinurie und Hypertonie während der Schwangerschaft, der Geburt und des Wochenbettes**		
	O14	Gestationshypertonie [schwangerschaftsinduziert] mit bedeutsamer Proteinurie		▶ Band Gynäkologie, Pädiatrie
	O15	Eklampsie		▶ Band Gynäkologie, Pädiatrie
149	O20–O29	**Sonstige Krankheiten der Mutter, die vorwiegend mit der Schwangerschaft verbunden sind**		
	O20	Blutung in der Frühschwangerschaft	(z.B. Drohender Abort)	▶ Band Gynäkologie, Pädiatrie
	O24	Diabetes mellitus in der Schwangerschaft		▶ Band Querschnittsbereiche, ▶ Band Gynäkologie, Pädiatrie
	O26	Betreuung der Mutter bei sonstigen Zuständen, die vorwiegend mit der Schwangerschaft verbunden sind	(z.B. Übermäßige Gewichtszunahme, Herpes gestationis)	▶ Band Gynäkologie, Pädiatrie
150	O30–O48	**Betreuung der Mutter im Hinblick auf den Feten und die Amnionhöhle sowie mögliche Entbindungskomplikationen**	(z.B. Mehrlingsschwangerschaft, Übertragene Schwangerschaft, Polyhydramnion)	▶ Band Gynäkologie, Pädiatrie
151	O60–O75	**Komplikationen bei Wehentätigkeit und Entbindung**	(z.B. Abnorme Wehentätigkeit, Geburtshindernis)	▶ Band Gynäkologie, Pädiatrie
152	O85–O92	**Komplikationen, die vorwiegend im Wochenbett auftreten**		
	O91	Infektionen der Mamma [Brustdrüse] im Zusammenhang mit der Gestation		▶ Band Gynäkologie, Pädiatrie
153	O95–O99	**Sonstige Krankheitszustände während der Gestationsperiode, die anderenorts nicht klassifiziert sind**	(z.B. Infektionskrankheiten während der Schwangerschaft, Schwangerschaftsdermatosen)	▶ Band Gynäkologie, Pädiatrie
154	P00–P04	**Schädigung des Feten und Neugeborenen durch mütterliche Faktoren und durch Komplikationen bei Schwangerschaft, Wehentätigkeit und Entbindung**	(z.B. Schädigung des Kindes durch Placenta praevia)	▶ Band Gynäkologie, Pädiatrie
155	P05–P08	**Störungen im Zusammenhang mit der Schwangerschaftsdauer und dem fetalen Wachstum**		
	P05	Intrauterine Mangelentwicklung und fetale Mangelernährung		▶ Band Gynäkologie, Pädiatrie
	P07	Störungen im Zusammenhang mit kurzer Schwangerschaftsdauer und niedrigem Geburtsgewicht, anderenorts nicht klassifiziert		▶ Band Gynäkologie, Pädiatrie
156	P10–P15	**Geburtstrauma**		▶ Band Gynäkologie, Pädiatrie
157	P20–P29	**Krankheiten des Atmungs- und Herz-Kreislaufsystems, die für die Perinatalperiode spezifisch sind**	(z.B. Intrauterine Hypoxie, Atemnot-Syndrom und Aspirationssyndrom beim Neugeborenen, Angeborene Pneumonie, Bronchopulmonale Dysplasie bei Frühgeburtlichkeit, Herzrhythmusstörung beim Neugeborenen, Persistierender Fetalkreislauf)	▶ Band Gynäkologie, Pädiatrie, ▶ Band Chirurgie, Orthopädie, Urologie
158	P35–P39	**Infektionen, die für die Perinatalperiode spezifisch sind**	(z.B. Angeborene Sepsis)	▶ Band Gynäkologie, Pädiatrie
159	P50–P61	**Hämorrhagische und hämatologische Krankheiten beim Feten und Neugeborenen**		
	P53	Hämorrhagische Krankheit beim Feten und Neugeborenen		▶ Band Gynäkologie, Pädiatrie
	P55	Hämolytische Krankheit beim Feten und Neugeborenen		▶ Band Gynäkologie, Pädiatrie
	P57	Kernikterus		▶ Band Gynäkologie, Pädiatrie
	P59	Neugeborenenikterus durch sonstige und nicht näher bezeichnete Ursachen	(z.B. Hyperbilirubinämie bei Frühgeburtlichkeit)	▶ Band Gynäkologie, Pädiatrie

160	P70-P74	**Transitorische endokrine und Stoffwechsel-störungen, die für den Feten und das Neugeborene spezifisch sind**		
	P70	Transitorische Störungen des Kohlenhydrat-stoffwechsels, die für den Feten und das Neugeborene spezifisch sind	(z.B. Syndrom des Kindes einer diabetischen Mutter)	▶ Band Gynäkologie, Pädiatrie, ▶ Band Grundlagen
	P74	Sonstige transitorische Störungen des Elektrolythaushaltes und des Stoffwechsels beim Neugeborenen	(z.B. Dehydratation beim Neugeborenen)	▶ Band Gynäkologie, Pädiatrie
161	P75-P78	**Krankheiten des Verdauungssystems beim Feten und Neugeborenen**		
	P75	Mekoniumileus		▶ Band Gynäkologie, Pädiatrie, ▶ Band Chirurgie, Orthopädie, Urologie
	P77	Enterocolitis necroticans beim Feten und Neugeborenen		▶ Band Gynäkologie, Pädiatrie, ▶ Band Chirurgie, Orthopädie, Urologie
162	P90-P96	**Sonstige Störungen, die ihren Ursprung in der Perinatalperiode haben**		
	P90	Krämpfe beim Neugeborenen		▶ Band Gynäkologie, Pädiatrie, ▶ Band Querschnittsbereiche
	P91	Sonstige zerebrale Störungen beim Neugeborenen		▶ Band Gynäkologie, Pädiatrie
	P92	Ernährungsprobleme beim Neugeborenen		▶ Band Gynäkologie, Pädiatrie
163	Q00-Q07	**Angeborene Fehlbildungen des Nervensystems**		
	Q05	Spina bifida		▶ Band Gynäkologie, Pädiatrie, ▶ Band Chirurgie, Orthopädie, Urologie
	Q07	Sonstige angeborene Fehlbildungen des Nervensystems	(z.B. Arnold-Chiari-Syndrom)	▶ Band Gynäkologie, Pädiatrie, ▶ Band Neurologie, Psychiatrie, Psychosomatik
164	Q10-Q18	**Angeborene Fehlbildungen des Auges, des Ohres, des Gesichtes und des Halses**	(z.B. Angeborene Fehlbildungen des Tränenapparats)	▶ Band Dermatologie, Augenheilkunde, HNO
165	Q20-Q28	**Angeborene Fehlbildungen des Kreislaufsystems**	(z.B. Transposition der großen Gefäße, Septumdefekte, Klappenstenosen und Klappeninsuffizienzen, Hypoplastisches Linksherzsyndrom, Offener Ductus Botalli, Aortenisthmusstenose, Lungenvenen-Fehleinmündungen, Hirngefäßaneurysma)	▶ Band Chirurgie, Orthopädie, Urologie, ▶ Band Gynäkologie, Pädiatrie
166	Q30-Q34	**Angeborene Fehlbildungen des Atmungssystems**		
	Q30	Angeborene Fehlbildungen der Nase	(z.B. Choanalatresie)	▶ Band Gynäkologie, Pädiatrie, ▶ Band Dermatologie, Augenheilkunde, HNO
167	Q35-Q37	**Lippen-, Kiefer- und Gaumenspalte**		▶ Band Chirurgie, Orthopädie, Urologie
168	Q38-Q45	**Sonstige angeborene Fehlbildungen des Verdauungssystems**		
	Q39	Angeborene Fehlbildungen des Ösophagus	(z.B. Ösophagusatresie, Ösophagus-divertikeln)	▶ Band Chirurgie, Orthopädi, Urologie, ▶ Band Innere Medizin, ▶ Band Gynäkologie, Pädiatrie
	Q40	Sonstige angeborene Fehlbildungen des oberen Verdauungstraktes	(z.B. Angeborene hypertrophische Pylorusstenose)	▶ Band Chirurgie, Orthopädie, Urologie, ▶ Band Gynäkologie, Pädiatire
	Q43	Sonstige angeborene Fehlbildungen des Darmes	(z.B. Meckel-Divertikel, Hirschsprung-Krankheit)	▶ Band Chirurgie, Orthopädie, Urologie
169	Q50-Q56	**Angeborene Fehlbildungen der Genitalorgane**		
	Q51	Angeborene Fehlbildungen des Uterus und der Cervix uteri	(z.B. Uterusaplasie)	▶ Band Gynäkologie, Pädiatrie
	Q52	Sonstige angeborene Fehlbildungen der weiblichen Genitalorgane	(z.B. Hymenalatresie)	▶ Band Gynäkologie, Pädiatrie
	Q53	Nondescensus testis		▶ Band Gynäkologie, Pädiatrie, ▶ Band Chirurgie, Orthopädie, Urologie
	Q54	Hypospadie		▶ Band Chirurgie, Orthopädie, Urologie
	Q55	Sonstige angeborene Fehlbildungen der männlichen Genitalorgane	(z.B. Pendelhoden)	▶ Band Chirurgie, Orthopädie, Urologie
170	Q60-Q64	**Angeborene Fehlbildungen des Harnsystems**	(z.B. Nierenzyste, Zystische Nierenkrankheit, Nierenbecken-Abgangsstenose, Megaureter, Ektope Niere, Epispadie, Harnblasenekstrophie)	▶ Band Chirurgie, Orthopädie, Urologie, ▶ Band Innere Medizin
171	Q65-Q79	**Angeborene Fehlbildungen und Deformitäten des Muskel-Skelett-Systems**		
	Q65	Angeborene Deformitäten der Hüfte	(z.B. Hüftdysplasie)	▶ Band Gynäkologie, Pädiatrie, ▶ Band Chirurgie, Orthopädie, Urologie
	Q66	Angeborene Deformitäten der Füße	(z.B. Pes equinovarus congenitus)	▶ Band Gynäkologie, Pädiatrie, ▶ Band Chirurgie, Orthopädie, Urologie
	Q67	Angeborene Muskel-Skelett-Deformitäten des Kopfes, des Gesichtes, der Wirbelsäule und des Thorax	(z.B. Angeborene Skoliose)	▶ Band Chirurgie, Orthopädie, Urologie
	Q71	Reduktionsdefekte der oberen Extremität	(z.B. Spalthand)	▶ Band Chirurgie, Orthopädie, Urologie
	Q72	Reduktionsdefekte der unteren Extremität	(z.B. Spaltfuß)	▶ Band Chirurgie, Orthopädie, Urologie
	Q73	Reduktionsdefekte nicht näher bezeichneter Extremität (en)	(z.B. Dysmelie, Phokomelie)	▶ Band Gynäkologie, Pädiatrie, ▶ Band Chirurgie, Orthopädie, Urologie

	Q75	Sonstige angeborene Fehlbildungen der Schädel- und Gesichtsschädelknochen	(z.B. Kraniosynostose)	► Band Gynäkologie, Pädiatrie, ► Band Chirurgie, Orthopädie, Urologie
	Q76	Angeborene Fehlbildungen der Wirbelsäule und des knöchernen Thorax	(z.B. Spina bifida occulta, Angeborene Kyphose)	► Band Neurologie, Psychiatrie, Psychosomatik, ► Band Chirurgie, Orthopädie, Urologie
	Q78	Sonstige Osteochondrodysplasien	(z.B. Osteogenesis imperfecta)	► Band Grundlagen, ► Band Chirurgie, Orthopädie, Urologie
	Q79	Angeborene Fehlbildungen des Muskel-Skelett-Systems, anderenorts nicht klassifiziert	(z.B. Omphalozele, Gastroschisis)	► Band Gynäkologie, Pädiatrie, ► Band Chirurgie, Orthopädie, Urologie
172	Q80-Q89	**Sonstige angeborene Fehlbildungen**		
	Q80	Ichthyosis congenita		► Band Dermatologie, Augenheilkunde, HNO
	Q82	Sonstige angeborene Fehlbildungen der Haut	(z.B. Mastozytosen, Angeborener nichtneoplastischer Nävus)	► Band Dermatologie, Augenheilkunde, HNO
	Q85	Phakomatosen, anderenorts nicht klassifiziert	(z.B. Neurofibromatose)	► Band Dermatologie, Augenheilkunde, HNO, ► Band Grundlagen, ► Band Neurologie, Psychiatrie, Psychosomatik
	Q86	Angeborene Fehlbildungssyndrome durch bekannte äußere Ursachen, anderenorts nicht klassifiziert	(z.B. Alkohol-Embryopathie [mit Dysmorphien])	► Band Gynäkologie, Pädiatrie
173	Q90-Q99	**Chromosomenanomalien, anderenorts nicht klassifiziert**	(z.B. Down-Syndrom, Turner-Syndrom, Klinefelter-Syndrom, Syndrom des fragilen X-Chromosoms)	► Band Grundlagen
174	R95-R99	**Ungenau bezeichnete und unbekannte Todesursachen**		
	R95	Plötzlicher Kindstod		► Band Allgemeinmedizin, Anästhesie und Intensivmedizin, Arbeits- und Sozialmedizin, Rechtsmedizin, ► Kap. 4.2.14
175	S00-S09	**Verletzungen des Kopfes**	(z.B. Schädel-Hirn-Trauma)	► Band Allgemeinmedizin, Anästhesie und Intensivmedizin, Arbeits- und Sozialmedizin, Rechtsmedizin, ► Kap. 4.2.6, ► Band Neurologie, Psychiatrie, Psychosomatik, ► Band Querschnittsbereiche, ► Band Chirurgie, Orthopädie, Urologie
176	S10-S19	**Verletzungen des Halses**		► Band Dermatologie, Augenheilkunde, HNO
177	S20-S29	**Verletzungen des Thorax**		► Band Querschnittsbereiche, ► Band Chirurgie, Orthopädie, Urologie
178	S30-S39	**Verletzungen des Abdomens, der Lumbosa-kralgegend, der Lendenwirbelsäule und des Beckens**		► Band Querschnittsbereiche, ► Band Chirurgie, Orthopädie, Urologie
179	S40-S49	**Verletzungen der Schulter und des Oberarmes**		► Band Chirurgie, Orthopädie, Urologie
180	S50-S59	**Verletzungen des Ellenbogens und des Unterarmes**		► Band Chirurgie, Orthopädie, Urologie
181	S60-S69	**Verletzungen des Handgelenkes und der Hand**		► Band Chirurgie, Orthopädie, Urologie
182	S70-S79	**Verletzungen der Hüfte und des Oberschenkels**		► Band Chirurgie, Orthopädie, Urologie
183	S80-S89	**Verletzungen des Knies und des Unterschenkels**		► Band Chirurgie, Orthopädie, Urologie
184	S90-S99	**Verletzungen der Knöchelregion und des Fußes**		► Band Chirurgie, Orthopädie, Urologie
185	T00-T07	**Verletzungen mit Beteiligung mehrerer Körperregionen**		
186	T08-T14	**Verletzungen nicht näher bezeichneter Teile des Rumpfes, der Extremitäten oder anderer Körperregionen**	(z.B. Wirbelsäulenfraktur, Rückenmarksver-letzung ohne Höhenbezeichnung)	► Band Neurologie, Psychiatrie, Psychosomatik, ► Band Querschnittsbereiche, ► Band Chirurgie, Orthopädie
187	T15-T19	**Folgen des Eindringens eines Fremdkörpers durch eine natürliche Körperöffnung**	(z.B. Fremdkörper in den Atemwegen)	► Band Allgemeinmedizin, Anästhesie und Intensivmedizin, Arbeits- und Sozialmedizin, Rechtsmedizin, ► Kap. 2.1.2.10, Kap. 2.2.4, Kap. 4.2.12.1, ► Band Querschnittsbereiche
188	T20-T32	**Verbrennungen oder Verätzungen**		► Band Dermatologie, Augenheilkunde, HNO, ► Band Chirurgie, Orthopädie, Urologie, ► Band Allgemeinmedizin, Anästhesie und Intensivmedizin, Arbeits- und Sozialmedizin, Rechtsmedizin, ► Kap. 4.2.10, ► Band Querschnittsbereiche
189	T33-T35	**Erfrierungen**		► Band Querschnittsbereiche, ► Band Chirurgie, Orthopädie, Urologie, ► Band Allgemeinmedizin, Anästhesie und Intensivmedizin, Arbeits- und Sozialmedizin, Rechtsmedizin, ► Kap. 4.2.9, ► Band Dermatologie, Augenheilkunde, HNO
190	T36-T50	**Vergiftungen durch Arzneimittel, Drogen und biologisch aktive Substanzen**		► Band Querschnittsbereiche, ► Band Grundlagen, ► Band Allgemein-medizin, Anästhesie und Intensivmedizin, Arbeits- und Sozialmedizin, Rechtsmedizin, ► Kap. 4.4.3
191	T51-T65	**Toxische Wirkungen von vorwiegend nicht medizinisch verwendeten Substanzen**		► Band Allgemeinmedizin, Anästhesie und Intensivmedizin, Arbeits- und Sozialmedizin, Rechtsmedizin, ► Kap. 3.4, Kap. 4.4.2, ► Band Grundlagen
192	T66-T78	**Sonstige und nicht näher bezeichnete Schäden durch äußere Ursachen**		
	T67	Schäden durch Hitze und Sonnenlicht		► Band Allgemeinmedizin, Anästhesie und Intensivmedizin, Arbeits- und Sozialmedizin, Rechtsmedizin, ► Kap. 3.6.1, Kap. 4.2.8, ► Band Querschnittsbereiche, ► Band Dermatologie, Augenheilkunde, HNO
	T68	Hypothermie		► Band Querschnittsbereiche, ► Band Allgemeinmedizin, Anästhesie und Intensivmedizin, Arbeits- und Sozialmedizin, Rechtsmedizin, ► Kap. 2.1.2.7
	T69	Sonstige Schäden durch niedrige Temperatur	(z.B. Frostbeulen)	► Band Chirurgie, Orthopädie, Urologie, ► Band Allgemeinmedizin, Anästhesie und Intensivmedizin, Arbeits- und Sozialmedizin, Rechtsmedizin, ► Kap. 4.2.9, ► Band Querschnitts-bereiche, ► Band Dermatologie, Augenheilkunde, HNO

	T71	Erstickung		▶ Band Allgemeinmedizin, Anästhesie und Intensivmedizin, Arbeits- und Sozialmedizin, Rechtsmedizin, ▶ Kap. 4.2.16.1
	T74	Missbrauch von Personen	(z.B. Kindesmisshandlung)	▶ Band Allgemeinmedizin, Anästhesie und Intensivmedizin, Arbeits- und Sozialmedizin, Rechtsmedizin, ▶ Kap. 4.2.15, ▶ Band Gynäkologie, Pädiatrie, ▶ Band Neurologie, Psychiatrie, Psychosomatik
	T75	Schäden durch sonstige äußere Ursachen	(z.B. Ertrinken, Schäden durch elektrischen Strom)	▶ Band Allgemeinmedizin, Anästhesie und Intensivmedizin, Arbeits- und Sozialmedizin, Rechtsmedizin, ▶ Kap. 4.2.11, Kap. 4.2.16.5, ▶ Band Querschnittsbereiche, ▶ Band Dermatologie, Augenheilkunde, HNO
	T78	Unerwünschte Nebenwirkungen, anderenorts nicht klassifiziert	(z.B. Anaphylaktischer Schock, Angioneurotisches Ödem, Kuhmilch-proteinintoleranz)	▶ Band Querschnittsbereiche, ▶ Band Dermatologie, Augenheil-kunde, ▶ Band Innere Medizin
	T79	Bestimmte Frühkomplikationen eines Traumas, anderenorts nicht klassifiziert	(z.B. Luftembolie, Schock, Kompartment-syndrom)	▶ Band Querschnittsbereiche, ▶ Band Chirurgie, Orthopädie, Urologie, ▶ Band Grundlagen
193	T80-T88	**Komplikationen bei chirurgischen Eingriffen und medizinischer Behandlung, anderenorts nicht klassifiziert**	(z.B. Septikämie, Transfusionsreaktion)	▶ Band Allgemeinmedizin, Anästhesie und Intensivmedizin, Arbeits- und Sozialmedizin, Rechtsmedizin, ▶ Band Grundlagen, ▶ Kap. 2.1.2.9, Kap. 2.2.13
194	U00-U49	**Vorläufige Zuordnungen für Krankheiten mit unklarer Ätiologie**		
195	U04	**Schweres akutes respiratorisches Syndrom [SARS]**		▶ Band Grundlagen
196	U80-U85	**Infektionserreger mit Resistenzen gegen bestimmte Antibiotika oder Chemothera-peutika**		
	U80	Erreger mit bestimmten Antibiotika-resistenzen, die besondere therapeutische oder hygienische Maßnahmen erfordern		▶ Band Grundlagen, ▶ Band Querschnittsbereiche
	U82	Mykobakterien mit Resistenz gegen Antituber-kulotika (Erstrangmedikamente)		▶ Band Querschnittsbereiche, ▶ Band Grundlagen
197	V01-X59	**Unfälle**		▶ Band Querschnittsbereiche, ▶ Band Allgemeinmedizin, Anästhesie und Intensivmedizin, Arbeits- und Sozialmedizin, Rechtsmedizin, ▶ Kap. 3.6.4, Kap. 4.2.1.6, Kap. 4.2.7, ▶ Band Chirurgie, Orthopädie, Urologie
198	X60-X84	**Vorsätzliche Selbstbeschädigung**		▶ Band Querschnittsbereiche, ▶ Band Neurologie, Psychiatrie, Psychosomatik, ▶ Band Allgemeinmedizin, Anästhesie und Intensiv-medizin, Arbeits- und Sozialmedizin, Rechtsmedizin, ▶ Kap. 4.3
199	X85-Y09	**Tätlicher Angriff**		▶ Band Allgemeinmedizin, Anästhesie und Intensivmedizin, Arbeits- und Sozialmedizin, Rechtsmedizin, ▶ Kap. 4.2.1.7

Sagen Sie uns die Meinung!

Liebe Leserin und lieber Leser,

Sie wollen gute Lehrbücher lesen,
wir wollen gute Lehrbücher machen:
dabei können Sie uns helfen!

Lob und Kritik, Verbesserungsvorschläge und neue Ideen
können Sie auf unserem Feedback-Fragebogen unter
www.lehrbuch-medizin.de gleich online loswerden.

Als Dankeschön verlosen wir jedes Jahr Buchgutscheine
für unsere Lehrbücher im Gesamtwert von 500 Euro.

Wir sind gespannt auf Ihre Antworten!

Ihr Lektorat Lehrbuch Medizin

Inhaltsverzeichnis

1 Allgemeinmedizin

M. Sentürk

1

Die wachsende Bedeutung des Faches Allgemeinmedizin kommt nicht nur in der neuen Approbationsordnung und der künftigen Lehre und Forschung an den Universitäten zum Ausdruck, sondern auch in der berufspolitischen Aufwertung des »Facharztes für Innere und Allgemeinmedizin (Hausarzt)«.

1.1 Einführung

Die Allgemeinmedizin ist eine Spezialdisziplin, die der Primär- wie auch der Dauerversorgung aller Patienten unabhängig von Alter, Geschlecht und Art der Morbidität dient.

> Das Arbeitsziel der Allgemeinmedizin ist eine qualitativ hohe Versorgung, die den Schutz des Patienten, aber auch der Gesellschaft vor Fehl-, Unter- und Überversorgung einschließt. (Fachdefinition nach DEGAM, Deutsche Gesellschaft für Allgemeinmedizin und Familienmedizin 2002)

Der **Hausarzt** betreut den Patienten nicht nur kurzfristig, sondern in der Regel über viele Jahre hinweg. Oft ist er der Ansprechpartner für alle Mitglieder einer Familie (Allgemeinmedizin ist **Familienmedizin**) und kennt daher das psychosoziale Umfeld des Kranken. Dies ermöglicht ihm eine ganzheitliche Einschätzung der Situation seines Patienten.

Der frühere **praktische Arzt**, der ohne Facharztweiterbildung in Niederlassung praktizieren durfte, ist ab 2006 nicht mehr vorgesehen. Künftig werden nur noch **Fachärzte für Innere und Allgemeinmedizin** als Hausärzte zugelassen. Dadurch wird einerseits eine Vereinheitlichung geschaffen, andererseits aber auch Qualität gesichert. Das bisherige Nebeneinander von Internisten, Allgemeinmedizinern und praktischen Ärzten unter der Bezeichnung Hausarzt wird somit abgelöst.

Tätigkeitsbereiche der Allgemeinmedizin

Die **5 primärärztlichen Arbeitsgebiete** sind:
- Basis-, Notfall- und Langzeitversorgung
- Tätigkeit als Haus- und Familienarzt
- Prävention, Gesundheitsberatung
- Koordinierung
- Integration

Der hausärztlich tätige Arzt ist im Allgemeinen der erste Ansprechpartner für medizinisch Ratsuchende (◘ Tab. 1.1). Er wird mit Gesundheitsstörungen aus völlig unterschiedlichen Bereichen konfrontiert und sieht sich einem weitgehend **unausgelesenen Krankengut** gegenüber. Dies unterscheidet die Allgemeinmedizin von den Fachgebieten der Sekundärversorgung wie beispielsweise der Kardiologie.

Der Arzt hat hier eine **Filterfunktion** inne, er muss banale von gefährlichen und dringend behandlungsbedürftigen Erkrankungen unterscheiden können. So ist denn das Erkennen des sog. **abwendbar gefährlichen Verlaufs (AGV)** trotz des vergleichsweise seltenen Auftretens gemessen an der Anzahl der Konsultationen, eine wichtige Aufgabe der hausärztlichen Praxis. Zeigt sich, dass der Patient eine weiterführende Behandlung und eine Überweisung zu einem anderen Facharzt benötigt, kommt hier die **Steuerungsfunktion** des Hausarztes zum Tragen. Er **koordiniert** weiterhin auch den Zugang des Patienten zu anderen medizinischen und nicht-medizinischen Einrichtungen wie beispielsweise Altenheimen, Selbsthilfegruppen und Krankenkassen, manchmal auch deren Interaktion untereinander. Auch die abschließende **Integration der Daten**, wie das Sammeln und Auswerten der Berichte nach einem Krankenhausaufenthalt oder nach der Konsultation eines anderen Facharztes, ist seine Aufgabe. Dies kann richtungsweisend für künftige Diagnosen sein, eine auf den Patienten besser zuge-

◘ **Tab. 1.1.** Wesen der Allgemeinmedizin	
Merkmal	**Konsequenz**
Unausgelesenes Krankengut	Breitgefächertes Wissen, Behandlung aller Altersstufen und beider Geschlechter
Filterfunktion	Erkennen abwendbar gefährlicher Verläufe (AGV)
Steuerungsfunktion, Koordinierung	Überweisung zum Spezialisten, Kontaktvermittlung zu medizinischen/nicht-medizinischen Hilfseinrichtungen
(Daten-)Integration	Sammeln und Sichten von Patientenunterlagen (Untersuchungsergebnisse, Arztbriefe, Bildmaterial)

schnittene Therapie ermöglichen oder neuen Beratungsbedarf aufzeigen.

1.2 Besonderheiten in Diagnose und Therapie

1.2.1 Subjektive und objektive Beschwerden/Befunde

In allgemeinmedizinischen Praxen werden häufig Befindlichkeitsstörungen präsentiert, die man als medizinisch banal bezeichnen könnte, die dem Patienten aber einen überproportionalen Leidensdruck verursachen. Hier muss der Arzt behutsam explorieren, was diesen Leidensdruck tatsächlich verursacht haben könnte und an der Ursache ansetzen, um dem Patienten helfen zu können. So können die vegetativen Beschwerden eines Patienten evtl. besser mit einem innerbetrieblichen Wechsel in eine andere Abteilung zu behandeln sein als mit Medikamenten. Allgemein hängt der Leidensdruck eng mit dem Krankheitskonzept und der Persönlichkeit des Patienten zusammen. Ein Patient, der zur Hypochondrie neigt, wird schneller ärztliche Hilfe aufsuchen als jemand, der seinen Körper ignoriert.

> Auch banal erscheinende Symptome können in Einzelfällen jedoch erste und einzige Hinweise auf schwerwiegende Gesundheitsstörungen sein. Diese herauszufiltern ist eine Herausforderung für den Hausarzt.

1.2.2 Abwartendes Offenlassen

Mit **abwartendem Offenlassen** bzw. kontrolliertem Zuwarten ist eine Vorgehensweise gemeint, bei der angesichts einer unklaren diagnostischen Lage einer

regelmäßigen Verlaufskontrolle gegenüber einer vertieften Diagnostik der Vorzug gegeben wird. Vordringlich ist hier nicht die Diagnosestellung, sondern das **Überwachen des Patienten bis zum Abklingen der Beschwerden** oder das rasche Eingreifen bei Verschlechterung oder Komplikationen.

 Cave
Auf eine genaue Dokumentation darf hier natürlich nicht verzichtet werden, ebenso wichtig ist es, die Kontrollen zu verbindlich festgelegten Zeitpunkten erfolgen zu lassen.

1.2.3 Therapie ohne Diagnose

Der Allgemeinmediziner sieht sich häufig mit weitgehend **unspezifischen Symptomen** oder Symptomkomplexen konfrontiert, die eine exakte Diagnose vorerst nicht zulassen. Um den Patienten trotzdem helfen zu können, therapiert er die wahrscheinlichste Ursache. Dabei verlässt er sich auf die eigene Einschätzung und Erfahrung wie auch auf statistisch gesicherte Fallhäufigkeitsverteilungen. Man spricht in diesem Zusammenhang von **kalkulierter Therapie**.

Die Deutsche Gesellschaft für Allgemeinmedizin und Familienmedizin (DEGAM) arbeitet derzeit Leitlinien aus, die auf Patientenanliegen (Beispiel: Müdigkeit) statt auf endgültige Diagnosen ausgerichtet sind.

Natürlich besteht bei dieser Form der therapeutischen Intervention die Gefahr, dass sie nicht erfolgreich ist. Beispielsweise ist die Therapie mit einem Breitspektrumantibiotikum vor durchgeführtem Erregernachweis und Resistogramm nicht immer wirksam. Für den Fall einer Therapieresistenz ist daher zu bedenken, ob die gewählte Therapie eine ggf. notwendige weiterführende Diagnostik behindern könnte.

☐ **Tab. 1.2.** Klassifizierung der Konsultationsergebnisse in der Allgemeinmedizin

Konsultationsergebnisse (%)	Ergebnis	Beispiel
25	Symptom	Husten
25	Symptomkomplex	Uncharakteristisches Fieber (UF): erhöhte Temperatur, Schwitzen, Appetitlosigkeit, Abgeschlagenheit, Husten, Auswurf
40	Krankheitsbild	Bild einer Pneumonie
10	Gesicherte Diagnose	Pneumonie (mit Erregernachweis)
nach: Mader, Weißgerber, Allgemeinmedizin und Praxis, Springer-Verlag, 5. Auflage 2005		

> Nur etwa 10% der hausärztlichen Konsultationen ergeben eine wissenschaftlich gesicherte Diagnose (◨ Tab. 1.2).

1.2.4 Interdisziplinäres Handeln

Das Spektrum der Allgemeinmedizin reicht von der Kinderheilkunde über die Psychiatrie bis hin zur kleinen Chirurgie.

> Solides Basiswissen aus allen Fachgebieten ist notwendig, um dem Patientengut gerecht werden zu können.

Ursache des Symptoms Erbrechen kann beispielsweise ein akuter Infekt, eine psychogene Störung, Gravidität, eine Fehlbildung (Säuglinge), ein Medikament, chronischer Alkoholismus, Urämie, Intoxikation, ein Myokardinfarkt, eine Hirnblutung oder ein Malignom sein.

1.2.5 Behandlungsstandards

> In Deutschland ist die Verpflichtung zur Qualitätssicherung und zum Qualitätsmanagement in der Medizin gesetzlich vorgeschrieben.

Dieser Qualitätsanspruch soll beispielsweise mittels **Evidenz-basierter Medizin** (EbM; »evidence-based medicine«), also der Einbeziehung neuester wissenschaftlicher Studienergebnisse, die bestimmten Kriterien genügen müssen, umgesetzt werden. Je statistisch fundierter eine Studie ist, desto höher ist ihre Evidenzstärke und damit die Empfehlung, die sie erhält. Die benötigten Informationen können aus medizinischen Online-Datenbanken wie Cochrane, Medline, Pubmed oder DIMDI abgerufen werden.

Organisationen wie beispielsweise die Arbeitsgemeinschaft der Wissenschaftlichen Medizinischen Fachgesellschaften (AWMF), die aus einem Zusammenschluss von 151 wissenschaftlichen Fachgesellschaften aus allen Bereichen der Medizin besteht, arbeiten medizinische **Leitlinien** aus, die als standardisierte Behandlungsempfehlungen dienen können

Die Krankenkassen bieten mittlerweile zu einigen chronischen Krankheiten (z. B. Diabetes mellitus) **Disease-Management-Programme** (DMP) an. Diese haben zum Ziel, die Versorgung chronisch Kranker zu verbessern. Allerdings wächst der Druck, Behandlungsstandards nicht nur zur Qualitätssicherung, sondern auch als Instrument zur Kostendämpfung zu benutzen.

Gesetzliche Bestimmungen zur Qualitätssicherung
Sozialgesetzbuch (SGB) V §135a – Verpflichtung zur Qualitätssicherung

(1) Die Leistungserbringer sind zur Sicherung und Weiterentwicklung der Qualität der von ihnen erbrachten Leistungen verpflichtet. Die Leistungen müssen dem jeweiligen Stand der wissenschaftlichen Erkenntnisse entsprechen und in der fachlich gebotenen Qualität erbracht werden.

(2) Vertragsärzte, medizinische Versorgungszentren, zugelassene Krankenhäuser, Erbringer von Vorsorgeleistungen oder Rehabilitationsmaßnahmen und Einrichtungen, mit denen ein Versorgungsvertrag (…) besteht, sind (…)verpflichtet,

1. sich an einrichtungsübergreifenden Maßnahmen der Qualitätssicherung zu beteiligen, die insbesondere zum Ziel haben, die Ergebnisqualität zu verbessern und
2. einrichtungsintern ein Qualitätsmanagement einzuführen und weiterzuentwickeln.

1.2.6 Selbstdiagnose, Selbsthilfe und Selbstmedikation

Der Patient sollte dazu befähigt werden, sich einerseits selbst aktiv für seine Gesundheit einzusetzen, andererseits aber auch dazu, unwirksame oder schädliche Strategien als solche erkennen zu können. Hier ist **Aufklärung** und **Beratung** durch den Arzt vonnöten. Allerdings können die Behandlungswünsche des Patienten, sofern sie sich wesentlich von der ärztlichen Vorgehensweise unterscheiden, zu **Non-Compliance** (also zum Nicht-Befolgen ärztlicher Anweisungen) führen. Daher ist es hier umso wichtiger, dem Patienten die Therapie oder anstehende Diagnostik besonders verständlich zu begründen und zu erklären.

Dies kann beispielsweise der Fall sein, wenn der Patient Medikamente als »Chemie« ablehnt und sich laienmedizinisch mit pflanzlichen Wirkstoffen oder Nahrungsergänzungsmitteln zu therapieren versucht. Hier muss u. U. interveniert werden, wenn gefährliche Beschwerden bestehen bleiben. Eine Möglichkeit wäre, dem Patienten zu erklären, dass pflanzliche Extrakte oft denselben Wirkstoff enthalten wie pharmazeutisch produzierte Tabletten, allerdings nicht in reiner Form und in definierter und kontrollierter Menge. Dann sollte in verständlicher Form auf den Pathomechanismus der Beschwerden eingegangen und erklärt werden, weshalb die vom Patienten gewählte Therapie keinen Erfolg hatte.

1.2.7 Grenzen hausärztlicher Tätigkeit

Auf der einen Seite möchte der Hausarzt seine Patienten bestmöglichst versorgen, auf der anderen Seite stehen ihm dazu nur begrenzte Mittel zur Verfügung. Die Medizin muss sich mehr und mehr auch gesundheitsökonomischen Ansprüchen stellen. Dies äußert sich z. B. darin, dass die Vertragsärzte juristisch zu wirtschaftlichem Arbeiten verpflichtet werden, nur über ein gedeckeltes Budget verfügen können und Leistungen über ein Punkte- und Codierungssystem abgerechnet werden.

Ein weiterer limitierender Faktor ist die Zeit, die für den einzelnen Patienten aufgewendet werden kann. So dauert das durchschnittliche allgemeinärztliche Beratungsgespräch in Deutschland nur wenige Minuten. Hier kann der Hausarzt aber davon profitieren, dass er seinen Patientenstamm oft langjährig betreut und in der Anamneseerhebung nicht ausschließlich auf das einzelne, kurze Beratungsgespräch festgelegt ist. Auch kann der Patient wiederholt einbestellt werden, um beispielsweise eine Verlaufskontrolle vorzunehmen oder anamnestisch unterschiedliche Bereiche zu explorieren.

Generell gilt, dass der Hausarzt einen **Kompromiss zwischen medizinischer und psychosozialer Notwendigkeit** finden muss. So muss beispielsweise abgewogen werden, ob die Finanzierung des wöchentlichen Hausbesuches bei einer alleinstehenden Seniorin, die unter ihrer Einsamkeit leidet, auch aus medizinischer Sicht gerechtfertigt werden kann.

Wirtschaftlichkeit
SGB 5 §12 Wirtschaftlichkeitsgebot
(1) Die Leistungen müssen ausreichend, zweckmäßig und wirtschaftlich sein; sie dürfen das Maß des Notwendigen nicht überschreiten. Leistungen, die nicht notwendig oder unwirtschaftlich sind, können Versicherte nicht beanspruchen, dürfen die Leistungserbringer nicht bewirken und die Krankenkassen nicht bewilligen.

1.2.8 Anamnese- und Untersuchungsbesonderheiten

1.2.8.1 Erlebte Anamnese

Da die Patientenbetreuung in der Allgemeinmedizin langfristig ausgelegt ist und in der Regel über viele Jahre hinweg besteht, gewinnt der Mediziner zahlreiche Informationen durch das Sammeln von Berichten, aber auch unmittelbar durch eigene Beobachtung (z. B. Hausbesuche, Betreuung der Familienmitglieder) und Interaktion mit dem Patienten. Dies wird als **erlebte Anamnese** bezeichnet.

1.2.8.2 Direkte Diagnostik

Eine sehr ökonomische Form der Befunderhebung ist die **direkte Diagnostik**. Hierbei inspiziert der Mediziner knapp die aktuell präsentierte Gesundheitsstörung, mögliche parallel vorliegende Beschwerden bleiben außen vor. Dies bietet sich für Blickdiagnosen, wie z. B. Varizen, an.

> ❗ **Cave**
> Eine Inspektion muss allerdings immer durchgeführt werden (Minimalstandard).

1.2.8.3 Fachsprache

Im Gegensatz zu anderen medizinischen Bereichen arbeitet die Allgemeinmedizin häufig noch mit uneinheitlichen Begrifflichkeiten, da die hier behandelten Beschwerdebilder oft unspezifisch sind und eine Klassifizierung schwer fällt. Dies muss gerade bei allgemeinmedizinischen Studien berücksichtigt werden.

Auch der Patient kommt mit den Begriffen durcheinander. Was für den einen die Erkältung ist und für den anderen schon eine Grippe, mag für den einen Arzt ein grippaler Infekt sein, für einen anderen aber eine afebrile Allgemeinreaktion (AFAR). An der Entwicklung praxistauglicher Klassifizierungen wird gearbeitet (z. B. ICPC – International Classification of Primary Care).

1.2.9 Gesundheitsberatung

Die Gesundheitsberatung setzt sich mit dem auseinander, was der Patient selbst machen kann, um seine Gesundheit zu erhalten oder zu verbessern. Der Arzt ermittelt hier die individuellen Risikofaktoren im Verhalten oder der Persönlichkeit des Patienten und erklärt ihm, was er wie verbessern könnte.

In diesem Zusammenhang können **körperliche, soziale und psychische Faktoren** angesprochen werden:

- Körpergewicht, ausgewogene Ernährung
- Alkohol- und Zigarettenkonsum
- Ausreichend Bewegung und Sport
- Ausreichend Schlaf, Schlafhygiene
- Verbesserung der Körperhaltung
- Hygiene
- Arbeit, Arbeitsverhalten
- Wohnraum
- Soziale Eingliederung
- Lebensplanung
- Entspannung
- Konflikte
- Bewältigungsstrategien

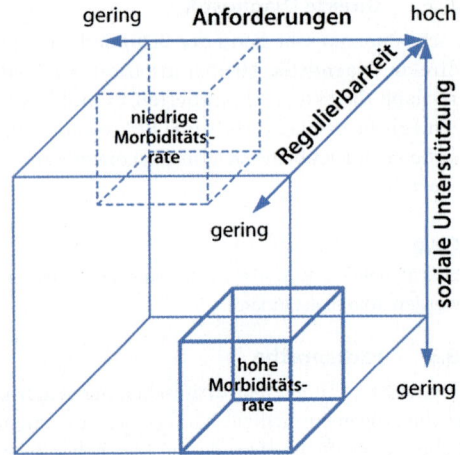

Abb. 1.1. Dreidimensionales kognitives Stressmodell. (Modifiziert nach Karasek und Theorell 1990)

Von einer Gesundheitsberatung kann jeder profitieren. Der Patient sollte über seine Risiken informiert werden. Bessere Verhaltensweisen müssen aufgezeigt, dürfen aber nicht aufgezwungen werden. Mögliche Maßnahmen müssen zusammen mit dem Patienten erarbeitet und auf das Maß seiner Veränderungsbereitschaft abgestimmt werden (■ Abb. 1.1).

1.2.10   Kommunikation

1.2.10.1   Arzt-Patient-Beziehung

Der Patient stellt sich mit einer persönlichen Leidensgeschichte vor, der Arzt wendet auf die Symptomatik sein theoretisch-naturwissenschaftliches Wissen an. Diese beiden Bereiche werden dadurch miteinander vereinbart, dass der Patient einerseits eine Klassifizierung und Erklärung seiner Beschwerden erhält (**Information**), sich andererseits aber auch als fühlendes Subjekt akzeptiert sieht (**Empathie**). Dadurch kann er das nötige Vertrauen zum Arzt auf- und seine Unsicherheit in Bezug auf die Beschwerden abbauen.

Die Informationsvermittlung muss klar und verständlich erfolgen. Hier ist eine geeignete Wortwahl (keine Fachtermini) erforderlich (■ Abb. 1.2). Auch die **Gliederung** des Gesagten (Pausen, Betonung), **Wiederholung** wichtiger Inhalte und eventuell eine **schriftliche Fixierung** sind nötig. Neben der Erkrankung müssen auch Sinn und Zweck diagnostischer und therapeutischer Maßnahmen erläutert werden. Der Arzt sollte erforderliche Informationen bereitwillig von sich aus geben.

Nonverbale Signale wie Hinwendung zum Patienten, Gestik und Mimik signalisieren Wertschätzung und Verständnis.

> Für jegliche Interaktion ist es günstig, dass sich Arzt und Patient als Partner betrachten, die am selben Strang ziehen. Dies zeichnet eine gute Arzt-Patient-Beziehung aus.

1.2.10.2   Compliance

Die Compliance, also das **Befolgen ärztlicher Anweisungen**, ist wesentlich davon abhängig, wie gelungen die Kommunikation zwischen Arzt und Patient ist (■ Abb. 1.3). Sieht der Patient den Sinn der Behandlung nicht ein, versteht er das Einnahmeschema nicht oder hat er Angst vor möglichen Nebenwirkungen, wird er den Anordnungen kaum nachkommen. Auch Verordnungen, aus denen ein großer Aufwand oder eine Verhaltensänderung resultieren würde, werden oft nicht befolgt.

> Kann der Patient zur Mitarbeit motiviert und die Compliance verbessert werden, so kommt dies der Therapie und dem Arzt-Patienten-Verhältnis zugute.

Hilfreich kann es sein, das **Krankheitskonzept** des Patienten bei Erläuterungen miteinzubeziehen. Dafür können Ausdrücke oder Bilder, die der Patient zur Beschreibung seiner Probleme verwendet, in den eigenen Ausführungen wiederholt werden. Die Information erreicht den Patienten nur, wenn er mit der Sprache, die der Arzt spricht, etwas anzufangen weiß. Dies bedeutet, dass **Sprachbarrieren** bei ausländischen Patienten umgangen werden müssen (Dolmetscher?) und die richtige **Sprachebene** entsprechend des Bildungsniveaus des Patienten gefunden werden muss. Auch seine **Emotionalität** und sein **Erlebnishintergrund** sollten verbal und inhaltlich berücksichtigt werden, damit sich der Patient als Individuum verstanden fühlt und gleichzeitig die Informationen des Arztes in seine Sicht der Dinge integrieren kann.

1.2.10.3   Motivation, Empowerment

Gerade in der Langzeitbetreuung von Patienten, bei chronischen Erkrankungen oder Multimorbidität ist die Compliance oft schlecht. Hier ist Motivation besonders wichtig. Diese kann durch Aufzeigen von kleinen Fortschritten erfolgen, durch **Lob** bei guter Compliance, aber auch durch **Kontrollen** (z. B. Serumspiegelmessungen, Hausbesuche). Um Erfolgserlebnisse zu ermöglichen, sollten realistische Therapieziele formuliert werden. Vorteilhaft ist es immer, die Therapie im Vorfeld im Einvernehmen mit dem Patienten abzu-

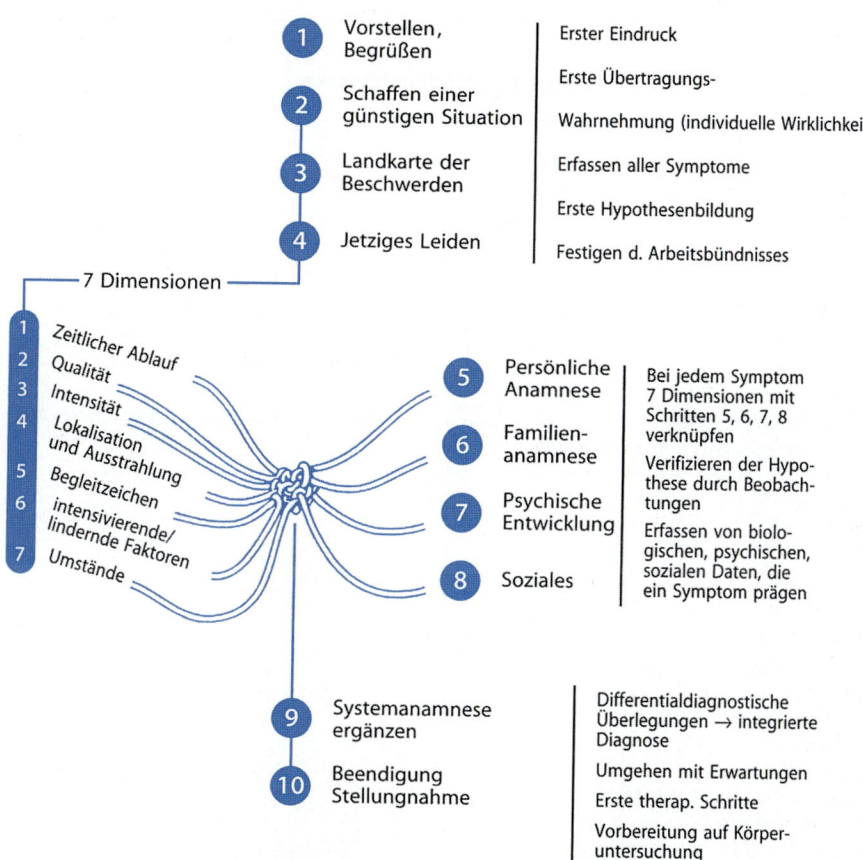

□ Abb. 1.2. Schrittweiser Aufbau des Anamnesegespräches. (Aus Adler und Hemmeler 1992)

sprechen und ihn am Entscheidungsprozess partizipieren zu lassen. Sieht sich der **Patient als Partner** und nicht nur als Weisungsempfänger, kann auch besser an seine Eigenverantwortlichkeit appelliert werden. So wird der Patient durch den Arzt möglichst in die Lage versetzt, sich selbst zu helfen. Dies bezeichnet man als **Empowerment**.

> ❯ Je mehr der Patient sich die Überlegungen des Arztes zu eigen machen kann, desto eher hat er Verständnis für den Sinn der daraus resultierenden therapeutischen Interventionen. Dafür muss er ihn aber erst einmal verstehen.

1.2.11 Diagnostik

Ein zentrales Problem ist sicherlich die Frage, wann mit welchem Aufwand untersucht werden sollte. Einerseits muss so kostengünstig wie möglich gearbeitet werden, andererseits können weiterführende Untersuchungen

einen eventuell gefährlichen Verlauf ausschließen oder eine unklare Symptomatik klären. Da es mit dem vorhandenem Budget nicht möglich ist, bei jedem Patienten das komplette Spektrum an vorhandener Diagnostik auszuschöpfen und dies weder zumutbar noch nötig ist, muss systematisch vorgegangen werden.

> ❯ Kostengünstige Methoden, die ähnlich geeignet sind wie teure, sollten bevorzugt werden.

Je aufwändiger und spezieller eine Untersuchung ist (Zeit, diffizile Technik), desto teurer ist sie in der Regel (Beispiel: MRT, Allelbestimmung). Preisgünstige Methoden können vom Arzt selbst ohne viele Hilfsmittel durchgeführt werden (Beispiel: Palpation, Blutausstrich).

Eines der wichtigsten diagnostischen Mittel in der Allgemeinmedizin ist sicherlich das ärztliche Gespräch. Eine gute **Anamnese** kann wesentlich zur Eingrenzung der Beschwerden dienen. Zusammen mit einer **körperlichen Untersuchung** und einfachen Laborparametern

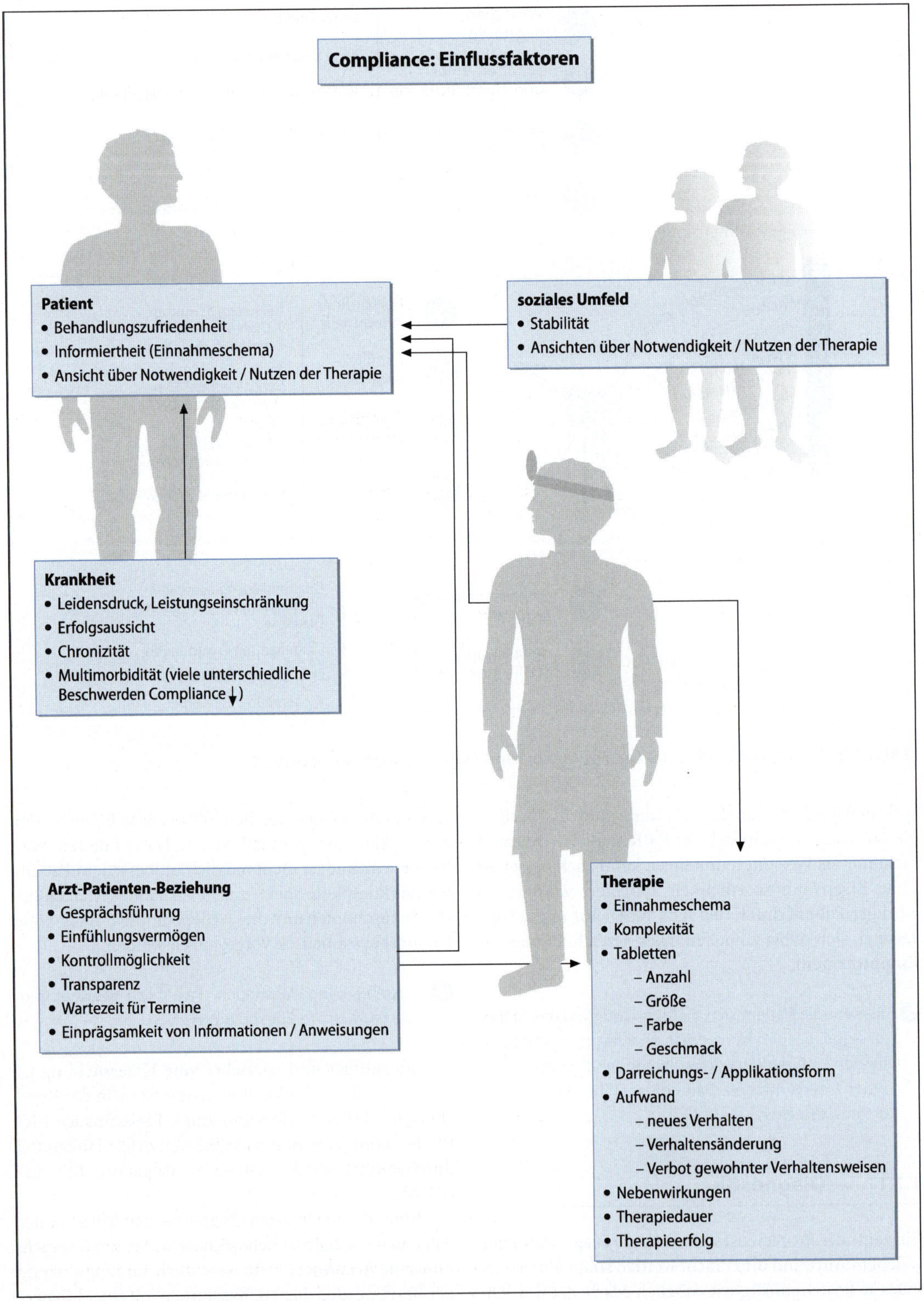

1

Compliance: Einflussfaktoren

Patient
- Behandlungszufriedenheit
- Informiertheit (Einnahmeschema)
- Ansicht über Notwendigkeit / Nutzen der Therapie

soziales Umfeld
- Stabilität
- Ansichten über Notwendigkeit / Nutzen der Therapie

Krankheit
- Leidensdruck, Leistungseinschränkung
- Erfolgsaussicht
- Chronizität
- Multimorbidität (viele unterschiedliche Beschwerden Compliance ↓)

Arzt-Patienten-Beziehung
- Gesprächsführung
- Einfühlungsvermögen
- Kontrollmöglichkeit
- Transparenz
- Wartezeit für Termine
- Einprägsamkeit von Informationen / Anweisungen

Therapie
- Einnahmeschema
- Komplexität
- Tabletten
    - Anzahl
    - Größe
    - Farbe
    - Geschmack
- Darreichungs- / Applikationsform
- Aufwand
    - neues Verhalten
    - Verhaltensänderung
    - Verbot gewohnter Verhaltensweisen
- Nebenwirkungen
- Therapiedauer
- Therapieerfolg

Abb. 1.3. Mindmap Einflussfaktoren der Compliance

(z. B. kleines Blutbild, Serumelektrolyte) kann so der größte Teil der Beschwerdebilder in der Allgemeinmedizin hinreichend bestimmt werden. Sind weiterführende Untersuchungen notwendig, geht man meist nach einem **Stufenschema** vor. Das heißt, dass komplexere Tests erst dann angeordnet werden, wenn mit einfachen Mitteln keine Klärung möglich war oder sich ein spezieller Verdacht abzeichnet.

Auch wenn mehr und mehr Algorithmen, also standardisierte Vorgehensweisen, ausgearbeitet werden, ist die sog. **intuitive Diagnostik** nach wie vor ein verbreitetes Instrument der Allgemeinmedizin. Sicherlich kann aber auch ein Vorgehen nach »Checkliste« verhindern, dass wichtige Aspekte übersehen oder vergessen werden.

In Kürze

Besonderheiten in Diagnose und Therapie

Wichtige Begriffe	Erläuterung
Abwartendes Offenlassen	Der Patient wird bis zum Abklingen seiner Beschwerden überwacht, damit es nicht zu einem abwendbar gefährlichen Verlauf kommt. Therapeutische Maßnahmen oder weitere Diagnostik erfolgt bewusst nicht (Anwendungsgebiete: z. B. »Erkältung«)
Therapie ohne Diagnose	Die Beschwerden können zwar nicht wissenschaftlich beweisend einer Diagnose zugeordnet werden, aber der Arzt therapiert entsprechend der wahrscheinlichsten Ursache oder der Symptomatik
Erlebte Anamnese	Der Arzt kann anamnestische Informationen durch eigene Beobachtung und Schlussfolgerung erheben (z. B. beim Hausbesuch)
Direkte Diagnostik	Die Diagnosestellung erfolgt direkt (= sofort, ohne wesentliche Hilfsmittel), es wird auch keine allgemeine Untersuchung vorgenommen (Anwendungsgebiet: z. B. Blickdiagnosen)
Gesundheitsberatung	Beratung des Patienten (auch des Gesunden) hinsichtlich dessen, was er für eine Verbesserung oder Erhaltung seiner Gesundheit machen kann
Motivation	Gerade in der Langzeitbetreuung chronisch Kranker ein wichtiger Aspekt für eine erfolgreiche Therapie
Empowerment	Der Patient wird mit Informationen und Verhaltenstipps versorgt, so dass er seine Krankheit auch selber besser bekämpfen kann (z. B. Ernährungschulungen für Diabetiker, Selbsthilfegruppen)
Stufendiagnostik	Teure und sehr spezielle Diagnostik erfolgt erst dann, wenn mit einfachen Mitteln keine Klärung möglich ist

---

1.3 Alternative Medizin, Zusatzleistungen

Alternative medizinische Methoden und Therapeutika können eine sinnvolle Ergänzung zur konservativen Therapie darstellen. Selbst ein Plazebo kann unter Umständen hilfreich sein. Patienten, denen man mit herkömmlichen Methoden nicht helfen kann (aus-therapierten Patienten), oder bei denen keine organisch behandelbare Ursache für ihr Leiden vorliegt, könnte eine homöopathische Therapie eventuell Linderung verschaffen und sollte ihnen dann auch nicht vorenthalten werden. Allerdings muss der Patient vor alternativen Methoden, die nachgewiesenerweise schädlich sind oder unnötig teuer, auch geschützt werden.

1

> Behandlungen, deren Wirksamkeit nicht belegt ist, werden in der Regel nicht von den Krankenkassen erstattet.

Bei einigen Methoden ist es sinnvoll, sie **ergänzend** zu einer herkömmlichen Therapie anzubieten. Als Beispiel bietet sich hier bei einer hochdosierten Schmerzmittel-Therapie die Unterstützung durch Akupunktur an, um die benötigte Dosis zu reduzieren. Auch physikalische Therapieformen wie Elektrotherapie, Wärme-/Kältebehandlungen oder Massagen sind wohltuend und können die Rekonvaleszenz fördern. Bei Phytopharmaka muss immer darauf geachtet werden, dass die pflanzlichen Wirkstoffe keine schädlichen Nebenwirkungen oder Wechselwirkungen mit Medikamenten haben. Ein Beispiel für ein schädliches Phytopharmakum ist Kava-Kava, das in der Vergangenheit zu Leberschäden geführt hat und deshalb durch das deutsche Bundesinstitut für Arzneimittel und Medizinprodukte weitestgehend aus dem Verkehr gezogen wurde.

> Primum nihil nocere.

IGEL (Individuelle Gesundheitsleistungen)
1998 von der Kassenärztlichen Bundesvereinigung (KBV) eingeführt, stecken hinter der Abkürzung »IGEL« Zusatzleistungen, die vom Patienten selbst bezahlt werden müssen und nach der privaten **G**ebühren**o**rdnung für **Ä**rzte (GOÄ) abgerechnet werden.

Die Zusatzleistungen reichen von Vorsorgeuntersuchungen über solche, die den Bereich Sport, Freizeit, Urlaub und Beruf umfassen, medizinisch-kosmetischen Leistungen, umweltmedizinischen und psychotherapeutischen Angeboten, alternativen Heilverfahren und anderen medizinischen Wunsch- und Serviceleistungen. Manche dieser Zusatzleistungen können sinnvoll sein, wie beispielsweise die Früherkennung von Hautkrebs, andere wiederum, wie Hormonanalysen im Rahmen einer Anti-Aging-Beratung, sind wenig empfehlenswert.

1.4 Prävention in der Allgemeinmedizin

Präventive Aufgabenbereiche in der Allgemeinmedizin

- Impfungen, Reisemedizin
- Kinder- und Jugenduntersuchungen
- Jugendarbeitsschutzuntersuchung
- Krebsvorsorge
▼

- Diabetes mellitus
- Bluthochdruck
- Arbeitsschutz
- Beratung zu weiteren Vorsorgemaßnahmen

Maßnahmen der Vorsorge und der Früherkennung spielen in der Allgemeinmedizin zunehmend eine größere Rolle. Die Durchführung von Impfungen, die Kontrolle des Impfschutzes und die Impfberatung gehören ebenso dazu wie reisemedizinische Informationen. Auch die Kinder- und Jugenduntersuchungen müssen ordnungsgemäß durchgeführt werden, um Entwicklungsstörungen frühzeitig erkennen und ggf. therapieren zu können. Im Rahmen eines **Gesundheits-Check-Ups** werden Früherkennungsmaßnahmen zur Krebsvorsorge genauso angeboten wie solche im Rahmen von Diabetes mellitus und Bluthochdruck.

1.4.1 Impfung

Die aktuellen Impfempfehlungen sind unter Robert-Koch-Institut, STIKO (Ständige Impfkommission) zu erfragen.
Die **ärztliche Impfleistung** neben der Impfung umfasst (nach: STIKO):
- Informationen über den Nutzen der Impfung und über die zu verhütende Krankheit
- Hinweise auf mögliche Nebenwirkungen und Komplikationen
- Erhebung der Anamnese und der Impfanamnese, einschließlich der Befragung über das Vorliegen möglicher Kontraindikationen
- Feststellen der aktuellen Befindlichkeit zum Ausschluss akuter Erkrankungen
- Empfehlungen über Verhaltensmaßnahmen im Anschluss an die Impfung
- Aufklärung über Beginn und Dauer der Schutzwirkung
- Hinweise zu Auffrischimpfungen
- Dokumentation der Impfung im Impfausweis bzw. Ausstellen einer Impfbescheinigung

> Jeder Arztbesuch ist zur Überprüfung und ggf. zur Ergänzung oder Auffrischung des Impfstatus des Patienten zu nutzen.

1.4.1.1 Aktive und passive Immunisierung

Die aktive Immunisierung nutzt entweder lebendige, inaktivierte Erreger (Lebendimpfstoff) oder abgetötete Erreger beziehungsweise deren Antigene oder Toxine (Totimpfstoff), um Immunkompetenz über die Bildung von Antikörper produzierenden Gedächtniszellen zu stimulieren. Bei der passiven Immunisierung werden dem Patienten die benötigten Antikörper direkt gespritzt.

Der Vorteil der passiven zur aktiven Immunisierung besteht in der sofortigen Immunkompetenz des Patienten, der Nachteil darin, dass diese nur kurzfristig anhält (Abbau der Antikörper).

1.4.1.2   Standardimpfung

Standardimpfungen sind gemäß des Impfkalenders allgemein zu empfehlen (Beispiel: Influenza-Impfung bei über 60-Jährigen).

1.4.1.3   Indikationsimpfung

Indikationsimpfungen eignen sich für Personen mit erhöhtem Expositions-, Erkrankungs- oder Komplikationsrisiko und zum Schutz Dritter (Beispiel: FSME-Impfung für Personen in FSME-Risikogebieten).

Impfpflicht (nach STIKO)
In der Bundesrepublik Deutschland besteht keine Impfpflicht. Impfungen von besonderer Bedeutung für die Gesundheit der Bevölkerung und andere Maßnahmen der spezifischen Prophylaxe sollen von den obersten Gesundheitsbehörden der Länder auf der Grundlage der STIKO-Empfehlungen entsprechend §20 Abs. 3 des Infektionsschutzgesetzes (IfSG) »öffentlich empfohlen« werden. Versorgung bei Impfschäden durch »öffentlich empfohlene« Impfungen leisten die Bundesländer.

1.5   Psychosomatik und Psychiatrie in der Allgemeinmedizin

 Cave
Mehr als 25% der Erkrankten in der allgemeinmedizinischen Praxis leiden unter psychischen Störungen, davon werden aber zu wenige diagnostiziert und behandelt.

1.5.1   Psychosomatik

Die Psychosomatik nimmt in der Allgemeinmedizin eine wichtige Rolle ein. Bei einem Großteil der Konsultationen stellen psychosomatische Aspekte zumindest einen Teil der vorgebrachten Symptome dar. Die Psychosomatik nimmt Bezug auf die Tatsache, dass das Erleben eines Menschen, seine Persönlichkeit und seine inneren Konflikte gerade in Belastungssituationen körperliche Beschwerden auslösen oder eine bestehende Symptomatik fördern können.

Mögliche psychosomatische oder psychosomatisch geförderte Beschwerden

- Reizdarm
- Reizblase
- Schwindel
- Globusgefühl im Hals
- Tinnitus
- Schmerzen (Spannungskopfschmerz, Fibromyalgie)
- Bruxismus (Zähneknirschen)
- Adipositas
- Schlafstörungen
- Funktionelle Herzbeschwerden
- Emesis

Patienten mit somatoformen Störungen, somatopsychischen Störungen oder Psychosomatosen suchen in der Regel nicht den Psychotherapeuten auf, sondern sitzen im Wartezimmer des Allgemeinmediziners oder Internisten zur **organischen Abklärung**. Diese sollte auch erfolgen, um den Patienten nicht fälschlicherweise die richtige Behandlung vorzuenthalten und um abwendbar gefährliche Verläufe ausschließen zu können. Ist eine psychische Genese der Beschwerden jedoch wahrscheinlich, können viele Patienten dennoch für ihre organischen Beschwerden nur organische Ursachen akzeptieren und blenden psychische Aspekte aus. Für viele Störungen ist gerade diese, in der Persönlichkeit des Patienten wurzelnde, fehlende Verarbeitung und Bewältigung seelischer Belastungen ausschlaggebend.

 Cave
Therapiert der Arzt die Beschwerden somatisch (z. B. Plazebo), bestärkt er den Patienten in seiner Meinung einer ausschließlich somatischen Genese und verhindert/verzögert eine psychosomatische Therapie.

Für die **Diagnostik** von psychosomatischen oder psychosomatisch unterstützten Beschwerden ist eine entsprechende Anamnese erforderlich.

 Vorgehensweise:
- Offene Fragen stellen
- Auch nonverbale Äußerungen berücksichtigen
- Patienten Zusammenhänge herstellen lassen
- Bei Ablehnung von Psychotherapie indirekt Konfliktbewältigung stärken (z. B. Entspannung)

Um die Persönlichkeit des Patienten, seine Selbstwahrnehmung, sein Krankheitskonzept und seine Art der

Konfliktbewältigung, wie auch seine jetzigen und früheren Lebensumstände zu erfassen, bieten sich mehrere Gespräche in zeitlichem Abstand an. Dabei sollten zunächst offene Fragen gestellt (Was führt Sie zu mir? Was haben Sie dabei gefühlt/gedacht?) und dem Patienten Raum für Spontanäußerungen gelassen werden. Auch nonverbale Zeichen wie Unruhe oder Anspannung können Hinweise sein. Bei gegebenen Zusammenhängen zwischen dem Auftreten von Symptomen und Belastungssituationen kann versucht werden, den Patienten darauf hinzuweisen oder ihn diese selbst herstellen zu lassen. Im Idealfall sieht der Patient selbst die Notwendigkeit einer psychischen Aufarbeitung ein. Dann kann eine Überweisung zum Psychotherapeuten vorgeschlagen werden. Prinzipiell kann aber auch eine Unterstützung des Patienten hinsichtlich seinen Möglichkeiten zu mehr Entspannung, Gesprächsbereitschaft mit den Familienmitgliedern oder einer beruflichen Veränderung ein Mittel zur Besserung des Beschwerdebildes sein, wenn eine Therapie abgelehnt wird. Dies kann auch im Rahmen einer Gesundheitsberatung erfolgen.

> Wenn der Patient eine Psychotherapie ablehnt, ist es umso wichtiger, dass als **Kompromisslösung** eine regelmäßige und langfristige Betreuung durch den Hausarzt erfolgt.

1.5.2   Psychiatrie

1.5.2.1   Psychische Dekompensation

Ist ein Mensch durch eine Belastung akut psychisch überfordert, kann dies krisenhaft in eine **übersteigerte Reaktionsbildung** münden. Dies äußert sich beispielsweise durch Tachykardie, Arrhythmien, Blässe, Tachypnoe bis hin zur Hyperventilationstetanie, Tremor, Übelkeit, Durchfall und Erbrechen, Schwindel und starke Transpiration.

Die Ursachen für eine psychische Dekompensation können vielfältig sein, die therapeutischen Maßnahmen müssen an diese angepasst sein. Generell gilt es, den Patienten zu beruhigen (»**talk down**«). Für die dauerhafte Therapie (beispielsweise bei Angststörungen) sind neben Psycho- und Verhaltenstherapie auch Medikamente wie Imipramin oder Doxepin geeignet.

❗ Cave

In der akuten Notfallsituation appliziert man 5–10 mg Diazepam i.v., alternativ auch 5–10 mg Haloperidol i.v. Eventuell ist eine stationäre Einweisung erforderlich.

1.5.2.2   Depression

Eine Depression kann unterschiedlicher Genese sein. Neben somatischen Ursachen (z. B. Medikamente, Hypothyreose), die abgeklärt werden müssen, differenziert man affektive Störungen wie depressive Episoden, Zyklothymia und Dysthymia. Eine depressive Symptomatik drückt sich neben einer gedrückten Stimmungslage und der Verminderung von Antrieb und Aktivität auch somatisch aus. So kommt es beispielsweise zu Schlafstörungen, Konzentrationsstörungen, Libidoverlust, Abgeschlagenheit, Gewichtsverlust oder -zunahme, Obstipation, aber auch Missempfindungen.

Grundsätzlich kann auch der Hausarzt die Behandlung depressiver Patienten übernehmen, bei schwierigeren Fällen sollte jedoch an den Psychiater überwiesen werden. Prinzipiell ist der Patient durch Gespräche zu stabilisieren, die Erkrankung sollte erklärt und akzeptiert werden, aber nicht-depressives Verhalten gefördert werden. Das Umfeld des Kranken sollte therapeutisch miteinbezogen werden (Soziotherapie). Auch eine medikamentöse Therapie ist möglich, dabei können Antidepressiva in ausreichender Dosierung langsam einschleichend gegeben werden. Die Behandlung sollte auch nach Besserung noch einige Monate weitergeführt werden und langsam ausgeschlichen werden. Auch Tranquilizer, Neuroleptika und Lithium können zusätzlich erforderlich sein, diese werden jedoch eher bei schweren Verläufen, die in die Hände eines erfahrenen Therapeuten gehören, eingesetzt.

❗ Cave

Da es einige Wochen dauert, bis die antidepressive Wirkung der Thymoleptika einsetzt und in dieser Zeit durch Antriebssteigerung die Suizidgefahr erhöht sein kann, muss eine gute psychotherapeutische Führung erfolgen.

1.5.2.3   Suizidalität

❗ Cave

Bis zu 50% der Patienten, die später eine suizidale Handlung vornehmen, suchen im Vorfeld wegen anderer Beschwerden den Hausarzt auf.

Prinzipiell muss bei depressiver Symptomatik eine Eigengefährdung ausgeschlossen werden (abwendbar gefährlicher Verlauf).

> Liegt der Verdacht auf suizidale Gefährdung vor, sollte der Patient direkt danach gefragt werden.

Ein solches Gespräch kann dem Patienten Entlastung bringen. Ankündigungen und Suizidversuche müssen immer ernst genommen werden.

Wichtig ist eine enge therapeutische Anbindung. Der Patient sollte rund um die Uhr einen Ansprechpartner haben, dabei können auch Beratungsstellen oder die Telefonseelsorge miteingebunden werden. Eine psychotherapeutische Abklärung der Probleme des Patienten ist dringend erforderlich.

 Cave
In der akuten Situation darf der Patient nicht allein gelassen werden.

Er sollte durch Ansprache beruhigt und stabilisiert werden. Möglich ist eine Gabe von 5–10 mg Diazepam i.v. Bei hohem Risiko ist eine Einweisung in eine geschlossene psychiatrische Abteilung sinnvoll.

1.5.2.4 Zwangseinweisung

Gemäß **PsychKG** (Landesunterbringungsgesetz) kann ein psychisch Kranker notfalls auch gegen seinen Willen eingewiesen und damit zur Behandlung gezwungen werden. Dies ist allerdings nur **in schweren Fällen** und **in Ermangelung von Alternativen** möglich, so beispielsweise bei einem akuten Schub einer Schizophrenie oder bei Suizidalität. Für die Einweisung ist eine richterliche Anordnung erforderlich und weiterhin auch ein psychiatrisches Gutachten. Die Ausführung erfolgt durch die Polizei.

Gerontopsychiatrie in der Allgemeinmedizin
Häufige psychische Erkrankungen bei geriatrischen Patienten sind **Demenzen** (Alzheimer-Demenz, Multiinfarktdemenz, Pseudodemenz = Depression), **Depressionen**, temporäre **Verwirrtheitszustände** (O_2-Unterversorgung des Gehirns, Exsikkose, Intoxikationen) und **Angstzustände**. Um Demenzen zu erkennen, bieten sich verschiedene Testverfahren an, so beispielsweise der Mini-Mental-Status-Test (MMST) oder der Test zur Früherkennung von Demenzen mit Depressionsabgrenzung (TFDD).

1.6   Hausbesuche

 Der Hausarzt ist bei Patienten, denen es nicht möglich oder nicht zumutbar ist, die Praxis aufzusuchen, **rechtlich zum Hausbesuch verpflichtet** (Bundesmantelvertrag für Ärzte, §2, §17).

Man unterscheidet hier Erstbesuche, Folgebesuche und Langzeitbetreuungsbesuche. Beim **Erstbesuch** wird eine Einschätzung der Beschwerden vorgenommen

und damit eine Handlungsgrundlage geschaffen. Bei möglichen **Folgebesuchen** kann eine Verlaufskontrolle und eine Weiterbehandlung vorgenommen werden. **Langzeitbetreuungsbesuche** werden bei chronisch Kranken zur Therapie- und Verlaufskontrolle durchgeführt. Man kann daher auch zwischen routinemäßigen und dringlichen Hausbesuchen unterscheiden. Auch in Pflegeeinrichtungen werden Heimbesuche durchgeführt. In ländlichen Regionen und bei älterem Patientenklientel sind Hausbesuche häufiger nötig. Der Hausbesuch wird in der Regel telefonisch in der Praxis angefordert und sollte je nach Dringlichkeit unverzüglich oder nach der Sprechstunde durchgeführt werden. Notfallmäßig werden Hausbesuche vielerorts auch vom ärztlichen Notdienst durchgeführt, um die Versorgung außerhalb der Sprechstundenzeiten (z. B. nachts oder am Wochenende) abzusichern. Ein Hausbesuch kann vom Hausarzt abgelehnt werden, wenn die Notwendigkeit nicht besteht oder der Patient von der Praxis übermäßig weit entfernt wohnt (Verweis an nähere Kollegen).

 Cave
Wird ein nötiger Hausbesuch abgelehnt, so ist dies unterlassene Hilfeleistung. Daher sollte man in unklaren Fällen trotzdem den Hausbesuch durchführen.

Die Einschätzung der Beschwerden am Telefon wird erschwert, wenn der Arzt nicht durch den Patienten selbst, sondern durch Angehörige angefordert wird. Die vom Patienten oder den Angehörigen empfundene Dringlichkeit entspricht oft nicht der medizinisch gegebenen Gefährdung, dies muss allerdings erst eruiert werden. Je genauer die telefonische Anamnese möglich ist, desto besser kann auch die eventuell benötigte Ausrüstung an den Einsatz angepasst werden. Allgemein wird eine **Arzttasche** und eventuell ein **Notfallkoffer** mitgeführt. Bei diesen ist eine regelmäßige Überprüfung des Inhaltes notwendig, um

- abgelaufene Medikamente zu entfernen,
- entnommene Bestände aufzufüllen oder
- die ordnungsgemäße Funktion der mitgeführten Geräte sicherzustellen.

Die Bestückung sollte an den Bedürfnissen des betreuten Patientengutes wie auch an den eigenen Fähigkeiten des Mediziners orientiert sein. (Die mitgeführten Instrumente sollten auch bedient werden können.)

Der Hausbesuch selber bietet dem Mediziner wie kaum eine andere Gelegenheit die Möglichkeit zur erlebten Anamnese. Der Patient kann hier unmittelbar im Rahmen der Interaktion der Familienmitglieder untereinander, der Wohnsituation, aber auch hinsichtlich seiner Persönlichkeit und Lebenswandels beurteilt werden. So kommt schnell ein viel umfassenderes Bild vom Patienten zustande, als es bei dessen Besuch in der Praxis möglich wäre. Eine verwahrloste Wohnung kann Hinweis für ein bisher nicht entdecktes Versorgungsproblem sein, die nicht eingenommenen Tabletten erklären den fehlenden Therapieerfolg.

1.7 Allgemeinmedizin für spezielle Patientengruppen

1.7.1 Kinder

Der Pädiater ist in der Regel sicherer im Umgang mit Kleinkindern und Säuglingen, prinzipiell werden aber auch Kinder durch den Hausarzt behandelt. Allerdings mag es für ältere Kinder oder Jugendliche angenehmer sein, den Hausarzt statt des Pädiaters aufzusuchen. Ab dem 12. Lebensjahr kann in der Regel auch wie beim Erwachsenen mediziert werden.

1.7.2 Senioren

Die durchschnittliche Lebenserwartung ist von 40,6 (Männer) bzw. 44 Jahren (Frauen) um 1900 auf 75,6 bzw. 81,3 Jahre im Jahre 2002 (Quelle: Statistisches Bundesamt) angewachsen, Tendenz steigend. Die Kinderzahl hingegen nimmt ab. Damit hat sich auch die Demographie wesentlich verändert.

Für den Hausarzt bedeutet dies, dass er in seine Versorgung andere Schwerpunkte aufnehmen muss. Ältere Patienten haben oft **chronische Erkrankungen** oder leiden an **Multimorbidität**. Bei ihnen sollte die **Verbesserung und Erhaltung von Lebensqualität** im Vordergrund stehen. **Schmerzfreiheit**, **Mobilität** und das **Verhindern von Isolation** sind dabei wichtige Ziele. Dabei kann aggressive therapeutische Intervention unter Umständen unangebracht sein. Der Hausarzt muss die Betreuung von bettlägerigen und/oder pflegebedürftigen Patienten sicherstellen. Dazu gehört die Koordination der Versorgung, die Unterweisung pflegender Angehöriger und die Vermittlung professioneller Hilfe.

1.7.3 Palliativmedizin/Sterbebegleitung

Die Situation sterbender Menschen in Deutschland hat sich gewandelt. Immer mehr Menschen sterben nicht

mehr zu Hause, sondern im Krankenhaus. Die klassische Großfamilie, die früher die Betreuung der Familienmitglieder übernommen hat, existiert nur noch in Ausnahmefällen. Ein flächendeckendes Netz der palliativmedizinischen Einrichtungen und Hospize ist gegenwärtig noch nicht gegeben. Umso wichtiger ist es, die Patienten, die zu Hause gepflegt werden können, zu unterstützen. Dabei nimmt der Hausarzt eine wichtige Rolle ein. Er muss die medizinische Versorgung vor Ort gewährleisten. Besonders wird er aber auch als Ansprechpartner und vertraute Bezugsperson benötigt.

Auch und gerade die in Pflegeheimen sterbenden Patienten müssen eine adäquate, palliativmedizinische Betreuung erfahren:
- Abbruch von kurativ ausgelegten Maßnahmen
- **Linderung von Beschwerden** (z. B. Schmerztherapie nach WHO-Stufenschema)
- Psychische Unterstützung
- Spirituelle Begleitung (z. B. in Zusammenarbeit mit Kirchen)

1.7.3.1 Hilfen für Angehörige

Die Pflegebedürftigkeit oder der nahende Tod eines Familienmitgliedes ist eine sehr belastende Situation. Damit diese für die Angehörigen nicht zur Überlastung wird, die sie nicht mehr bewältigen können und die sie letztendlich auch krank macht, müssen pflegende Angehörige jede mögliche Hilfe erhalten. Sie dürfen mit organisatorischen und technischen Problemen der Pflege nicht allein gelassen werden, beispielsweise muss die **Einbindung von Pflegediensten, ambulanten Einrichtungen und Tagespflege** erwogen werden. Eine **psychische Betreuung** der Angehörigen kann ebenfalls nötig sein, in jedem Fall sollten stützende Gespräche durch den Hausarzt erfolgen. Möglichkeiten zur **Regeneration** sind wichtig, der Hausarzt sollte dies bewusst ansprechen und ggf. Angebote machen (Kuren, Autogenes Training, Progressive Muskelrelaxation). Je besser die Angehörigen informiert und geschult sind und je mehr sie organisatorisch unterstützt werden, desto eher bewältigen sie die Anforderungen, vor die sie gestellt sind.

Sterbehilfe

Man unterscheidet aktive, passive und indirekte Sterbehilfe sowie die Assistenz zum Suizid.

Mit **aktiver Sterbehilfe** ist die Tötung eines Menschen durch eine aktive Handlung, also beispielsweise durch eine tödliche Injektion, gemeint. Aktive Sterbehilfe ist eine Straftat, die nach §212 (Totschlag) StGB mit mindestens fünf Jahren Freiheitsstrafe oder nach §216 (Tötung auf Verlangen) StGB mit einer Freiheitsstrafe von mindestens sechs Monaten und bis zu fünf Jahren bestraft wird.

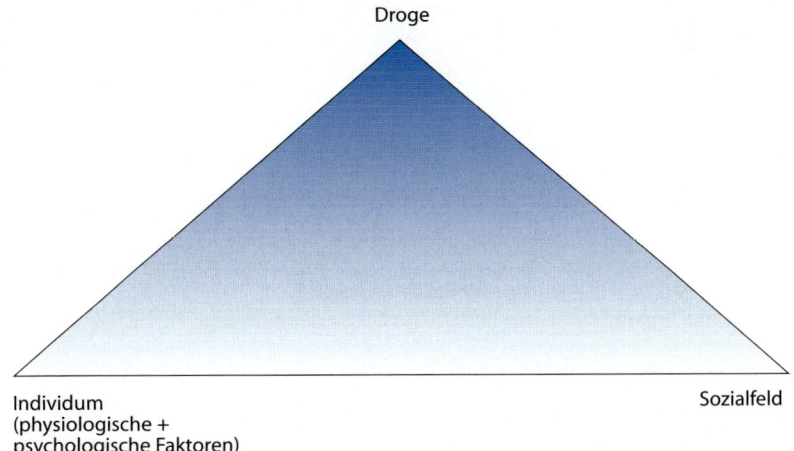

Abb. 1.4. Modell für die Entstehung der Drogenabhängigkeit. (Nach Feuerlein et al. 1998)

Passive Sterbehilfe ist der Abbruch oder die Unterlassung von lebensverlängernden Maßnahmen, also beispielsweise der Verzicht auf Reanimation. Je nachdem ob dies auf den ausdrücklichen Wunsch des Patienten hin erfolgt oder nicht, kann diese straffrei sein oder nach §323c (Unterlassene Hilfeleistung) SfGB mit Freiheitsstrafe bis zu einem Jahr bzw. mit Geldstrafe bestraft werden.

Indirekte Sterbehilfe bezeichnet die sachgemäße Verabreichung von Medikamenten zur Linderung von Beschwerden, die als unbeabsichtigte Nebenwirkung einen vorzeitigen Tod herbeiführen. Diese ist straffrei.

Die **Assistenz zum Suizid**, also beispielsweise die Bereitstellung von Medikamenten für die Selbsttötung, ist in der Regel straffrei, wenn sie auf ausdrücklichen Wunsch des Patienten erfolgt.

1.8   Sucht

Ein oft unterschätztes Problemfeld in der Allgemeinmedizin ist die Bedeutung der Suchterkrankungen bzw. ihrer Prävention.

Definition. Süchte können stoffgebunden (Alkohol, Tabak, Drogen, Medikamente) oder auch nichtstoffgebunden (z. B. Spielsucht) auftreten und den Betroffenen in psychischer, physischer, sozialer und ökonomischer Hinsicht schwer beeinträchtigen. Kontrollverlust und das überwältigenden Verlangen nach der Droge zeichnen Suchtverhalten aus, ebenso Frequenz- und Dosissteigerung (■ Abb. 1.4).

1.8.1   Alkohol

Der Weg in die Alkoholabhängigkeit (■ Abb. 1.5) ist in der Regel ein schleichender Prozess. Dieser lässt sich nach Jellinek in verschiedene Phasen aufteilen:

- **Präalkoholische Phase** (Erleichterungstrinken mit zunehmender Dosis- und Frequenzsteigerung)
- **Prodromale Phase** (Amnesien, Schuldgefühle, gieriges Trinken, vermehrte gedankliche Beschäftigung mit Alkohol)
- **Kritische Phase** (wachsender Kontrollverlust, zunehmend Probleme im sozialen und beruflichen Bereich, medizinische Auffälligkeit wegen alkoholbedingten Beschwerden, Trunkenheit schließlich auch morgens)
- **Chronische Phase** (verlängerter Rausch, Craving, d. h. Verlangen nach der Droge, ethischer Abbau, Zusammenbrüche, Ängste, Zittern, Psychosen möglich)

> Der tägliche Konsum von 30–40 g Alkohol (Männer) bzw. 20 g (Frauen) ist grenzwertig für eine Gefährdung hinsichtlich Abhängigkeit und körperlichen Folgeschäden und als schädlicher Gebrauch einzustufen (Deutsches Ärzteblatt 2005). 40 g Alkohol entsprechen ungefähr 1 l Bier.

Das Problem besteht darin, die Alkoholkrankheit möglichst noch in den Anfangsstadien zu erkennen. Die betroffenen Patienten suchen den Hausarzt oft mit Beschwerden auf, die direkt oder indirekt mit der Suchtproblematik in Zusammenhang stehen (z. B. Gastritis, Schlafstörungen, Nervosität, häufige Stürze, Diarrhö).

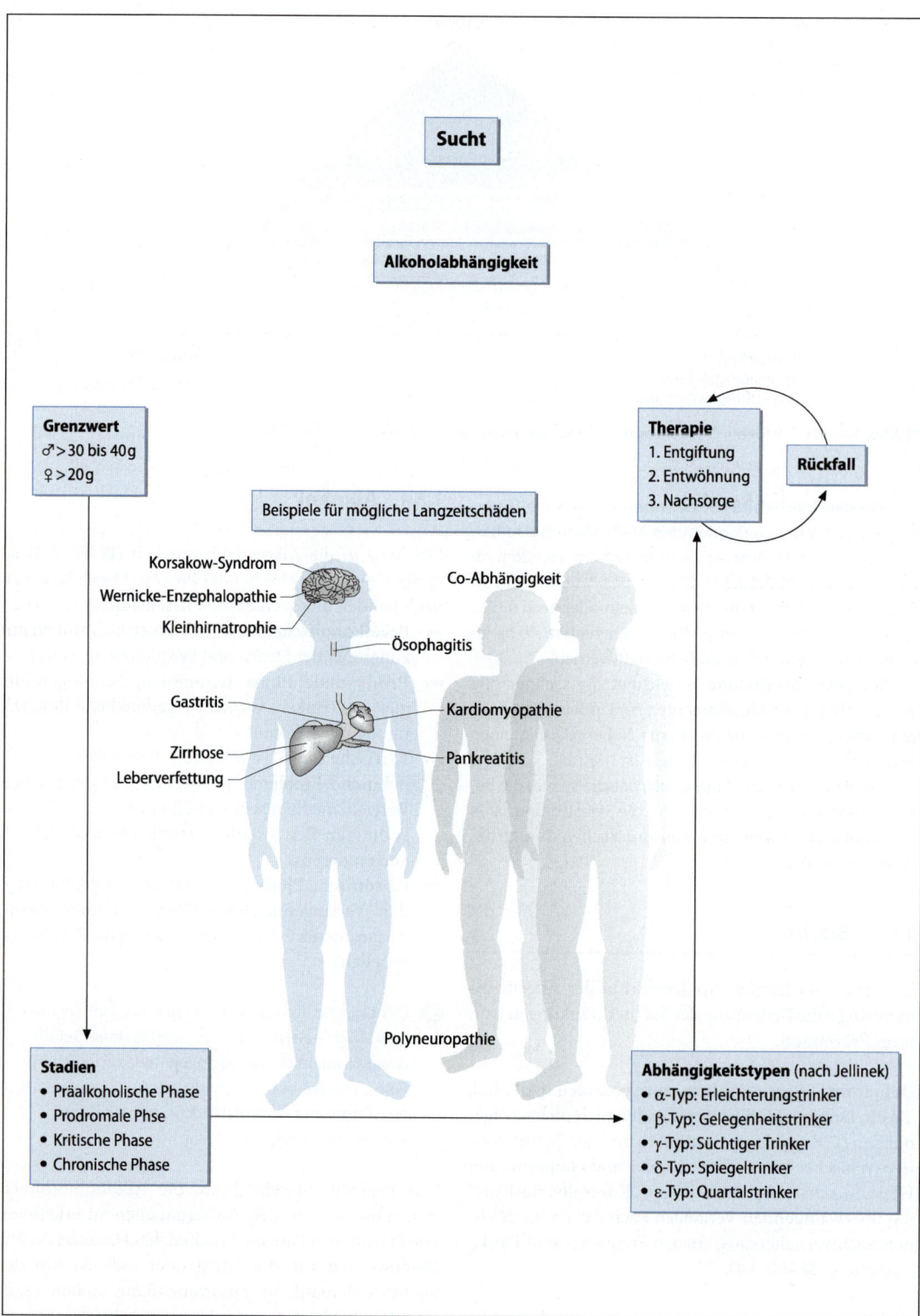

Sucht

Alkoholabhängigkeit

Grenzwert
♂ >30 bis 40g
♀ >20g

Therapie
1. Entgiftung
2. Entwöhnung
3. Nachsorge

Rückfall

Beispiele für mögliche Langzeitschäden

Korsakow-Syndrom
Wernicke-Enzephalopathie
Kleinhirnatrophie

Co-Abhängigkeit

Ösophagitis

Gastritis

Kardiomyopathie

Zirrhose
Leberverfettung

Pankreatitis

Polyneuropathie

Stadien
• Präalkoholische Phase
• Prodromale Phse
• Kritische Phase
• Chronische Phase

Abhängigkeitstypen (nach Jellinek)
• α-Typ: Erleichterungstrinker
• β-Typ: Gelegenheitstrinker
• γ-Typ: Süchtiger Trinker
• δ-Typ: Spiegeltrinker
• ε-Typ: Quartalstrinker

◻ **Abb. 1.5.** Mindmap Sucht: Alkoholabhängigkeit

**Mögliche Langzeitschäden des Alkoholmiss-
brauchs**

- ▬ Korsakow-Syndrom
- ▬ Wernicke-Enzephalopathie
- ▬ Polyneuropathie
- ▬ Kleinhirnatrophie
- ▬ Kardiomyopathie
- ▬ Pankreatitis
- ▬ Zirrhose, Leberverfettung
- ▬ Ösophagitis, Gastritis

Diagnostik. Da die Symptome in der Regel unspezifisch sind, ist die **Diagnostik schwierig**. Äußerliche Auffälligkeiten wie Teleangiektasien, Weißfleckung der Haut, ein sehr schlechter Zahnstatus bei jungen Leuten (■ Abb. 1.6) oder gerötete Konjunktiven können erste Indizien sein, die auf die Abhängigkeit aufmerksam machen. Eine Erhöhung der Transaminasen ist ebenfalls ein Hinweis. Weitere diagnostische Mittel sind Fragebögen, die das Suchtrisiko eruieren, wie beispielsweise der CAGE-/MALT- oder LAST-Test (■ Tab. 1.3, ■ Tab. 1.4).

> ❯ Hat der Arzt den Verdacht, dass eine Alkoholsucht bestehen könnte, muss er behutsam vorgehen.

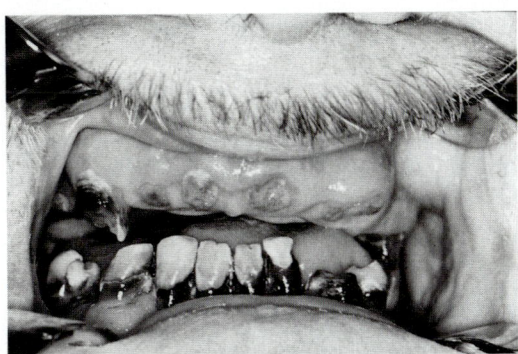

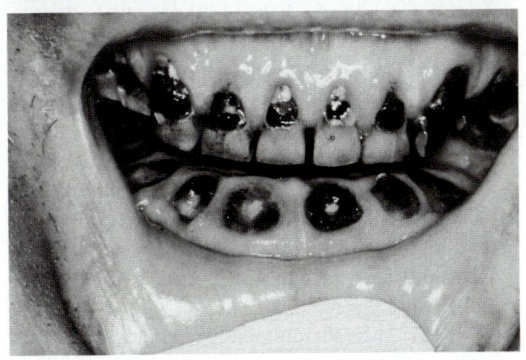

■ Abb. 1.6a, b. Desolater Zahnstatus und Parodontose bei einem Alkoholiker (Alter 37 Jahre)

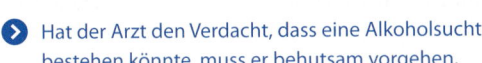

■ Tab. 1.3. CAGE-Test

1.	Hatten Sie jemals das Gefühl, das Sie weniger trinken sollten?	**C**ut down
2.	Hat es Sie belästigt oder gekränkt, wenn jemand Ihr Trinken kritisiert hat?	**A**nnoyed
3.	Hatten Sie jemals Schuldgefühle wegen Ihres Trinkens?	**G**uilty
4.	Mussten Sie jemals morgens trinken, um sich zu beruhigen oder in Gang zu kommen?	**E**ye opener

■ Tab. 1.4. Abhängigkeitstypen (nach Jellinek)

α-Typ	Erleichterungstrinker	Spannungsabbau bei Konflikten, Übergang in γ-Alkoholismus möglich, psychische Abhängigkeit
β-Typ	Gelegenheitstrinker	Trinkt in Gesellschaft, Übergang in δ-Alkoholismus möglich
γ-Typ	Süchtiger Trinker	Physische und psychische Abhängigkeit mit einhergehendem Kontrollverlust
δ-Typ	Spiegeltrinker	Kontinuierlicher Alkoholkonsum, Gewöhnung, physische Abhängigkeit
ε-Typ	Quartalstrinker	Phasen längerer Abstinenz werden von mehrtägiger schwerer Trunkenheit unterbrochen

1

Therapie. Da der Patient in der Regel versucht, die Problematik zu verheimlichen und alles abstreitet, ist es oft sinnvoll, den Kontakt aufrecht zu erhalten und nach und nach eine Vertrauensbasis zu schaffen, auf deren Grundlage man Hilfsangebote machen kann.

> Die Alkoholsucht ist nicht nur ein Problem für den Betroffenen selbst, sondern auch für sein Umfeld.

Insbesondere die Familienmitglieder fördern die Abhängigkeit, indem sie versuchen, die Normalität nach außen hin aufrecht zu erhalten und die Alkoholkrankheit zu vertuschen. Dies führt dazu, dass der Alkoholkranke sich länger der Realität verweigern und seine Abhängigkeit verleugnen kann. Dabei leidet die Familie unter der Sucht mit, diese führt zu ständigem Stress und zerrüttet das soziale Gefüge. Nicht selten kommt es zur Ausbildung psychosomatischer Erkrankungen bei den Familienmitgliedern. In diesem Spannungsfeld muss der Arzt vermitteln. Die Angehörigen bedürfen ebenso der Unterstützung und Beratung wie der Abhängige selbst.

Der Arzt muss allerdings aufpassen, nicht selber in eine **Ko-Abhängigkeit** hineingezogen zu werden. Auf der einen Seite muss er eine tragfähige Arzt-Patienten-Beziehung aufbauen und den Kontakt zum Patienten halten. Andererseits darf er die Sucht nicht dadurch stabilisieren, dass er dem Patienten beispielsweise laufend Arbeitsunfähigkeit wegen Übelkeit attestiert und ihn so vor dem Arbeitgeber deckt.

Liegt eine chronische Intoxikation vor, muss in der Regel stationär entgiftet werden. Auch bei schwerer Entzugssymptomatik ist stationäre Überwachung nötig, beim Delirium tremens unter intensiv-stationären Bedingungen. An Medikamenten werden hier Distraneurin oder Benzodiazepine eingesetzt.

🛈 **Cave**
Wegen des Abhängigkeitspotenzials dürfen Distraneurin oder Benzodiazepine in der Therapie nie ambulant eingesetzt werden.

Nach der Entgiftung wird mit einer Entwöhnung begonnen, diese erfolgt im Allgemeinen stationär in einer Suchtklinik. Danach muss Nachsorge betrieben werden, hier ist der Hausarzt genauso gefragt wie örtliche Selbsthilfegruppen. Im Idealfall bleibt der Alkoholkranke abstinent, häufig kommt es allerdings zu Rückfällen, an die sich weitere Entgiftungen und Therapien anschließen.

1.8.2   Medikamentenabhängigkeit

Die Abhängigkeit von Medikamenten wie Opioiden, Amphetaminen oder Benzodiazepinen ist häufig iatrogen bedingt, daher sollte die Indikation sorgfältig gestellt werden und nach Möglichkeit eine Alternative gewählt werden. Benzodiazepine können auch zu einer »**low-dose dependence**« führen, also zu einer Abhängigkeit von niedrigen Dosen bei ausbleibender Dosissteigerung. Natürlich sind solche Patienten schwierig auszumachen. Es empfiehlt sich, vorab die Therapie mit Medikamenten mit hohem Abhängigkeitspotenzial mit dem Patienten durchzusprechen und die Einnahme zeitlich zu begrenzen.

1.8.3   Polytoxikomanie

Oft besteht nicht nur eine Abhängigkeit von einem Stoff, sondern von verschiedenen Substanzen. So kann beispielsweise die Alkoholsucht mit Nikotinabusus und Benzodiazepinabhängigkeit gekoppelt sein. Dies fördert nach einem gelungenen Entzug eine **Suchtverschiebung**, z. B. von Alkohol hin zu Zigaretten. Das eigentliche Suchtverhalten wird dadurch nicht aufgebrochen.

1.8.4   Andere Drogen

Weitere Suchtstoffe sind beispielsweise Heroin, Kokain, Amphetamine, Cannabis, LSD und Nikotin.

1.8.4.1   Amphetamine
Besondere Risiken: XTC (MDMA) ist ein Amphetaminderivat mit aufputschender und halluzinogener Wirkung, das bei längerem Gebrauch zu irreversiblen neurologischen Veränderungen führen kann. Komplikationen können neben psychotischer Dekompensation zerebrale Krampfanfälle, Hirnblutungen und Flashbacks sein.

1.8.4.2   Cannabis (THC)
Besondere Risiken: Haschisch und Marihuana können zu Tachykardien und Schwindel, zu Antriebsschwäche, Interesselosigkeit und bei Kindern und Jugendlichen zu einer Stagnation der Persönlichkeitsentwicklung führen. Das Auslösen von Psychosen durch Cannabis-Konsum wird diskutiert.

1.8.4.3   Heroin
Besondere Risiken: Heroin ist ein Opiat mit großem Abhängigkeitspotenzial. Neben der Atemlähmung bei

Überdosierung kann Heroin über den Gebrauch unsauberer Spritzen zu Infektionen wie HIV, Hepatitis oder einer Endokarditis führen. Mögliche Symptome des Missbrauchs sind: Miosis, Ileus, Harnverhalt, Übelkeit, Erbrechen, verlangsamte Atmung. Als Antidot ist Naloxon (z. B. Narcanti) wirksam.

1.8.4.4   Kokain

Besondere Risiken: Kokain kann Halluzinationen (insbesondere Dermatozoenwahn) und Psychosen hervorrufen, ebenso Krampfanfälle, Leberschäden und Herzinfarkte.

1.8.4.5   LSD

Besondere Risiken: Lysergsäure-Diethylamid (LSD) ruft Halluzinationen und Euphorie hervor. Schon durch einmaligen Konsum kann eine Psychose ausgelöst werden.

1.8.4.6   Nikotin

Besondere Risiken: Nikotin hat ein hohes Abhängigkeitspotenzial. Der Konsum in Form von Zigaretten kann über die Inhaltsstoffe des Tabaks und die zugesetzten Begleitstoffe zu Arteriosklerose, Herz- und Lungen-Erkrankungen sowie Karzinomen führen.

1.9   Administrative Aufgabengebiete der Allgemeinmedizin

Die hausärztliche Tätigkeit beinhaltet auch einige administrative Aufgabenfelder. Bekannt ist das Ausstellen von Überweisungen, Attesten und Arbeitsunfähigkeitsbescheinigungen. Allerdings gehören u. a. auch Anträge und Korrespondenzen dazu:
- Gutachtertätigkeit
- Berufserkrankungen
- Berentung
- Attestierung
- Überweisung
- Einweisung
- Arbeitsunfähigkeitsbescheinigung
- Beantragungen (Pflege, Rehabilitation, Heil- und Hilfsmittel, Renten, Gutachten, Kuren, Kassen-/Versicherungskorrespondenz etc.)
- Gesetzliche Meldepflichten des Allgemeinmediziners

◻ Tab. 1.5. Namentlich meldepflichtige Erkrankungen (nach IfSG)

Krankheit	Meldepflicht im Fall von
Botulismus	Krankheitsverdacht/Erkrankung/Tod
Cholera	Krankheitsverdacht/Erkrankung/Tod
Diphtherie	Krankheitsverdacht/Erkrankung/Tod
Humane spongiforme Enzephalopathie, außer familiärhereditären Formen	Krankheitsverdacht/Erkrankung/Tod
Akute Virushepatitis	Krankheitsverdacht/Erkrankung/Tod
Enteropathisches hämolytisch-urämisches Syndrom (HUS)	Krankheitsverdacht/Erkrankung/Tod
virusbedingtes hämorrhagisches Fieber	Krankheitsverdacht/Erkrankung/Tod
Masern	Krankheitsverdacht/Erkrankung/Tod
Meningokokken-Meningitis oder -Sepsis	Krankheitsverdacht/Erkrankung/Tod
Milzbrand	Krankheitsverdacht/Erkrankung/Tod
Poliomyelitis (als Verdacht gilt jede akute schlaffe Lähmung, außer wenn traumatisch bedingt)	Krankheitsverdacht/Erkrankung/Tod
Pest	Krankheitsverdacht/Erkrankung/Tod
Tollwut	Krankheitsverdacht/Erkrankung/Tod
Typhus abdominalis/Paratyphus	Krankheitsverdacht/Erkrankung/Tod
Behandlungsbedürftige Tuberkulose	Erkrankung/Tod (auch ohne Erregernachweis)

1

1.9.1 Gesetzliche Meldepflichten des Allgemeinmediziners

Für bestimmte Erkrankungen bestehen gesetzliche Meldepflichten. Das Infektionsschutzgesetz (IfSG) schreibt in §6 vor, dass »der Krankheitsverdacht, die Erkrankung sowie der Tod« an diversen Erkrankungen namentlich an das Gesundheitsamt zu melden ist (◘ Tab. 1.5). Bei anderen Erkrankungen ist eine nicht-namentliche Meldung vorgeschrieben (z. B. Meldepflicht des Labors bei HIV-Erregernachweis). Auch Häufungen von Krankheitsfällen (ab zwei), die auf eine die Allgemeinheit gefährdende Epidemie hinweisen können, müssen gemeldet werden, weiterhin auch Impfschäden, Behandlungsabbruch bei Lungentuberkulose, gehäufte nosokomiale Infektionen und Kontakt mit tollwütigen Tieren.

Außerdem müssen auch Personen bei denen (der Verdacht auf) eine mikrobiell bedingte Lebensmittelvergiftung oder akute infektiöse Gastroenteritis vorliegt, gemeldet werden, wenn sie im Lebensmittelbereich tätig sind.

1.10 Zusatzbezeichnungen

1.10.1 Sportmedizin

Sportmedizin in der Allgemeinmedizin beinhaltet die Beratung von Freizeit- und Leistungssportlern hinsichtlich Eignung, Training und Ernährungsfragen sowie der Behandlung von Sportverletzungen. Sportmediziner können auch die vorgeschriebenen Eignungsuntersuchungen für den Wettkampfsport und für bestimmte Sportausbildungen durchführen.

In der Allgemeinmedizin liegt ein besonderes Augenmerk auf der sportmedizinischen Prävention und Rehabilitation. Nicht nur der Leistungssportler, auch und gerade der Freizeit- und Breitensportler muss beraten und unterstützt werden, was die korrekte Ausübung seines Sportes und die Vermeidung schädlicher Belastungen angeht. So kann vorzeitiger Verschleiß des Bewegungsapparates vermieden werden.

Ärztin/Arzt für Sportmedizin
Die Zusatzbezeichnung »Ärztin/Arzt für Sportmedizin« wird nach ungefähr zwei- bis dreijähriger Weiterbildung erworben. Inhalte der Weiterbildung sind verschiedene Sportarten, aber unter anderem auch Probleme des Haltungs- und Bewegungsapparates beim Sport unter Berück-sichtigung der Biomechanik und Bewegungslehre, Grundlagen der Sportpädagogik, Prävention und Rehabilitation in der Sportmedizin und Belastbarkeit im Kindes- und Jugendalter.

Die Durchführung von **Sporttauglichkeitsuntersuchungen** setzt voraus, dass der Mediziner die Sportart kennt und um ihre spezifischen Belastungen und Gefährdungen weiß. So muss alleine bei Tauchtauglichkeitsuntersuchungen zwischen Mischgas-, Höhlen- und Wracktauchen sowie zwischen offenen und geschlossenen Systemen etc. unterschieden werden. Gerade bei gefährlichen Sportarten ist es wichtig, hier Qualitätsstandards einzuhalten. Im Falle der Tauchtauglichkeitsuntersuchung wird außer Lungenfunktionsdiagnostik, Ruhe-EKG (ab 40 Jahren auch ein Belastungs-EKG) und körperlicher Inspektion (auch HNO-Status) auch eine spezielle Anamnese hinsichtlich möglicher Kontraindikationen erforderlich. Die Kosten für solche Untersuchungen muss der Patient selbst tragen.

1.10.2 Chirotherapie

Die Chirotherapie oder manuelle Medizin befasst sich mit reversiblen Funktionsstörungen des Haltungs- und Bewegungssystems. Sie verwendet manuelle Methoden sowohl zur Diagnostik als auch zur Therapie. Weichteiltechniken, Mobilisation, Manipulation und neuromuskuläre Therapie (NMT) werden an Muskulatur und Gelenken (Extremitäten, Wirbelsäule) durchgeführt. Nach der manuellen Diagnostik wird entschieden, ob eine chirotherapeutische Behandlung, Krankengymnastik, Massagen oder Infiltration mit Lokalanästhetika induziert ist.

1.11 Häufige Beratungsursachen/ Beratungsergebnisse in der Allgemeinmedizin

Die Häufigkeiten der vorgestellten Beschwerden können variieren. So bestehen beispielsweise Unterschiede zwischen Städten und ländlichen Regionen. Auch die individuell gesetzten Schwerpunkte oder Interessen der Ärzte mögen eine Rolle spielen, ebenso wie der soziale Status des Klientels im Einzugsgebiet oder die Versorgung mit Fachärzten in der Nähe. Dennoch finden sich viele Übereinstimmungen, die Tabelle mag zur groben Orientierung dienen (◘ Tab. 1.6).

◘ **Tab. 1.6.** Die häufigsten Beratungsergebnisse

Häufig-keitsrang	Beratungsergebnis	Häufig-keitsrang	Beratungsergebnis
1	Einfache Myalgien	26	Harnwegsinfekt, Cystitis
2	Uncharakteristisches Fieber (UF)	27	Oberbauchschmerzen, Epigastralgie
3	Afebrile Allgemeinreaktion (AFAR)	28	Diabetes mellitus (insulinpflichtig + nicht-insulinpflichtig)
4	Arthropathie und Periarthropathie	29	Adipositas, Gewichtszunahme
5	Kontusion (obere + untere Extremität)	30	Neuralgie
6	Hypertonie	31	Mattigkeit, Müdigkeit, Schwäche
7	Hautwunden	32	Sonstige Distorsionen
8	Kreuzschmerzen	33	Sonstige Frakturen isoliert + multipel
9	Erbrechen, Durchfall	34	Sonstartige benigne Neoplasien
10	Schwindel	35	Leichte Verletzungen (auch kombiniert)
11	Präkordiale Schmerzen	36	Abdominelle Krämpfe
12	Zerumen	37	Thrombophlebitits, Thrombose
13	Kopfschmerzen	38	Sinusitis maxillaris acuta (akut + chronisch)
14	Tonsillitis acuta/Angina tonsillaris	39	Afebrile Halsschmerzen
15	Otitis media acuta	40	Varizen
16	Schlafstörungen, Agrypnie	41	Depression
17	Ekzem	42	Afebrile Luftwegkatarrhe (auch kombiniert)
18	Abdomenopathie	43	Marasmus senilis, allg. Arteriosklerose
19	Arthrose	44	Hämatome
20	Afebriler Husten	45	Unklare Schwellungen und Infiltrate
21	Afebrile Rhinitis	46	Algurie, Dysurie
22	Distorsio pedis	47	Periostalgie
23	Nervosität	48	Insektenstiche
24	Verruca	49	Konjunktivitis
25	Chron. Herzinsuffizienz	50	Tendovaginitis acuta

Häufigkeitsränge nach P. Landolt-Theus 1983–1988; s. a. Mader u. Weißgerber: Allgemeinmedizin und Praxis, 5. Auflage 2005, Springer

2 Anästhesie und Intensivmedizin

2

2.1   Anästhesie

U. Fetzner, H. Kuhnigk, K.-J. Paquet

Die Anästhesiologie befasst sich neben **Narkose**, **regionaler** und **lokaler Anästhesie** auch mit der Therapie von (vornehmlich chronischen) **Schmerzen**. Sie ist eng assoziiert mit der Intensiv- und Notfallmedizin.

2.1.1   Anästhesievorbereitungen

2.1.1.1 Präoperative Visite (Prämedikationsvisite)

> **Dringlichkeit einer Operation**
> ▬ Notfall: lebenswichtige Soforteingriffe binnen Minuten, z. B. schwere Aneurysmablutung
> ▬ Dringlich/organerhaltend: binnen Stunden, z. B. Ileus
> ▬ Bedingt dringlich/Planeingriff: binnen Tagen, z. B. Malignome
> ▬ Elektiv-/Wahleingriff: binnen Wochen, Monaten, z. B. elektive TEP wegen nichtinfektiöser Arthrose

Die präoperative Visite sollte vor Wahleingriffen spätestens **am Tag vor der Operation** erfolgen. Am Ende dieser Visite muss der Anästhesist wissen, ob der Patient **anästhesie-** und **operationsfähig** ist, welche **Narkose-** oder **Regionalanästhesieform** geeignet ist und welche Diagnostik oder Therapie im Vorfeld noch notwendig ist. Der Patient muss am Ende der Besprechung über Ablauf und Risiken der Anästhesie **aufgeklärt** sein und muss sein **Einverständnis schriftlich** dokumentieren.

> ❯ Vor Wahleingriffen sollte der Patient auf Narkose und Operation optimal vorbereitet werden (z. B. Einstellung des Blutzuckers, Blutdruckes etc.). Notfälle und dringliche Operationen schränken die präoperative Vorbereitung ein und erhöhen das Anästhesierisiko.

Präoperative Untersuchung im Notfall oder ambulant
Im Notfall muss häufig teilweise oder vollständig auf zeitaufwändige Anamnese, Untersuchung und Vorbehandlung verzichtet werden. Die akute Lebensbedrohung (Verzögern der operativen Maßnahme) wird gegen das Risiko einer komplikationsreicheren Anästhesie abgewogen (vitale Indikation).

Aus Kostengründen werden anästhesiologische Untersuchungen zunehmend ambulant Tage bis Wochen vor der

▼

Operation (anästhesiologische Sprechstunde) durchgeführt: Der Patient wird erst am Operationstag oder am Abend zuvor stationär aufgenommen.

2.1.1.2 Anästhesiologische Anamnese
Vorhandene Krankenunterlagen werden gesichtet, evtl. ist der Patient durch einen Anamnese-/Aufklärungsbogen vorinformiert.

Das **anästhesiologische Anamnesegespräch** konzentriert sich auf **Beschwerden**, **Vor-**, **Grund-**, und **Begleiterkrankungen**, die für die geplante Anästhesie von spezieller Bedeutung sind (◘ Tab. 2.1). Was detaillierter erfragt und ggf. untersucht wird, hängt von folgenden Faktoren ab:
▬ Individueller Gesundheitszustand des Patienten
▬ Lebensalter des Patienten
▬ Geplante Anästhesieform
▬ Ort, Art, Schwere und Dauer des Eingriffes
▬ Dringlichkeit des Eingriffes (Vorbereitungszeit)
▬ Voraussichtlicher Verlauf des geplanten Eingriffes

> ❯ Der Anästhesist erfasst alle anästhesiologisch wesentlichen, patientenspezifischen Risiken. Hinweise auf Risiken erfordern eine sorgfältige diagnostische Abklärung.

Die schriftliche **Dokumentation** (von der Prämedikationsvisite bis zum Aufwachraum) wird juristisch immer wichtiger. Die Dokumentation hat exakt, wahrhaftig, vollständig und zeitnah zu erfolgen. Sie muss das Wesentliche erfassen und so abgefasst sein, dass sich ein Facharzt anhand der Unterlagen ein exaktes Bild der Behandlung machen kann. Für Forschung und **Qualitätssicherung** ist eine sorgfältig geführte Krankenakte unabdingbare Vorraussetzung.

2.1.1.3 Körperliche anästhesiologische Untersuchung
Bei der klinischen Befunderhebung gilt es den **allgemeinen Gesundheitsstatus** sowie anästhesiebezogen **Kopf**, **Hals**, **Herz-Kreislauf-System** und **Lunge** zu erfassen. Herz-Kreislauf- und Atmungssystem werden durch sorgfältige **Inspektion** (Hautkolorit, Zyanose, Uhrglasnägel, Ödeme, obere Einflussstauung der Jugularvenen, Exsikkosezeichen), **Palpation**, **Perkussion** und **Auskultation** (Herz, Lunge, Aa. carotides) untersucht. Der arterielle **Blutdruck** wird gemessen.

Der Anästhesist beurteilt auch die **Intubationsbedingungen**. Als unauffälliger Befund gelten:
▬ Normale Mundöffnung (5 cm), normal beweglicher Unterkiefer
▬ Keine Makroglossie, guter Zahnstatus
▬ Gut bewegliche Halswirbelsäule und Unterkiefer

◘ Tab. 2.1. Auswahl wichtiger Themen der anästhesiologischen Anamnese

Themenbereich	Wichtige Anamnesefragen
Allgemeiner Gesundheitszustand	Alter, Körpergewicht (BMI), Blutgruppe, aktuelle Erkrankung, geplante Operation, bei Frauen in gebärfähigem Alter: Schwangerschaft und Stillzeit[1]
Lebensstil, Medikamente	Nikotin-/Alkoholabusus, Drogenkonsum[2], detaillierte Medikamentenanamnese
Herz-Kreislauf	Arterieller Hypertonus, KHK, Arrhythmie, Myokardinsuffizienz, körperliche Belastbarkeit, Dyspnoe, Nykturie, vorangegangene Myokardinfarkte
Lunge, Atemwege	Ruhe-/Belastungsdyspnoe, chronisch obstruktive Lungenerkrankung (COPD), Asthma bronchiale, restriktive Lungenerkrankungen, Infekte, Tuberkulose
Stoffwechsel	Diabetes mellitus, Hypo-/Hyperthyreose, Hyperlipidämie
Leber, Niere	Infektiöse Hepatitiden (Vermerk Krankenakte: Infektionsgefahr), Leberzirrhose, Leberinsuffizienz, Niereninsuffizienz, Dialysepflichtigkeit, nephrotisches Syndrom, Nebenniereninsuffizienz
Neurologie	TIA, Epilepsie, Myasthenie, Schlaganfall, M. Parkinson, multiple Sklerose
Sonstige Erkrankungen	Transplantationen, Allergien, Blutgerinnungsstörungen, Erkrankungen des Gastrointestinaltraktes, Refluxerkrankung, Infektionserkrankungen
Frühere Narkosen, Intubationen, Anästhesien, Transfusionen	Verträglichkeit, Komplikationen, Familienanamnese (Pseudocholinesterasemangel, maligne Hyperthermie)

[1] Wichtig für die Verfahrens-/Medikamentenauswahl und Dosierung
[2] Chronischer Medikamenten-/Drogengebrauch induziert Lebermetabolismus: u. U. höhere Anästhetika-Dosierung notwendig

— Kein sog. fliehendes Kinn; Kontrollmessung: Abstand Kinnspitze–Schildknorpel bei maximaler Reklination des Kopfes mindestens 6 cm
— Integre anatomische Rachen-, Hals- und Mundhöhlenverhältnisse, idealerweise vollständig erkennbare Uvula und Gaumenpfeiler (Klasse I nach Mallampati, ◘ Abb. 2.1)

❶ Cave
Zahnprothesen vor Einleitung entfernen, evtl. Zahnvorschäden aus juristischen Gründen gut dokumentieren.

Ist eine **Regionalanästhesie** geplant, muss die Region des **Punktionsortes** eingehend untersucht werden. Geachtet wird auf lokale Infektionen (Kontraindikation), regelrechte anatomische Verhältnisse (z. B. der Wirbelsäule) und Beweglichkeit (Voroperationen). Ohne Hinweis auf krankhafte Veränderungen schließt eine **grobneurologische** Untersuchung (z. B. der unteren Extremitäten) den Status vor einer Regionalanästhesie ab

❶ Cave
Pathologischen Befunden muss weiter nachgegangen werden.

◘ Abb. 2.1. Beurteilung der Intubationsbedingungen anhand der oropharyngealen Strukturen nach Mallampati

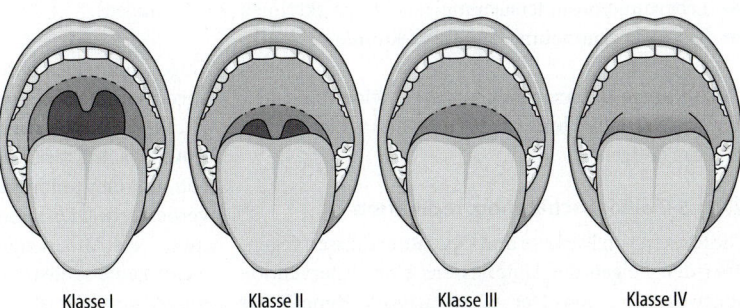

Klasse I   Klasse II   Klasse III   Klasse IV

Alle Befunde gehen in die weitere Narkoseplanung, Medikamentenauswahl und -dosierung und in die Risikoentscheidung mit ein.

2.1.1.4 Technisch-diagnostische Zusatzuntersuchung

Labor

Zum präoperativen **Standard-Screening** gehören:
- Kleines Blutbild (Erythrozyten, Leukozyten, **Hb**, **Hkt**, MCH, MCHC, MCV)
- Serumnatrium und -kalium, Kalzium
- Leberenzyme (GPT, GOT, γ-GT)
- Kreatininwert
- Blutgerinnungsparameter (bei größeren Regionalanästhesien auch Thrombozytenzahl)
- Blutglukose

EKG, Echokardiographie, Herzkatheter

Bei Patienten über 40 Jahren und bei allen Patienten mit oder bei Verdacht auf kardiale Vorerkrankungen wird ein **12-Kanal-Ruhe-EKG** (I, II, III, aVR, aVL, aVF, V1-6, ST-Veränderung, Arrhythmien, Infarktgeschehen, AV-Block).

Belastungs-EKG (Ergometrie), Echokardiographie und Herzkatheteruntersuchungen sind nur bei Hinweisen auf kardiologische Erkrankungen (KHK, Myokardinfarkt, Hypertonus, Herzinsuffizienz, Arrhythmien) und reduzierte Belastbarkeit angezeigt.

Röntgen

Eine **Thoraxröntgenaufnahme** (p.-a. und seitlich, im Stehen bei Inspiration) ist ohne Verdacht auf pulmonale Erkrankungen ab 50 Jahren indiziert. Es wird auf Lunge, Herz und Trachea geachtet.

Zusatzdiagnostik

Bei Hinweisen auf anästhesiologisch relevante Erkrankungen oder Risiken wird unabhängig vom Alter technische Zusatzdiagnostik notwendig.

Operationsbedingt können erforderlich sein:
- Lungenfunktionsmessung, Spirometrie und BGA bei umfangreicheren Thoraxeingriffen
- Leberfunktionsuntersuchungen bei Hepatektomien
- Tracheazielaufnahme bei Strumektomie

Um unnötige Untersuchungen zu vermeiden sind stets vorhandene, aktuelle Befunde (maximal 4 Wochen) zu berücksichtigen.

2.1.1.5 Risikoabschätzung, Indikation

Die Risiken von Narkose und Operation müssen gegenüber den Folgen des Unterlassens einer Intervention abgewogen werden. Der zu **erwartende Benefit** der Operation (oder der invasiven Diagnostik) wird dem **Gesamtrisiko** des individuellen Patienten gegenübergestellt.

> Perioperatives Gesamtrisiko (Morbidität, Mortalität) = Narkoserisiko bzw. Anästhesierisiko + Operationsrisiko.

Die häufig angeführte, heute geringe anästhesiologisch bedingte Morbidität und Mortalität (1:100.000–200.000) bezieht sich auf unkomplizierte Eingriffe und Narkosen an nicht vorerkrankten Patienten außerhalb extremer Altersbereiche (nicht unter 6 Jahren, nicht über 70 Jahren).

Ein deutlich höheres Risiko für anästhesie- und krankheitsbedingte **Komplikationen**, findet sich bei:
- Notfalleingriffen oder dringlichen Eingriffen mit nur geringer Narkosevorbereitungszeit
- Langer Operationsdauer, großen Eingriffen (z. B. Mehrhöhleneingriffen)
- Lebensalter über 70 Jahre (häufig Begleiterkrankungen) sowie bei Neugeborenen/Säuglingen
- Großem Übergewicht
- Patienten in schlechtem präoperativen Allgemeinzustand:
  - Frischer Myokardinfarkt (bis 6 Monate): Hohe (bis zu 40%) und oft letale Reinfarktrate!
  - Schwere Herzinsuffizienz, KHK, Hypertonus und Arrhythmien
  - Polytrauma, Schock, großflächige Verbrennungen
  - Stark veränderte Laborparameter, schwere Ateminsuffizienz (COPD)

Relative Kontraindikationen sind:
- **Infekte**: Kein Patient sollte elektiv mit einem Infekt (insbesondere Atemwegsinfekte) anästhesiert/operiert werden, es sei denn, es liegt eine Notfall-Operationsindikation vor.
- **Zytostatikatherapie**: Unter Zytostatikatherapie sollte auf verschiebare Narkosen/Operationen verzichtet werden (Infektgefahr, Wundheilungsstörungen).

Gegebenenfalls müssen fachärztliche **Konsile** (häufig kardiologisch, neurologisch) angefordert werden, Nicht selten muss zunächst eine intensive **Vorbehandlung** von Erkrankungen/Funktionsstörungen erfolgen, um den präoperativen Zustand des Patienten zu verbessern. Dies kann bedeuten, dass Operationstermine verschoben oder aufgehoben werden müssen, wenn keine **Anästhesiefähigkeit** bzw. Operationsfähigkeit gegeben ist.

> Die Entscheidung zur Operation obliegt dem Operateur, dieser trägt die rechtliche Verantwortung für die Entscheidung zum operativen Eingriff, also auch zu einem Notfalleingriff, der ein u. U. gravierend erhöhtes Anästhesierisiko bedeutet.

Als Orientierungshilfe zur Risikoqualifizierung dient das internationale **ASA-System** (American Society of Anesthesiologists, ◘ Tab. 2.2).

2.1.1.6 Bisherige Dauermedikation

Medikamente, die der Patient vor der Operation aufgrund von Begleiterkrankungen regelmäßig einnimmt, werden bis zum Operationstag weiter **unverändert** verabreicht.

Dies betrifft insbesondere Medikamente, bei denen ein plötzliches Absetzen den Patienten gefährden könnte wie Antiepileptika (Krämpfe), Antihypertensiva (Reflexhypertonie), Insulin (Koma) und Antiasthmatika (Obstruktion). Manchmal muss die bisherige Dosis präoperativ modifiziert, ggf. oral eingenommene Medikamente bei längeren Operationen, Nachbeatmungen oder postoperativer Nüchternheit intravenös appliziert werden.

> ❗ **Cave**
> Potenzielle Nebenwirkungen der Dauermedikation und Arzneimittelinteraktionen mit perioperativ verabreichten Medikamenten/Anästhetika müssen streng beachtet werden!

Von dem Prinzip des Fortsetzens der bisherigen Medikation gibt es jedoch **wichtige Ausnahmen** (◘ Tab. 2.3).

2.1.1.7 Anästhesiologische Aufklärung, Einverständnis

Die Aufklärung des Patienten durch den Narkosearzt über das geplante Anästhesieverfahren (Allgemeinanästhesie, Regionalanästhesie, Beatmungsverfahren) muss so früh wie möglich erfolgen. Der Patient muss sein Einverständnis erklären, sollte aber Zeit zum **Überdenken** der Situation erhalten (12-h-Frist).

> Je weniger dringlich und je risikoreicher eine Anästhesie, umso früher und umfangreicher hat die Aufklärung zu erfolgen! Die korrekte Aufklärung des Patienten über Ablauf und Risiko der Narkose ist von großer juristischer Bedeutung.

Die anästhesiologische Aufklärung ist von der **chirurgischen** bzw. **operativen Aufklä**rung über Ablauf und Risiken der operativen Maßnahme zu trennen.

Patientenaufklärung

Wie jede invasive, ärztliche Maßnahme ist auch die Anästhesie ein Eingriff in die körperliche Integrität, die nur bei Einwilligung des Patienten in freier Selbstbestimmung straffrei bleibt. Aufklärungsbögen, Patientenfragebögen können ein Gespräch stützen/erleichtern, niemals ersetzen. Nur in wenigen Situationen (Notfall, Bewusstlosigkeit), darf eine Aufklärung/Einverständniserklärung eingeschränkt werden oder entfallen, um durch die Verzögerung einer Operation den Patienten nicht zu gefährden. Der Arzt geht in solchen Fällen von einem sog. mutmaßlichen Einverständnis eines vernünftig denkenden Menschen aus »Geschäftsführung ohne Auftrag«.

◘ **Tab. 2.2.** ASA-Klassifizierung: 5 Kategorien mit steigendem Narkoserisiko. Statistische Ermittlung des Risikos anhand Gesundheits-, Operations- und Dringlichkeitsvariablen

ASA-Kategorie	Merkmale	Perioperative Mortalität (binnen 1 Woche)
I	Gesunder Patient (z. B. Fraktur bei jungem Erwachsenen)	0,1%
II	Geringe Systemerkrankung ohne Leistungseinschränkung (z. B. gut eingestellter, milder Diabetes mellitus)	0,5%
III	Schwere Systemerkrankung mit Leistungseinschränkung (z. B. KHK)	5%
IV	Schwerste Systemerkrankung mit Lebensbedrohung (z. B. starke Herzinsuffizienz, Polytrauma etc.)	25%
V	Moribunder Patient, voraussichtliches Überleben maximal 24 h mit/ohne Operation (z. B. rupturiertes Aortenaneurysma)	50%
E (»emergency«)	Gesundheitszustand nicht bekannt, Notfalloperation	Keine Angabe

2

◱ **Tab. 2.3.** Medikamente, die vor der Narkose/Operation abgesetzt werden müssen

Medikamente	Absetzen vor Narkose/Operation	Gefahr bei Nichtabsetzen/Interaktion mit Narkosemedikation/Anästhetika
Orale Antidiabetika	Tage zuvor, Umstellung auf Insulin-Glukose	Hypoglykämie, Azidose
Antiarrhythmika	Am Narkosetag/präoperativ	Arrhythmien
ASS, andere Thrombozyten-aggregationshemmer	7 Tage zuvor	Blutungen
Kumarine[1]	10 Tage zuvor, Umstellung auf Low-dose-Heparin	Blutungen
Ovulationshemmer	6 Wochen zuvor	Erhöhte Thrombosegefahr
Schilddrüsenhormone, Thyreostatika	Am Narkosetag/präoperativ	Thyreotoxische Krise
Neuroleptika	Am Narkosetag/präoperativ	Interaktion mit Adrenalin (»Adrenalinumkehr«)
Herzglykoside	Präoperativ	Arrhythmien
Diuretika	Präoperativ	Entgleisung Elektrolythaushalt
MAO-Hemmer (insbesondere nicht selektive)	2 Wochen zuvor	Hypertensive Krisen, Agitiertheit, Fieber, Tachykardie
Trizyklische Antidepressiva	Am Narkosetag/präoperativ	Arrhythmien bei Interaktion mit Muskelrelaxanzien

[1] Die gerinnungshemmende Wirkung oraler Kumarine kann im Notfall durch Vitamin-K_1- oder Prothrombin-Plasmagerinnungsfaktorengabe (risikoreich) antagonisiert werden.

Inhalt des Aufklärungsgespräches

Der Patient muss auf seinem **Verständigungsniveau**, entsprechend seiner **Vorkenntnisse** und seinem **Wissensbedürfnis**, über die Narkose und das geplante Vorgehen informiert werden und sollte dabei auch die Tragweite dieser Entscheidung verstehen. Patientenwünsche werden (soweit ärztlich vertretbar) berücksichtigt. Man bespricht die Grundzüge, Vor- und Nachteile auch aller in Frage kommenden alternativen Verfahren. Entscheidet sich der Patient, schildert der Anästhesist detailliert den **prä-, intra-,** und **postoperativen Ablauf** der Narkose und den Zweck aller notwendigen medizinischen Maßnahmen. Man bespricht detailliert die möglichen methodentypischen **anästhesiologischen Risiken** (es sei denn der Patient lehnt dies ab, sog. Recht auf **Aufklärungsverzicht**) und die möglichen Folgen (◱ Tab. 2.4). Auch ein möglicher Umstieg von Regional- auf Allgemeinnarkose, mögliche Bluttransfusionen und deren Risiken (unerwünschte Transfusionsreaktionen, Infektionsrisiko mit HIV, Hepatitis) müssen

Erwähnung finden. Auch sehr seltene Risiken kommen zur Sprache, wenn sie typisch für das Verfahren und insbesondere die Folgen für den Patienten gravierend sind.

 Nach einem BGH-Urteil muss auch über atypische Risiken aufgeklärt werden, wenn die Wahrscheinlichkeit des Auftretens >1:1000 liegt. Auch Risiken durch Maßnahmen voraussichtlich notwendigen Monitorings (zentraler Venenkatheter, Pulmonalisarterienkatheter etc.) müssen angesprochen werden.

Der Anästhesist muss auch darüber aufklären, was zwar nicht zum planmäßigen Ablauf gehören wird, aber als eventuell eintretender Sonderfall passieren kann (Nachbeatmung, Intensivbehandlung), vor allem wenn Anhaltspunkte dafür vorliegen, dass dieser eintreten könnte.

Bewährt hat sich das Modell der sog. **Stufenaufklärung**. Hierbei wird das Aufklärungsgespräch in eine vom Patienten bestimmte Richtung vertieft.

◨ **Tab. 2.4.** Typische Risiken einer Intubationsnarkose (ITN) und Regionalanästhesie, die in einem Aufklärungsgespräch erwähnt werden müssen

ITN	Regionalanästhesie
Zahn- und Stimmbandschäden, Heiserkeit (Intubation)	Nerven-/Rückenmarkschädigung, Meningitis
Aspiration	Postpunktioneller Kopfschmerz (Liquorleck) bei Spinalanästhesie
Arrhythmie, Herzstillstand	Atemdepression bei »hochsteigender«Anästhesie, Umstieg auf ITN bei Nichtdurchführbarkeit
Lagerungsschäden peripherer Nerven	Systemische Wirkung der Lokalanästhetika (Arrhythmie)
Allergische Reaktion	Infektion, Blutung

Der Anästhesist muss auch darüber aufklären, was zwar nicht zum planmäßigen Ablauf gehören wird, aber als eventuell eintretender Sonderfall passieren kann (Nachbeatmung, Intensivbehandlung), vor allem wenn Anhaltspunkte dafür vorliegen, dass dieser eintreten könnte.

Einverständnis

Am Ende des Aufklärungsgespräches steht die **Einwilligung** oder die Ablehnung (bzw. Bitte um Bedenkzeit). Der Patient kann medizinische Maßnahmen, denen er nicht zustimmen möchte, auch ausklammern. Der Arzt sollte ein **Protokoll** über die Inhalte des Gespräches führen und im Falle des Einverständnisses die **Unterschrift** des Patienten einholen. Auch sollte dokumentiert werden, wer von den Angehörigen/nahestehenden Personen des Patienten über dessen Gesundheitszustand informiert werden darf.

Einverständniserklärung

»Wissend zustimmen« kann ein Patient, wenn er die volle, »natürliche Einsichts- und Willensfähigkeit« (nicht identisch mit Geschäftsfähigkeit) besitzt. Abweichend ist dies bei nicht einwilligungsfähigen Erwachsenen (hier: gesetzlicher Vertreter, Betreuer, Richter) und Kindern unter 14 Jahren (hier: beide Erziehungsberechtigte) geregelt. Mit zunehmender Einsichts- und Urteilsfähigkeit richtet sich Aufklärung und Bitte um Einverständniserklärung auch an den heranwachsenden Patienten über 14 Jahre. Liegen unterschiedliche Ansichten bei Patient und gesetzlichem Vertreter vor, so entscheidet der Arzt zum Wohle des Patienten und setzt dies notfalls auch per richterlicher Verfügung durch. Bestehen Sprachbarrieren muss ein vereidigter Dolmetscher hinzugezogen werden.

❶ **Cave**

Keine Aufklärung und Einverständniseinholung bei Patienten, die unter Einfluss der Prämedikation oder anderer die kognitive Leistungs- und Einwilligungsfähigkeit einschränkender Medikamente und Situationen (Schmerz, Alkohol, Drogen, Sedativa) stehen! Die nachlassende Wirkung muss nach Möglichkeit abgewartet werden, Schmerzen müssen – falls möglich – mit nicht zentral wirkenden Analgetika behandelt werden.

2.1.1.8 Allgemeine Verhaltenserläuterungen vor der Anästhesie

Erläuterungen zum Verhalten vor der Operation fließen in die Aufklärung mit ein:
- Einnahme (Art, Zeitpunkt) der Prämedikation (Medikamente, z. B. Opioide, können die Magenentleerung verzögern)
- Nüchternheitsgebot (Essen, auch Bonbons, Kaugummi): mindestens 6–8 h vor Operation für feste Nahrung und mindestens 2–4 h für klare Flüssigkeiten; Nahrungskarenz auch bei größeren Regionalanästhesien, da nicht ausgeschlossen werden kann, dass Umstieg auf Narkose erfolgen muss
- Nikotinkarenz zumindest am Narkosetag bzw. 8 h zuvor

❯ Nüchternheit ist oberstes Gebot. Regurgitations- und Aspirationsgefahr! Schwangere im dritten Trimenon, stark übergewichtige und alle Notfallpatienten gelten grundsätzlich als nichtnüchtern.

Nikotinkarenz

Durch den Verzicht auf das Rauchen vermindert sich der CO-Hb-Gehalt des Blutes deutlich, es kommt weniger zu Nüchternsekretion (Aspirationsgefahr) und Kreislaufdepression unter der Einleitung. Bei einer Nikotinkarenz von 4 Wochen vor der Operation profitiert der Patient zusätzlich von einer verminderten bronchialen Hyperreagibilität (Bronchospasmus).

2.1.1.9 Prämedikation

Patienten blicken mit **Angst** (»Ausgeliefertsein«, Operation bei Bewusstsein, »Nicht mehr aufwachen«, Komplikationen) der Narkose entgegen. Angst, Unruhe, Stress und Schmerz steigern den Sympathikotonus. Dies erhöht die Bereitschaft zu Blutdruckspitzen, Bronchospasmen und verzögert die Magenentleerung. Diese Angst gilt es durch vertrauensvolle und kompetente **Beratung**, meist aber auch durch **medikamentöse Unterstützung** zu reduzieren. Als Prämedikation im engeren Sinne eignet sich ein **Benzodiazepin** (z. B. Midazolam, Dormicum), das etwa 1–1,5 h vor der Narkoseeinleitung, meist p.o., verabreicht wird (Anxiolyse, Sedierung).

> ❗ **Cave**
>
> Nach Einnahme der Prämedikation (Benzodiazepin) muss der Patient vom Pflegepersonal überwacht werden (Schwinde!).

Unter Prämedikation werden aber auch eine Reihe weiterer, **medikamentöser Vorbereitungsmaßnahmen** auf die Narkose (■ Tab. 2.5) verstanden. Dazu gehören Hypnose (Nacht vor Operation, z. B. Temazepam), Anxiolyse, Sedierung und Analgesie des Patienten, seltener Antiemese, Allergieprohylaxe etc. So erschöpft eine unerholsame Nacht vor der Operation den oft ohnehin geschwächten Organismus und erhöht das Komplikationsrisiko (Sympathikotonus).

> ❯ Eine gute Prämedikation wirkt sich günstig auf den Verlauf während und nach der Narkose (postoperative Analgesie, Antiemese) aus und kann das Auftreten vital bedrohlicher, perioperativer Komplikationen verringern (Aspiration, Kreislaufstörungen, Arrhythmien).

■ **Tab. 2.5.** Prämedikationsziele und übliche Wirkstoffe. Die Prämedikation ist individuell, erkrankungs- und operationsabhängig

Prämedikationsziel	Übliche Wirkstoffe
Anxiolyse, Sedierung, Amnesie	Benzodiazepine, z. B. Midazolam, Oxazepam (z. B. Adumbran)
Analgesie	Opiate (z. B. Piritramid)
Hypnose (z. B. Nacht vor Operation)	BenzodiazepinE (z. B. Lorazepam, Tavor)
Antiallergische Wirkung (Anaphylaxieprophylaxe bei Disposition, Atopikern)	Antihistaminika (H_1/H_2), Gabe in der Regel bei Narkosevorbereitung intravenös
Anticholinerge Wirkung (Hyper-, Bronchial-, Magensekretion), Aspirationsprophylaxe, Schutz vor Auftreten vagaler Reflexe	Parasympatholytika, z. B. Atropin, α_2-Agonisten (Clonidin)
Prophylaxe von Erbrechen bei Einleitung/postoperativ (bei Disposition)	H_2-Rezeptorblocker, Antazida, Antiemetika (Neuroleptika, Phenothiazine)
Antipsychose, Antiemese	Neuroleptika
Antikonvulsion	Antiepileptika (Benzodiazepine, Barbiturate)
Sedierung (selten isoliertes Ziel)	Benzodiazepine, Barbiturate, Neuroleptika, α_2-Agonisten

---

In Kürze

Anästhesievorbereitungen

Maßnahme	Checkliste
Präoperative Visite, anästhesiologische Anamnese	Präoperative Visite spätestens am Vortag elektiver Operationen. Anamnese (anästhesierelevante Vorerkrankungen), Check Organsysteme, Risikofaktoren, frühere Narkosen/Transfusionen, Gravidität, akute Erkrankung, aktuelle Operation, Medikamente, Allergien, erbliche Erkrankungen
Körperliche anästhesiologische Untersuchung	Intubationsbedingungen, Herz-Kreislauf-System, Atmungssystem, Punktionsort
Technische Zusatzuntersuchung	Labor (Standardscreening), EKG (>40 Jahre), Thoraxröntgen (>60 Jahre)
Risikoabschätzung – Indikation	ASA, perioperatives Gesamtrisiko versus Benefit der Operation. Anästhesiefähigkeit? Narkoseverfahren? Cave: Notfalleingriffe, schlechter präoperativer Zustand. Optimale Vorbehandlung bei elektiven Eingriffen! Fachärztliche Konsile notwendig?
Bisherige Dauermedikation	Absetzen von Kumarinen, Ovulationshemmern, Thrombozytenaggregationshemmern, ASS, MAO-Hemmern, Digitalis, Diuretika, Schilddrüsenmedikamenten, Antidepressiva, Neuroleptika, Antiarrhythmika, orale Antidiabetika
Anästhesiologische Aufklärung – Einverständniserklärung	Erwähnen typischer, aber auch seltener (gravierende) Komplikationen (Verletzung, Aspiration, Arrhythmie, Infektion). Cave: Nicht unter Einfluss der Prämedikation. Schriftliche Einverständniserklärung des Patienten
Prämedikation	Meist Benzodiazepine wie Diazepam (z. B. Valium) oder Midazolam (Dormicum) 1 h vor Einleitung. Ziel: Anxiolyse, Analgesie. Weitere mögliche Prämedikationsziele: antiallergisch, anticholinerg, antiemetisch, antipsychotisch, antikonvulsiv. Schriftliche Verordnung!
Allgemeine Verhaltensregeln vor der Anästhesie	Nüchternheit mindestens 6 h vor Einleitung, Nikotinkarenz

---

2.1.2 Pharmaka der Allgemeinanästhesie

2.1.2.1 Grundlagen

Narkotika im engeren Sinne (Gase – mit Ausnahme von N_2O –, Dämpfe, Barbiturate, Etomidat, Propofol) können allein und dosisabhängig **alle Qualitäten** einer Narkose erzeugen:

- Hypnose
- Analgesie
- Relaxation
- Amnesie

Narkotika

Warum Narkotika narkotisch auf Neurone (Wirkort) wirken, ist ungeklärt. Die biophysikalische Lipidtheorie vermutet, dass Narkotika sich in die Biomembran aller Zellen, so auch der sensiblen Neurone, einlagern und dort Struktur und Funktion (Erregbarkeit) stören. Narkotika wirken unspezifisch auf das gesamte ZNS (holoenzephal). Binnen des ZNS gibt es jedoch unterschiedlich sensible Areale. Dies ist Ursache des Durchlaufens verschiedener Narkosestadien. Die Stadieneinteilung beruht auf Beobachtungen des amerikanischen Narkosearztes Arthur Ernest Guedel (Los Angeles, 1883–1956), der den Einfluss von Diethylether (Aether pro narcosi) auf den menschlichen Organismus untersuchte.

Zur heutigen **Kombinationsnarkose** werden Pharmaka (Narkotika im weiteren Sinne) verwendet, die nur für **Teilqualitäten** einer Narkose verantwortlich sind, z. B. für die Analgesie (Opiate) oder für die Hypnose (Benzodiazepine). Diese Pharmaka wirken an spezifischen Zielrezeptoren (μ-, κ-, σ-Opiatrezeptoren, Untereinheit der GABA-Rezeptoren) und in bestimmten Arealen des ZNS. Alleine können sie aber nie eine vollständige Narkose bewirken. Die Dosierung aller Narkotika sollte immer individuell bestimmt werden.

Narkosestadien nach Guedel

- Stadium I: Unterdrückung der Großhirnrindenfunktion (Erhalt des Bewusstseins, Anxiolyse und Analgesie)
- Stadium II: vollständige Unterdrückung der Kortexfunktion (Bewusstlosigkeit), sog. Exzitationsstadium, da hemmende Impulse des Kortex entfallen, Potenzial der gefährlichen Erregung des gesamten Körpers
- Stadium III: Ziel des Anästhesisten, keine Kortex- und Subkortexfunktion, Unterdrückung der Rückenmarksfunktion, sog. Toleranzstadium (Operationen ohne Abwehrreaktionen und störende Reflexe möglich)
- Stadium IV: Asphyxie, vollständige Unterdrückung lebenswichtiger Hirnstammfunktionen (Atmung, Kreislaufregulation)

Dosierung

Durch Initialdosen, Repetitionsdosen (titrierende Dosierung nach Wirkung) wird dem individuellen Arzneimittelstoffwechsel Rechnung getragen. Bei Kindern und Säuglingen sind teilweise höhere relative Dosen als bei Erwachsenen notwendig (Hypnotika, Inhalationsanästhetika). Ursache sind andere Verteilungsverhältnisse und unreife Metabolisierungs- und Aufnahmemechanismen. Auch unter Fieber ist der Bedarf an Narkotika häufig erhöht. Dosen müssen stets individuell nach dem Gesundheitszustand, dem Alter, der Konstitution des Patienten und seinen akuten, Grund- und Begleiterkrankungen erfolgen. Bei Schock (Hypovolämie) verringerte Dosis. Bei Ethanolabusus/Opiat-/Drogenkonsum erhöhte Dosis (Enzyminduktion).

 Cave
Bereits in therapeutischen Dosen wirken Narkotika atemdepressiv bis zum Atemstillstand und blutdrucksenkend durch Supprimierung der Kreislauffunktion. In Schwangerschaft/Stillzeit verbieten sich einige Substanzen völlig, bei anderen ist die sorgfältige Ermittlung individueller Dosen von größter Bedeutung.

2.1.2.2 Inhalationsanästhetika

Inhalationsnarkotika (◘ Tab. 2.6) sind entweder Dämpfe (volatil) oder Gase, die pulmonal resorbiert werden. **Vorteile** der bei Raumtemperatur primär flüssigen Dämpfe und Gase gegenüber den i.v. Narkotika sind:
- **Gute Steuerbarkeit** durch schnelles An- und v. a. Abfluten im Körper
- **Geringe Verstoffwechslung** im Körper

Nachteilig sind:
- Längere Einleitungszeit
- Gefahr des Durchlaufens des lebensbedrohlichen Exzitationsstadiums
- Mögliches postoperatives Muskelzittern (»shivering«)
- Schlechte postoperative Analgesie bei alleiniger Anwendung

Die vom Respirator gemischte Atemluft besteht aus O_2, N_2 und dem volatilen oder gasförmigen Narkotikum.

Verteilung im Körper

Die Aufnahme erfolgt per Ventilation (Inspirationsluft) in den Alveolarraum, wo sich schnell die Konzentration des Inhalationsnarkotikums erhöht. Es diffundiert durch die Alveolarmembran, löst sich im Blut und gelangt dann in das ZNS-Gewebe. Die Diffusion von den Alveolen in das Lungenkapillarblut wird durch hohen Partialdruck (Anteil/Konzentration in der Alveolarluft) beschleunigt (hohes Partialdruckgefälle). Das Anästhetikum wird je nach physikalisch-chemischer Eigenschaft und in Abhängigkeit vom alveolären Partialdruck, im Blut besser oder schlechter gelöst. Per Blutbahn wird das Narkotikum in die Hirnkapillaren transportiert, wo es per Diffusion zunächst in den extrazellulären Hirnraum, dann in das lipidhaltige Hirngewebe und letztlich in jedes Neuron eindringt. Lipophile und schlecht blutlösliche Narkotika fluten schnell im Gehirn an und ab. Ausreichend hoch dosiertes Narkotikum in der Inspirationsluft, ausreichende Ventilation, nicht übermäßig gesteigerte Lungenperfusion, ein nicht übermäßig gesteigertes Herzzeitvolumen und gute Hirndurchblutung sind weitere Faktoren, die eine schnelle Anflutung der Wirkung im ZNS bedingen. Das Narkotikum befindet sich zu jedem Zeitpunkt im gesamten Körper, was bei der Einleitung und Ausleitung zu bedenken ist. Ein »steady state« (Fließgleichgewicht) stellt sich bei Veränderungen einer Teilkomponente erst mit einer gewissen Latenz ein.

Die Elimination der Inhalationsnarkotika erfolgt überwiegend unverändert per Abatmung. Auch hier gilt, dass lipophile Substanzen schneller abgeatmet werden.

▢ Tab. 2.6. Inhalationsanästhetika

Inhalations-anästhetika	Gruppe	Anwendung	Dosierung, Metabolisierungs-rate, MAC_{50}-Wert (in Vol.%)	Nebenwirkungen	Kontraindikationen
Enfluran	Dampf-narkoti-kum	Aufrechterhaltung der Narkose	0,5–4 Vol.%, 2%, 1,3	Erhöht Hirndruck; zentrale Atemdepression, negativ-inotrop; reduziert Leberdurchblutung	Epilepsie (senkt Krampfschwelle). Nicht bei Gravidität. Maligne Hyperthermie, Hirndruck
Isofluran (z. B. Forene)	Dampf-narkoti-kum	Aufrechterhaltung der Narkose	0,5–4 Vol.%, 0,2%, 1,2	Zentrale Atemdepression, negativ-inotrop, periphere Vasodilatation, Atemwegsreizung	Maligne Hyperthermie, erhöhter Hirndruck, Schock
Sevofluran (z. B. Sevorane)	Dampf-narkoti-kum	Inhalative Narkoseeinleitung auch bei Kleinkindern (reizt kaum Atemwege), Narkoseaufrechterhaltung. Meist Kombination mit N_2O	1–7 Vol.%, 2–5%, 2,0	Zentrale Atemdepression; Nierenfunktion beachten, leichtere Unverträglichkeitssymptome möglich	Maligne Hyperthermie, erhöhter Hirndruck, Schock
Desfluran (z. B. Suprane)	Dampf-narkoti-kum	Aufrechterhaltung der Narkose	2–10 Vol.%, 0,02%, 1,5	Senkt die Myokarddurchblutung, negativ-inotrop; zentrale Atemdepression	Maligne Hyperthermie, Hirndruck, Neigung zu Bronchospasmen, Narkoseeinleitung bei Kindern; Herzerkrankungen
Lachgas (N_2O, Stickoxydul)	Gas	Einleitung (geruchlos, keine Reizung der oberen Atemwege), Aufrechterhaltung. Nur in Kombination mit anderen Narkotika	Bis zu 70 Vol.%, keine Metabolisierung, 1,5[1]	Negativ-inotrop, diffundiert in luftgefüllte Hohlräume und verursacht dort Volumenzunahme (Cuffs, Darm, Ileus, Ohr, Pneumothorax). Zufuhr 100% O_2 für 2 min bei Ausleitung nötig (sonst Diffusionshypoxie)	Gut analgetisch, kaum hypnotisch und relaxierend. Nicht bei Gravidität. Kürzeste An- und Abflutungszeit von allen Inhalationsnarkotika (kleiner Blut-Gas-Verteilungs-Koeffizient). Anwendung wird zunehmend verlassen
Xenon	Edelgas	Narkoseführung	Chemisch inert, daher keine Metabolisierung	Kaum	»Ideales« Inhalationsnarkotikum. Zu hohe Kosten für Breitenversorgung

[1] O_2-Versorgung wäre nicht mehr gewährleistet

2

❗ Cave

Volatile Narkotika senken den Blutdruck (Suppression der Herz-Kreislauf-Funktion, Vasodilatation). Alle Inhalationsnarkotika steigern den intrakranialen Druck (ICP).

Der **MAC-Wert** (minimale alveoläre Konzentration) ist ein Maß der Wirkstärke von Inhalationsanästhetika. Der MAC_{50}-Wert gibt die Höhe der alveolären Narkotikakonzentration an, welche nötig ist, um bei 50% der Versuchspersonen auf einen definierten Schmerzreiz (Hautinzision) keinerlei Abwehrbewegung mehr hervorzurufen.

❯ Je kleiner der MAC-Wert, umso wirkstärker das Narkotikum.

Wird **Stickoxydul** (N_2O, Lachgas) als Analgesie-Komponente verwendet, wird dieses immer mit einem volatilen Anästhetikum zur Narkoseaufrechterhaltung kombiniert. Es kommen heute jedoch fast ausschließlich die Flurane Isofluran, Sevofluran und Desfluran ohne Lachgas, sondern in Kombination mit intravenösen Opioiden zur Anwendung.

Halothan

Das viele Jahrzehnte überwiegend verwendete volatile Narkotikum Halothan kann heute als obsolet bezeichnet werden. Es war hervorragend hypnotisch wirksam (MAC_{50}-Wert 0,8 Vol.%), sehr gut zur Einleitung der Narkose per Maske geeignet (geringe Reizung der Atemwegsmukosa, angenehmer Geruch) und auch zur Narkoseführung. Die für ein Verlassen der Anwendung entscheidenden Nachteile bestanden außer den gruppenspezifischen Nebenwirkungen v. a. in einer Sensibilisierung des Myokards gegenüber Katecholaminen (schwere Arrhythmien möglich), sowie in der starken Hepatotoxizität bei Disposition und wiederholter Gabe.

2.1.2.3 Hypnotika/Injektionsnarkotika

Hypnotika (■ Tab. 2.7) sind schnell schlafinduzierende und -unterhaltende Medikamente. Sie wirken kaum

■ Tab. 2.7. Injektionsnarkotika/Hypnotika

Wirkstoff	Gruppe	Anwendung	Wirkeintritt	Nebenwirkungen	Bemerkungen
Thiopental (z. B. Trapanal)	Barbiturat	Einleitung, Antikonvulsion. 3–7 mg/kg KG	20 s	Schlagkraft und Schlagvolumen ↓, HZV ↓; RR ↓. Begünstigt bronchiale Hyperreagibilität, Histaminfreisetzung	Kontraindiziert bei Herzerkrankungen und Erkrankungen des respiratorischen Systems, lange Eliminationshalbwertszeit (5–10 h); rektale Einleitung möglich
Methohexital (z. B. Brevimytal)	Barbiturat	Induktion	20 s	Weniger kardiodepressiv als Thiopental; RR ↓	▶ Thiopental (Ausnahme $t_{1/2}$, Wirkdauer 5–7 min)
Propofol (z. B. Propofol-Lipuro)	Phenol	Induktion und Aufrechterhaltung einer Narkose; TIVA, Kurznarkose, TCI (»target controlled infusion«)	30 s	Blutdruck ↓↓, Herzzeitvolumen ↓; Injektionsschmerz	Angenehmes Einschlafen und Erwachen; kontraindiziert bei Herzerkrankungen; nicht bei Säuglingen
Etomidat (z. B. Etomidat-Lipuro)	Imidazol	Induktion, Kurznarkose. 0,2 mg/kg KG	15 s	Unterdrückt die Nebennierenrindenfunktion (Kortisolsynthese). Injektionsschmerz	Kaum negative Wirkung auf das kardiovaskuläre System; Myoklonien
Midazolam (z. B. Dormicum)	Benzodiazepin	Prämedikation, Sedierung, Anxiolyse, Antikonvulsion, Hypnose, zentrale Muskelrelaxation	60 s	Paradoxe Erregung bei älteren Menschen möglich	Kontraindikation Myasthenia gravis

analgetisch. Durch den intravenösen Applikationsmodus gelangen sie unmittelbar in die Blutbahn: Die **Anflutungsgeschwindigkeit** ist daher stets höher als pulmonal resorbierte Narkotika. Injektionsnarkotika sind ideal zum **schnellen Einleiten** von Narkosen geeignet. Gebräuchlich sind v. a. Thiopental, Etomidat und Propofol.

Verteilung im Körper

Im Blutplasma liegen Injektionsnarkotika zum Teil gelöst (frei), zum größeren Teil an Plasmaproteine gebunden (Depot) vor, beides steht in einem Gleichgewicht. Im Gehirn müssen auch diese Substanzen das besondere Kapillarendothel (Blut-Hirn-Schranke) überwinden und in die Neurone eindringen können. Beide Eigenschaften weisen lipophile Narkotika auf.

Injektionsnarkotika unterliegen einer substanzabhängigen **Umverteilung**. Das gut perfundierte Gehirn wird zunächst in großer Konzentration erreicht (initiale Verteilung), bald stellt sich aber eine Umverteilung (Gleichgewicht, ◘ Abb. 2.2) in Fettgewebe und Muskulatur ein. Dadurch fällt die hohe Konzentration im Gehirn schnell ab (und damit auch die Wirkung nach 5–15 min), ohne dass die Substanz aber bereits den Körper verlassen hätte. Bei Nachinjektionen muss dies bedacht werden (Dosisreduktion).

Die **Elimination** der Injektionsnarkotika geschieht über **Leber** und **Niere**, meist nach vorheriger Metabolisierung (Biotransformation) in der Leber. Deshalb ist die Elimination von Injektionsnarkotika stets zeitaufwändiger als reines Abatmen, die Steuerbarkeit ist so evtl. den inhalativen Narkotika unterlegen.

Weiterhin sind bei der Dosierung Leber- und Nierenerkrankungen sorgsam zu beachten (Kumulationsgefahr, toxische Wirkung). An die postoperative Atem-

depression durch überhängende Spiegel muss immer gedacht werden.

> Injektionsnarkotika erhöhen nicht den intrakranialen Druck und sind damit Narkotika der Wahl bei Patienten mit erhöhtem Hirndruck (Ausnahme: Ketamin).

Die Gabe von Injektionsnarkotika erfolgt meist einmalig höher dosiert (Bolus) zur Aufsättigung und Einstellung eines substanzspezifischen Verteilungsgleichgewichtes. Sie wird dann in kleinen Dosen repetierend oder aber kontinuierlich fortgesetzt.

Manche Injektionsnarkotika verursachen einen unangenehmen **Injektionsschmerz** am Punktionsort (z. B. Etomidat). Diesem muss durch langsame Injektion und/oder eine ausreichende Analgesie entgegengewirkt werden (Opioid vor Einleitung).

2.1.2.4 Ketamin

Ketamin (z. B. Ketanest) nimmt eine Sonderstellung ein. Ketamin bewirkt eine sog. motorische Katalepsie, eine **dissoziative Anästhesie**: Sinnesreize werden aufgenommen, aber nicht verarbeitet. Es erzeugt einen ungewöhnlichen Indifferenzzustand. Erwachsene Patienten berichten nach Anwendung von **Halluzinationen** und anderen unangenehmen, psychomimetischen Eindrücken.

> Ketamin sollte stets mit einem Benzodiazepin kombiniert werden.

Aufgrund seiner Eigenschaften wird Ketamin gerne in der Notfallmedizin zur Analgesie und Narkoseeinleitung – auch unter Schockbedingungen – eingesetzt. Es wirkt wenig atemdepressiv (große therapeutische Breite), schwächt kaum Reflexe ab, wirkt stark analgetisch, aber kaum hypnotisch. Ketamin wirkt symphatomimetisch (Herzfrequenz und Blutdruck steigen an) und erhöht auch den zerebralen Blutfluss.

> **Cave**
> Vorsicht bei Herzerkrankungen und erhöhtem Hirndruck (Schädel-Hirn-Trauma).

2.1.2.5 Muskelrelaxanzien (MR)

Muskelrelaxanzien (◘ Tab. 2.8) lähmen reversibel die Skelettmuskulatur. Sie unterbrechen an der Übertragungsstelle zwischen Nerv und Muskel die Erregungsleitung (neuromuskuläre Blockade) durch Besetzung nikotinerger Azetylcholinrezeptoren der motorischen Endplatte: Die Skelettmuskulatur kann nicht mehr innerviert werden. Dicht innervierte Muskeln werden als erstes gelähmt (Augen, Finger).

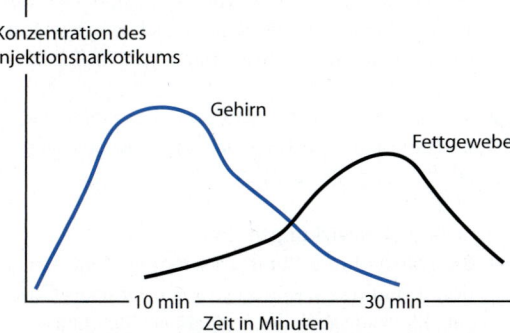

◘ Abb. 2.2. Umverteilungsprozess der Injektionsnarkotika. Nachinjektionen müssen entsprechend geringer dosiert sein als die Initialdosis

2

◫ **Tab. 2.8.** Muskelrelaxanzien

Muskelrelaxans	Anschlagszeit	Wirkdauer[2]	Besonderheiten
Succinylbischolin (z. B. Lysthenon)	<1 min[1]	5 min	Einziges depolarisierendes Muskelrelaxans. Arrhythmiegefahr, setzt Kalium frei: Hyperkaliämie. Indikation: Schnelle Blitzintubation (Notfallort). Maligne-Hyperthermie-Trigger (MHT), nicht antagonisierbar!
Rocuronium (z. B. Esmeron)	1 min, bei hoher Dosis <1 min	30 min (Repetitionsdosis nach 20–25 min)	Schnellster Wirkungseintritt der nicht depolarisierenden MR, Indikation: Blitzintubation ohne Präkurarisierung
Mivacurium (z. B. Mivacron)	2 min	20 min (Repetitionsdosis nach 15 min)	Keine Kumulationsgefahr. Kann auch bei maligner Hyperthermie-Disposition verwandt werden. Verlängerte Wirkung bei atypischer Pseudocholinesterase
Cis-Atracurium (z. B. Nimbex), selten: Atracurium (z. B. Tracrium)	2 min	45 min (Repetitionsdosis nach 20–25 min)	Keine Kumulationsgefahr, Abbau nicht von Organfunktion abhängig; Cis-Atracurium ist sehr nebenwirkungsarm
Vecuronium (z. B. Norcuron)	2 min	1 h (Repetitionsdosis nach 20–30 min)	Sehr nebenwirkungsarm, Ausscheidung per Galle
Pancuronium (z. B. Pancuronium)	4 min	1 h (Repetitionsdosis nach 30–40 min)	Anwendung nur bei langer Operationsdauer, Kumulationsgefahr

[1] Schnellste Anschlagszeit aller Muskelrelaxanzien
[2] Anhand der Wirkdauer ist ersichtlich, wie häufig/wie lange bei weiterhin gewünschter Relaxation nachdosiert/kontinuierlich zugeführt werden muss

Diese scheinbare **Relaxation** ist in verschiedenem Ausmaß zur Intubation und zur Operation am Patienten notwendig: Der Patient darf sich u. U. weder bewegen (Beispiel Augenoperation am Bulbus) noch darf die Muskulatur einen starken Tonus aufweisen. Wird die Relaxation nicht ausreichend durch Inhalationsnarkotika erzielt, muss sie durch Muskelrelaxanziengabe verbessert werden.

❗ **Cave**
Eine volle Relaxation darf niemals ohne Hypnotika (sonst Lähmung unter Wachheit, »Horrortrip«), Analgetika oder Narkotika verabreicht werden.
   Muskelrelaxanzien lähmen die periphere Atemmuskulatur: Relaxation nur bei sicherer Beatmungsmöglichkeit! Vorsicht insbesondere bei langwirkenden, nicht depolarisierenden Muskelrelaxanzien.

Unterschieden werden depolarisierende und **nicht depolarisierende** Relaxanzien. Die nicht depolarisierenden Relaxanzien unterscheiden sich vornehmlich in Wirkdauer, Metabolismus und Verteilung. Sie bewirken

sofort eine schlaffe Lähmung der Skelettmuskulatur. Zur Beschleunigung des Wirkeintrittes wird häufig zunächst eine kleine Dosis (**Präkurarisierung**) verabreicht, die noch keine Lähmungserscheinungen hervorruft, aber bereits 70% der Azetylcholinrezeptoren besetzt. Kurz vor der Intubation erfolgt dann eine weitere Dosis: Sofortige volle Relaxation.

Bei der sog. **ED$_{95}$** (Effektivdosis-95) sind 95% aller Muskelfasern erschlafft. Bei der zweifachen ED$_{95}$-Dosis sollten optimale Intubationsbedingungen vorliegen.

⬤ Anschlagszeit und Wirkdauer aller Muskelrelaxanzien sind dosisabhängig. Hohe Dosis: schnelle Anschlagszeit und lange Wirkdauer.

Mögliche **Nebenwirkungen** sind:
- Bradyarrhythmie, Blutdrucksenkung, Hypersalivation, Erhöhung des intragastralen Druckes (Ursache: Blockade auch der vegetativen Ganglien)
- Histaminfreisetzung mit entsprechender Klinik
- Vielgestaltige Wechselwirkungen mit anderen Medikamenten

Nicht depolarisierende Muskelrelaxanzien werden über **Spontanzerfall** (Hofmannsche Elimination), Leber und Niere eliminiert.

Succinylcholin (z. B. Pantolax) als einziges **depolarisierendes** Relaxans bewirkt erst nach kurzen initialen Muskelfaszikulationen eine schlaffe Lähmung. Postoperative muskelkaterähnliche Schmerzen und Steigerung des intrakraniellen Druckes gelten als häufige Nebenwirkungen. Es wird praktisch nur noch in der Notfallmedizin verwandt.

Bei Patienten mit **atypischer Pseudocholinesterase** dürfen nicht alle Muskelrelaxanzien verwendet werden (kein Succinylcholin), sonst droht stundenlange Wirkung. Als Kontraindikation gilt die Myasthenia gravis.

> Antidot: Neostigmin oder Pyridostigmin (in Kombination mit Atropin)

2.1.2.6 Opioide

Opioide (synthetische Derivate natürlichen Morphins, ◘ Tab. 2.9) sind die wirkstärksten Analgetika (etwa 15 min bei einmaliger i.v. Gabe), in höherer Dosis wirken sie sedierend und hypnotisch. Sie müssen oft als Teilkomponente der Narkose zugegeben werden, in der postoperativen Nachsorge werden sie bei starken Schmerzen eingesetzt.

Opioide werden einmalig, repetierend oder kontinuierlich intravenös (auch über Periduralkatheter) gegeben. Sie binden agonistisch an μ-Opioidrezeptoren des Gehirnes und Rückenmarkes.

Remifentanil wird aufgrund seiner kurzen Wirkdauer und daher praktisch fehlender Kumulationsgefahr geschätzt.

Mögliche **Nebenwirkungen** sind:
- Potenzielle Atemdepression bereits in therapeutischen Dosen: Überwachung des Patienten/Beatmungsmöglichkeit muss gewährleistet sein
- Blutdrucksenkung, bradykard, negativ-inotrop
- Obstipation, Harnverhalt, Pruritus
- Rigidität der Thoraxmuskulatur (kann beatmungsrelevant werden)
- Übelkeit und Erbrechen (v. a. bei Erstanwendung)
- Halluzinationen, Stimmungsveränderungen

Mit **Naloxon** (z. B. Naloxon-ratiopharm) steht ein Antagonist der atemdepressiven Wirkung zur Verfügung, der Wirkung und Nebenwirkungen der Opioide jederzeit beenden kann. Es wird im Abstand von 2–3 min solange appliziert, bis die Spontanatmung suffizient ist ($t_{1/2}$ von Naloxon liegt unter der der meisten Opioide).

> **Cave**
> Die Antagonisierung kann gefährlich sein (KHK, Hirndruck).

2.1.3 Zugang, Medikamentenapplikation, Infusionstherapie

2.1.3.1 Intravenöser Zugang

Ein suffizienter venöser Zugang ist obligat bei jeder Narkose und größeren Regionalanästhesie. Anästhetika, Medikamenten und Infusionen müssen sicher gegeben und evtl. intraoperativ Blutproben entnommen werden können. Es ist nie auszuschließen, dass Notfallmedikamente und Blutersatz gegeben werden müssen.

◘ **Tab. 2.9.** Hochpotente Opioide. Die einzelnen Substanzen unterscheiden sich vornehmlich in ihrer Pharmakokinetik

Opioid	Potenz[1]	$t_{1/2}$	Eigenschaften
Sufentanil (z. B. Sufenta)	1000-fach	3 h	Größte therapeutische Breite der Opiate
Remifentanil (z. B. Ultiva)	700-fach	5 min	Kumuliert kaum, gut steuerbar aufgrund kurzer $t_{1/2}$. TIVA (Totale Intravenöse Anästhesie)
Fentanyl (z. B. Fentanyl-Janssen)	100-fach	4 h (Repetitionsdosis nach 30–40 min)	Häufige klinische Verwendung
Alfentanil (z. B. Rapifen)	30-fach	1 h (Repetitionsdosis nach 15–20 min)	Kumuliert kaum; TIVA

[1] Analgetische Wirkung im Vergleich zu Morphin

Cave

Unter Schockbedingungen oder Kreislaufstillstand kann es sein, dass ein periphervenöser Zugang nicht zu legen ist.

Bei venöser Applikation (Injektion, Infusion) muss neben der **Sterilität** der Substanzen auch auf die korrekte **Osmolarität** und den entsprechenden **pH-Wert** der Lösungen geachtet werden.

Peripher-venöser Zugang

Der peripher-venöse Zugang ist die risikoärmste Zugangsform. Die zu punktierende Hautvene sollte vom Operationsgebiet entfernt liegen und infektionsfrei sein.

Anlage eines peripher-venösen Zugangs
Suche nach Punktionsstelle am Handrücken des ausgelagerten Armes, um bei Fehlversuchen nach proximal ausweichen zu können, dann Auswahl der Venenverweilkanüle (Durchflussrate, Art). Der Arzt trägt Einmalhandschuhe. Stauung der Armvenen am Oberarm (Blutdruckmanschette, etwas über Diastole), Tieflagerung des Armes, Desinfektion der Punktionsstelle (evtl. Lokalanästhesie). Spannung der Handrückenhaut mit einer Hand, Einführung der sterilen Kanüle mit der anderen Hand. Zugiges Durchstechen der Haut Im steilen Winkel, dann Vorschieben der Kanüle bei abgeflachtem Winkel in Verlaufsrichtung und auf Lumenniveau der Vene solange und geringfügig weiter bis Blut im Sichtfenster erscheint. Danach Zurückziehen der Kanüle und Vorschieben nur des Kunststoffteils. Fixation der Venenverweilkanüle mit einem Pflaster. Vor dem Herausziehen des Stahlmandrins Abdrücken der Vene proximal der liegenden Kunststoffkanüle und Anschließen einer Infusion (Durchgängigkeitskontrolle). Die Infusion sollte schmerzfrei und leicht infundierbar sein. Einführen eines sterilen Kunststoffmandrins zum Offenhalten, Verschluss mit einer Schraube.

Mögliche **Komplikationen** eines peripher-venösen Zugangs:
- Paravasale Lage, Injektion und Infusion
- Thrombophlebitis (bei insuffizienter Desinfektion, zu langer Liegedauer). Entfernen des Zugangs
- Hämatom, paravenöse Infusion/Injektion (Hautquaddel, Schmerz, langsamer Durchfluss) durch nicht getroffene oder zweifach durchstochene Vene
- Verletzung von Hautnerven und auch tiefer liegender Nerven

Cave

Peripher-venöse Zugänge in der Halsregion (Vena jugularis externa) sind obsolet, sie führten nicht selten zu einer Verwechslung mit einem zentralvenösen Katheter und umgekehrt.

Lungenembolien durch abgebrochene Kanülen oder »freigespritze« Thromben sind denkbar, aber äußerst selten. Intraarterielle Injektionen (z. B. A. brachialis in Ellbeuge) sollten vermeidbar sein (Druckpulsation, hellrote Farbe).

Cave

Bei versehentlich intraarterieller peripherer Injektion von Medikamenten droht Extremitätenverlust (Arterienspasmus, Gefäßwandschaden). Sofortiges Nachspülen mit Kochsalzlösung, Lidocaingabe und Sympathikusblockade werden als Sofortmaßnahme empfohlen, können aber einen Gefäßspasmus nur selten durchbrechen.

Zentralvenöser Zugang

Zentralvenöse Verweilkatheter (**ZVK**) liegen mit ihrer Spitze in der **Vena cava superior**, dicht vor der Mündung in den rechten Vorhof. Der ZVK ist im Vergleich zum peripheren Katheter
- sicherer (große Offenheitsrate, bei korrekter Anlage keine paravenöse Lage, große Lumina);
- es sind höhere Flussraten möglich;
- es können Medikamente (Zytostatika, Kaliumchlorid, manche vasoaktive Substanzen), Infusionen oder parenterale Ernährungslösungen verabreicht werden, deren Applikation periphervenös nicht möglich wäre;
- der zentrale Venendruck kann gemessen werden und
- es kann eine zentralvenöse Blutgasanalyse durchgeführt werden.

Der Katheter kann an allen großen Venen des Körpers eingeführt werden, man punktiert aber meist die **Vena jugularis interna** (□ Abb. 2.3). Fehllagen sind hier selten, es wird nur ein relativ kurzer, standardisierter Katheter benötigt.

Anlage des ZVK über die V. jugularis interna
Streng sterile Punktion (Lokalanästhesie) in Seldinger-Technik. Orientierung am M. sternocleidomastoideus und an der A. carotis. Punktion in die Spitze des Dreiecks, gebildet von A. carotis und V. jugularis externa, Einschieben eines Spiraldrahtes als Führungsschiene unter Sonographiekontrolle, darüber Vorschieben des eigentlichen Katheters. Der Patient wird zuvor in Trendelenburg-Position (Kopftieflage) gebracht, um die Venen des Halses zu füllen und die Luftemboliegefahr zu minimieren. Nach Anlage obligate Lagekontrolle per Röntgenbild oder durch elektrische Messung (Vorhoferregungsableitung). Sichere Fixation des Katheters durch Hautnaht.

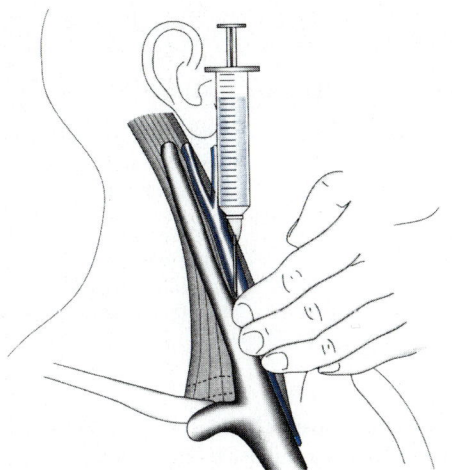

◻ Abb. 2.3. Punktion und Katheterisierung der Vena jugularis interna

Die Punktion der **V. subclavia** empfiehlt sich im Schock, da diese Vene auch bei Volumenmangel, Blutdruckabfall stets offenlumig bleibt. Weitere Zugangsformen: V. basilica, cephalica, femoralis, jugularis externa.

❶ Cave
Die Spitze des ZVK darf keinesfalls in Herzhöhlen eindringen, da dies Arrhythmien auslösen kann. Keine Doppelpunktionen (Gegenseite) bei Fehlversuchen an der V. jugularis interna (eventuelle Verletzung der A. carotis): Hämatomgefahr mit Tracheakompression, Gefahr der zerebralen Durchblutungsminderung.

Komplikationen eines ZVK (auch durch längere Katheterlage bedingt möglich):
- Verletzung großer Arterien (Carotis, Subclavia) mit Blutung und entsprechenden Folgen (Kompression, Infektion)
- Punktion der Lunge, Pleura (Pneumo- und Hämatothorax)
- Thrombophlebitiden, Nervenverletzungen, Katheterfehllagen

❶ Cave
Beim Manipulieren am ZVK darf keine Diskonnektion bestehen, da es sonst zu einer Luftembolie kommen kann. Die letale Luftmenge liegt allerdings bei etwa 1 ml/kg KG.

Bei raschem Lufteintritt >50 ml droht durch Verlegung der Lungenstrombahn ein akutes Cor pulmonale. Maßnahmen: Unterbinden des Lufteintrittes, Ober-

körpertieflagerung, 100% PEEP-Beatmung, Luftaspiration durch Pulmonaliskatheter, Sicherung der Vitalfunktionen.

Der ZVK ist ein langfristiger Zugang, er sollte jedoch wegen der großen Infektionsgefahr nur solange liegen wie nötig (Beschriftung mit ZVK-Anlagedatum, regelmäßiger Verbandswechsel, Kontrolle hinsichtlich Druckschmerz und Rötung, nach Ziehen Übersendung der ZVK-Spitze zur bakteriologischen Untersuchung).

2.1.3.2 Medikamentenapplikation

Die Gabe intravenöser Medikamente erfolgt meist als **Bolus**. Die Lösung wird dabei einmalig in den Zugang (Zuspritzventil, Dreiwegehahn) gespritzt.

❯ Grundsätzlich müssen alle i.v. Medikamente langsam injiziert werden, dies gilt in besonderem Maße für die Injektionsnarkotika.

Ist eine kontinuierliche Gabe nötig, so wird ein **Perfusor** eingesetzt. An computergesteuerten, auch mobilen, akkubetriebenen Perfusoren sind die Applikationsraten (ml/h) und Höchstmengen exakt einstellbar. Bei Infusionsflaschen ist auf sterile Handhabung, Dokumentation von Medikamentenbeigaben und Überwachung (Tropfkammer, Entlüftungsventil) zu achten.

2.1.3.3 Infusionstherapie

Plasmaisotone, **kristalloide** Lösungen (Voll- und Halbelektrolytlösungen, z. B. Ringerlaktat) werden schon vor der Operation infundiert (vorausgehende Nüchternphase). Während der Narkose wird die Infusion fortgesetzt, um den **perioperativen Flüssigkeitsbedarf** zu decken. Der Regelbedarf liegt bei 500 ml Vollelektrolytlösung in der Einleitung und 1000 ml/h während der Operation. Nur wenige 100 ml Blutverlust können durch kristalloide Lösungen ersetzt werden. Parenterale Ernährungslösungen, z. B. Glukose, werden während Operationen nicht standardmäßig verabreicht.

❯ Hypotonie und Hypovolämie gilt es schnell zu behandeln.

Kolloidale Lösungen (◻ Tab. 2.10) sind hingegen onkotisch (Volumenzunahme) wirksam und dienen auch größerem Volumenbedarf, beziehungsweise gezielten Plasmaersatz. Es findet überwiegend Hydroxyethylstärke (HAES) Verwendung.

Hauptindikation von kolloidalen Lösungen sind die **Hypovolämie** durch Dehydratation oder größeren Blutverlust, um den Blutdruck und damit die Kreislauffunktion zu stabilisieren (Volumengabe) sowie eine Normovolämie bei korrekter Osmolalität zu erzielen.

2

◘ Tab. 2.10. Künstliche kolloidale Lösungen

Kolloidale Lösung	Substanz	Anwendung	Wirkdauer	Nebenwirkungen
Hydroxyethylstärke	Glukosemoleküle in verschiedenen Konzentrierungen und Molekülgrößen	Bei Hypovolämie	>2 h	Sehr selten bei Beachten der Dosisbeschränkungen. Pruritus
Dextrane	Polysacharide in verschiedenen Konzentrierungen und Molekülgrößen bzw. Molekulargewichten (40/60/70 kD)	Rheologieverbesserung (Hämodilutionstherapie)	Ca. 2 h	Schwere Allergien möglich; Vorabapplikation von Dextran-Hapten; Blutgerinnungsstörungen

Hochkonzentrierte, **hyperonkotische kolloidale Lösungen** ziehen stark Wasser aus dem Interstitium. Schocksituationen und massive Ödeme sind deren Indikationsbereich.

Gelatinepräparate (Polypeptide) als **Plasmaexpander** wurden aufgrund der zahlreich aufgetretenen Unverträglichkeitsreaktionen bis hin zum anaphylaktischem Schock in der Anwendung verlassen.

In Kürze

Zugang, Medikamentenapplikation, Infusionstherapie

Maßnahmen	Erläuterung
Intravenöser Zugang	Bei jeder Narkose und Regionalanästhesie! Periphervenöser Zugang ist Standard. ZVK über V. jugularis interna leistungsfähiger, jedoch risikoreicher
Medikamentenapplikation	Per Bolus. Langsame Injektion. Kontinuierlich per Perfusor
Infusionstherapie	Kristalloide Elektrolytlösungen zur Deckung des perioperativen Flüssigkeitsbedarfes (z. B. Ringerlaktat). Kolloidale Lösungen (HAES, Dextrane) bei größerem Volumenbedarf oder zum Plasmaersatz. Ernährungslösungen (Glukose, Aminosäuren)

2.1.4 Beatmung

Unter Narkose sind im Gegensatz zum physiologischen Schlaf Vitalfunktionen (Atmung, Kreislaufregulation, Temperaturregulation) nicht mehr garantiert. Muskelrelaxanzien können eine suffiziente Atmung durch Verursachen eines Tonusverlustes der Zungengrundmuskulatur und einer Lähmung der Atemmuskulatur verhindern. Eine Beatmung muss aber gewährleistet sein, um den lebensnotwendigen Gasaustausch aufrechtzuerhalten.

> Aufgrund pharmakologischer zentraler und peripherer Atemdepression und abgeschwächten/fehlenden Atemschutzreflexen, muss unter Narkose die Eigenatmung (Spontanatmung) gesichert, assistiert oder völlig maschinell ersetzt werden.

2.1.4.1 Beatmung mit der Gesichtsmaske

Die Beatmung mit der Gesichtsmaske (◘ Abb. 2.4) findet bei der Narkoseeinleitung, bei kurzfristiger manueller Beatmung für Kurzeingriffe und insbesondere in Notfallsituationen Anwendung.

> Jeder Arzt sollte mit einer Gesichtsbeatmungsmaske sicher umgehen können.

Esmarch-Handgriff
Der Kopf wird rekliniert (freie obere Atemwege), der Mund geöffnet. Ggf. Einführen eines oropharyngealen Guedel-Tubus (passende Größe) unter Drehung. Der Guedel-Tubus darf nur unter Narkose angewandt werden (starker Würgereflex bei Wachheit). Ein Wendl-Tubus wird alternativ nasal (nasopharyngeal) eingeführt. Beide schaffen eine Luftbrü-

▼

cke zwischen Rachenhinterwand und Zungengrund. Die Gesichtsmaske muss Mund und Nase völlig dicht einschließen (cave: Bartträger), die Maske wird mit mäßigem Druck durch Daumen und Index auf das Gesicht gepresst, die Finger III–V halten den Unterkiefer dagegen.

Der Patient kann unter der Gesichtsmaske spontan atmen oder assistiert/kontrolliert beatmet werden, jedoch nur manuell (Beatmungsbeutel, Atemwegswiderstände spürbar) mit **niedrigem Druck < 20 cm H$_2$O**. Maschinell wäre die Gefahr einer Luftinsufflation in den Magen zu groß. Voraussetzung der Maskenbeatmung ist eine gewisse **Anästhesierung/Relaxierung** des Patienten sowie Rückenlage und nicht abdominelle Eingriffe.

Kontraindikationen der Maskennarkose:
- Narkosedauer >30 min
- Große, insbesondere abdominelle Eingriffe
- Fehlende Nüchternheit
- Notwendige Vollrelaxierung
- Operationslagen abweichend von der Rückenlage
- Operationen im Gesichtsbereich

2.1.4.2 Kehlkopfmaske

Die Larynxmaske nimmt eine Zwischenstellung zwischen Gesichtsmaske und Intubation ein. Sie wird beim narkotisierten Patienten ohne Laryngoskop oral eingeführt (Gleitmittel) und geblockt. Die Maske richtiger Größe schließt bei korrekter Platzierung (erleichtert durch die Eigenform der Maske) vor dem Larynxeingang dicht ab. Klinische Kontrolle der richtigen Lage. Längerdauernde Eingriffe sind möglich. Eine Beatmung kann mittels Respirator erfolgen, allerdings mit einem **maximalen Beatmungsdruck von 20 cm H$_2$O-Säule**,

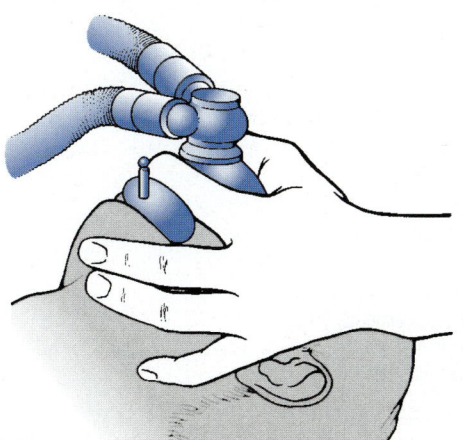

□ Abb. 2.4. Korrekte Haltung der Gesichtsmaske (»C-Griff«). Transparenten Masken sollte der Vorzug gegeben werden, damit Erbrechen und Regurgitationen sofort erkannt werden

um einer Magenblähung vorzubeugen. Die Entfernung der Maske erfolgt am wachen Patienten nach vorheriger Entblockung.

❗ Cave
Die Larynxmaske bietet keinen sicheren Schutz vor Regurgitation und Aspiration von Mageninhalt.

Daher keine Anwendung bei:
- Nicht nüchternen Patienten
- Großen Baucheingriffen
- Adipositas permagna
- Anderen Körperlagen als der Rückenlage

Die Larynxmaske gilt unter anatomisch günstigen Voraussetzungen als recht sicheres Verfahren. Gegenüber der Intubation weist sie sogar einige Vorteile auf (keine Reizung der Trachealschleimhaut, keine Zahn- und Stimmbandverletzungen). Daher empfiehlt sich das Verfahren z. B. bei beruflichen Sängern. Weitere Indikation: Notfallmaßnahme bei nicht geglückter Intubation (»can't intubate, can't ventilate«).

2.1.4.3 Endotracheale Intubation

Das Einbringen eines Tubus in die Trachea ist von allen Beatmungsverfahren die **sicherste Atemluftzufuhr** und ist der sicherste **Makroaspirationsschutz** (Mageninhalt, Blut). Unter **Mikroaspiration** versteht man das Anatmen minimaler Sekret-/Erregermengen, das theoretisch auch bei geblocktem Tubus stattfinden kann.

Die Intubation ist durch Blockung und Fixation mechanisch am lagestabilsten, der Patient kann in **beliebige Operationspositionen** gebracht werden und es kann mit höheren Drücken beatmet werden.

Indikationen sind:
- Standard bei Operationen und im Notfall
- Obligat bei bewusstlosen, nichtnüchternen (aspirationsgefährdeten) Patienten
- Blutungen im Kopfbereich, Ileus oder Magenausgangsstenose
- Schlechte Vitalfunktionen
- Langdauernde, umfangreiche Operationen
- Lange Beatmungen
- Fortgeschrittene Gravidität, schwere Adipositas, Laparoskopien (CO$_2$-Inflation) und intraabdominelle Eingriffe

❯ Die endotracheale Intubation ist eine zentrale anästhesiologische Fertigkeit (□ Abb. 2.5).

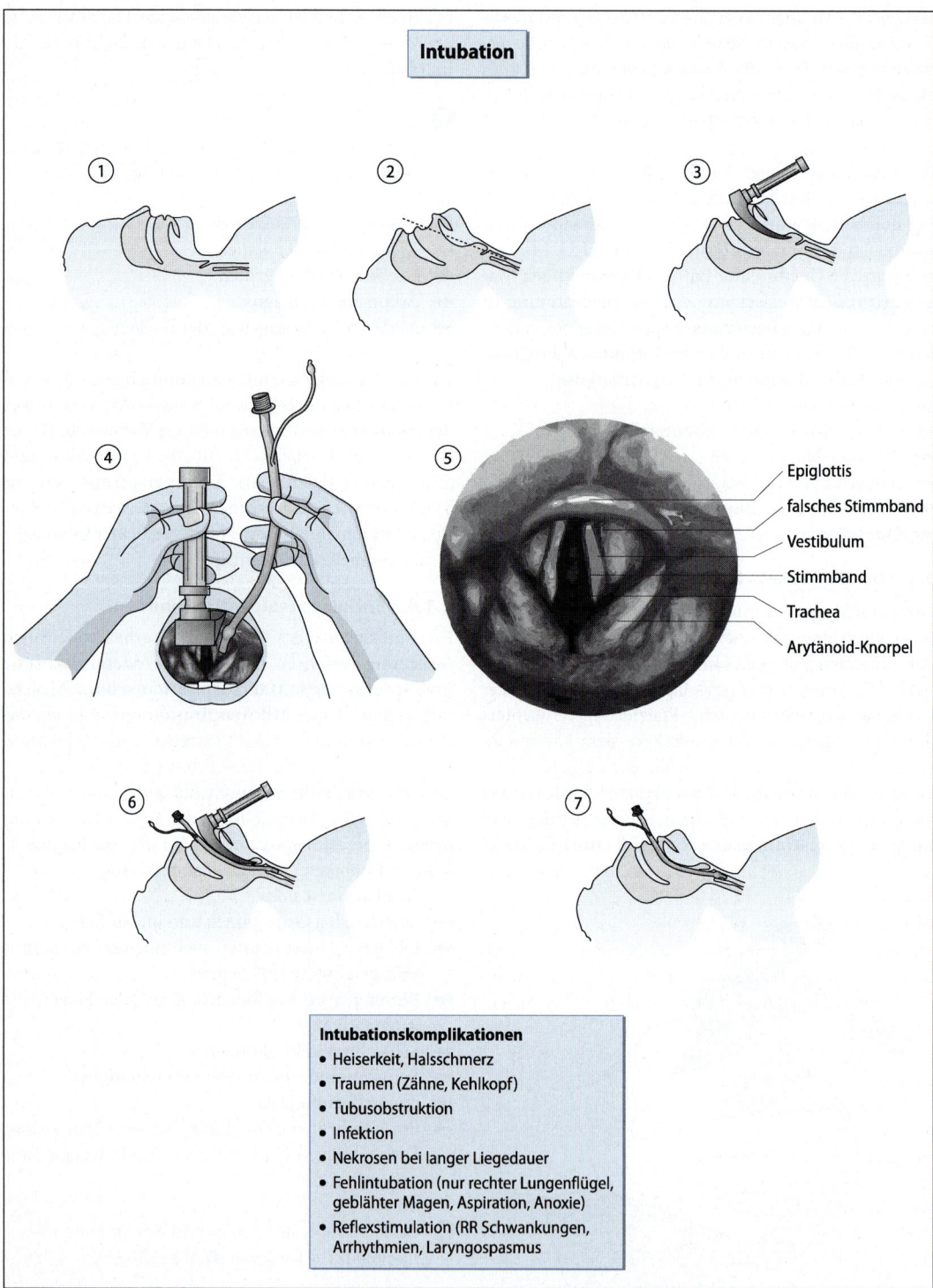

Intubation

Epiglottis
falsches Stimmband
Vestibulum
Stimmband
Trachea
Arytänoid-Knorpel

Intubationskomplikationen

- Heiserkeit, Halsschmerz
- Traumen (Zähne, Kehlkopf)
- Tubusobstruktion
- Infektion
- Nekrosen bei langer Liegedauer
- Fehlintubation (nur rechter Lungenflügel, geblähter Magen, Aspiration, Anoxie)
- Reflexstimulation (RR Schwankungen, Arrhythmien, Laryngospasmus

◼ **Abb. 2.5.** Mindmap Endotracheale Intubation. Step 1+2: Lagerung. Step 3: Einführen des Laryngoskops. Step 4: Korrekte Haltung von Laryngoskop und Tubus. Step 5: Sicht des Arztes, direkte Laryngoskopie. Step 6: Einführen des Tubus. Step 7: Korrekte Lage des Tubus

Material für die endotracheale Intubation

Zu Verfügung stehen sollten ein Batterielaryngoskop (passender Spatel-Licht-Aufsatz – adult meist großer, gebogener Macintosh-Spatel, Kleinkinder häufig kleiner, gerader Spatel) und ein PVC-Einmal-Endotrachealtubus in der richtigen Größe. Die distale aufblasbare Blockmanschette (Cuff) verhindert, dass Luft zwischen Tubus und Trachealwand entweicht. Wegen der Gefahr einer Trachealmukosaischämie werden Niederdruckcuffs (großes Volumen, niedriger Blockdruck, der regelmäßig mittels Manometer – maximal 30 mmHg – kontrolliert wird) verwendet. Zentimetermarkierungen auf dem Tubus zeigen die Intubationstiefe (adult korrekt 22 cm, Abstand Zahnreihe–Tubusspitze). Es sollte ein Tubus mit größtmöglichem Innendurchmesser (Standard: Männer 8 mm, Frauen 7 mm) gewählt werden, damit der Atemwiderstand gering ist. Neben dem Magill-Standardtubus stehen Spezialtuben (nicht abknickbare Tuben, Tuben zur separaten Lungenflügelbeatmung, (Doppellumentubus) zur Verfügung. Eine leistungsfähige Absauganlage (Schleim, Erbrochenes) mit sterilem Absaugkatheter muss bereit stehen.

Orotracheale Intubation (Standard)

Der Patient liegt auf dem Rücken (leicht erhöhter, reklinierter Kopf). Er ist präoxygeniert, hypnotisiert bzw. anästhesiert, vollständig relaxiert (nach erfolgreicher Maskenbeatmung) und an das Basismonitoring (RR, EKG, Pulsoxymetrie) angeschlossen. Der Arzt steht am Kopfende des Patienten. In der linken Hand hält er das Laryngoskop, mit der rechten Hand öffnet er den Kiefer (Zug an Schneidezähnen des Oberkiefers) und fixiert den Kopf. Der Spatel des Laryngoskops wird in die rechte Mundhöhle eingeführt, die Zunge wird zur linken Seite gedrängt. Der Spatel wird am Zungengrund entlang vorgeschoben bis der Kehldeckel (Epiglottis) zu sehen ist. Die Spitze des Spatels kommt in der Falte zwischen Zungengrund und Kehldeckel (Plica glossoepiglottica) zum Stehen. Durch Zug des Laryngoskops nach frontal (spitzenbetont in Richtung Laryngoskopgriff) unter Halten der Spannung (evtl. mit Druck von außen auf den Schildknorpel – Sellick-Handgriff) wird mit Blick über den ausleuchtenden Spatel die Sicht auf die Glottis, Stimmlippen/Stimmritze freigegeben (direkte Laryngoskopie). Mit der rechten Hand wird dann der endotracheale Tubus (steril) unter Sicht zwischen die Stimmlippen eingeführt. Der Blockballon hat etwa 3 cm distal der Stimmlippen zu liegen. Eine Markierung auf dem Tubus zeigt an, wo in der überwiegenden Zahl der Patienten die Stimmritze liegt (individuelle Unterschiede der Glottislage). Bei der Intubation kann ein Führungsstab (Draht-Mandrin) zur Hilfe genommen werden, um die Form des Tubus zu stabilisieren. Ist die Lage korrekt, wird der Ballon mit einer Luftspritze am Zuleitungsschlauch geblockt. Der Tubus wird unterpolstert, fixiert und

▼

vor Bissen (Mullbinde, Guedel-Tubus) geschützt. Proximal normierter Anschluss an Ambubeutel oder Respirator.

Nasotracheale Intubation (z. B. Operation im Mundbereich)

Gleiche Vorbereitung. Applikation abschwellender Nasentropfen (Spray). Bei fakultativ noch wachen Patienten wird die Mukosa anästhesiert, ansonsten nur Gleitmittel in ein Nasenloch eingebracht. Ein geeigneter Nasotrachealtubus wird dann per Nasenloch zunächst in den Oropharynx vorgeschoben. Die Stimmlippen werden mit dem Laryngoskop eingestellt (s. o., linke Hand). Der Tubus wird vom Anästhesisten im Rachen mit einer Magill-Zange oberhalb des Cuffs gefasst und in Richtung Trachea gelenkt (rechte Hand), während eine Hilfsperson den Tubus vorschiebt. Am optimalen Punkt (3 cm distal der Stimmlippen) angelangt wird der Tubus geblockt und die korrekte Lage kontrolliert.

Eine Intubation kann bei guter Präoxygenierung **in Ruhe und auch mehrmals** versucht werden (Zeitfenster ca. 5 min), darf aber nicht erzwungen werden. Während vergeblicher Intubationsversuchen ist stets an die Hypoxie-/Anoxiezeit mit folgender Hypoxämie und an ausreichende Narkosetiefe zu denken.

Sind problematische Intubationsbedingungen absehbar oder werden sie während des Intubationsversuches offenkundig, ist eine **fiberoptische**, nasotracheale Intubation am wachen und spontan atmenden Patienten angezeigt.

Fiberoptische, nasotracheale Intubation

Sprühanästhesie des Nasenrachenraumes, Einbringen von Gleitgel. Die sterile, flexible Fiberoptik wird per Nase (seltener oral) unter Sicht in Richtung Epiglottis vorgeschoben. Unter dauernder Lokalanästhetikaapplikation per Endoskop wird diese durch die Stimmlippen hindurch geschoben (Kamera bzw. Lichtleiter sitzt an der Endoskopspitze). Der Blick (Okular oder Monitor) ist auf die Trachealbifurkation gerichtet. Der Endotrachealtubus wird dann über das Endoskop (Leitschiene) gestülpt, distal der Stimmritze geblockt, fixiert und das Endoskop entfernt.

Direkt **nach der Intubation** muss kontrolliert werden, ob die Blockung suffizient (keine Nebenluft entweicht, keine Luftgeräusche bei Beatmung) und der Tubus korrekt liegt:

— Inspektion von sich seitengleich hebenden Thoraxhälften
— Auskultation seitengleicher Atemgeräusche über beiden Lungenhälften
— Fehlende Atemgeräusche über dem Epigastrium
— Nachweis positiven CO_2-Gehaltes in der endexspiratorischen Atemluft am Respirator

2

> ❗ **Cave**
> Hebelbewegungen mit dem Laryngoskop sind unbe-
> dingt zu vermeiden (Zahnschäden, Verletzungen)

Mögliche **Komplikationen/Schäden** der Intubation:
- Trauma an Zähnen, Mund-Rachenbereich, Ösophagus, Trachea, Larynx
- Heiserkeit/Halsschmerz postoperativ
- Reflexstimulation bei Intubation unter ungenügen-
  der Anästhesie/Hypnose (RR-Anstieg/-Abfall, Ta-
  chykardie/Bradykardie, Laryngospasmus)
- Fehlintubation in den (anatomisch bedingt meist
  rechten) Hauptbronchus (einseitige Ventilation)
  oder Ösophagus (Anoxie, Rupturgefahr, Aspirationsgefahr)
- Tubuslumenobstruktion durch Blut, Sekret, Fremdkörper, Cuffprolaps; kann die Obstruktion durch
  Absaugen oder Entblocken nicht beseitigt werden:
  sofortiger Tubuswechsel
- Bei langer Liegedauer: Nekrosen der Trachealmu-
  kosa, Intubationsgranulom
- Infektion

Doppellumentuben mit denen die rechte/linke Lunge ge-
trennt/alternierende beatmet werden können stehen z. B.
für die Thoraxchirurgie, aber auch intensivmedizinische
Indikationen (Wechselbeatmung etc.) zur Verfügung.

2.1.4.4 Notfallverfahren
Droht Hypoxie und ist kein anderes Verfahren erfolgreich, so müssen als Ultima ratio **Notfallmaßnahmen**
ergriffen werden, um die Atemluftzufuhr zu sichern.
Weitere Indikation für diese Verfahren ist die **Langzeit-
beatmung** (Gefahr des Trachealschadens bei langer
endotrachealer Intubation).

> ❗ **Cave**
> Eine Vollrelaxierung des Patienten darf unter elekti-
> ven Bedingungen erst erfolgen, wenn er sicher per
> Maske beatmet werden kann.

Gelingt eine Intubation nicht, so kann auf die Maskenbeatmung zurückgegangen werden. Gelingt auch diese
nicht mehr (z. B. bei Laryngospasmus) kann evtl. noch
eine Beatmung mit der Larynxmaske möglich sein. Als
Ultima ratio kommen invasive, atemwegseröffnende
Maßnahmen zum Einsatz (❑ Tab. 2.11).

2.1.4.5 Beatmungsverfahren

> **Lungenvolumina**
> - **Vitalkapazität:** Volumen, das nach maxima-
>   ler Inspiration ausgeatmet werden kann
>   (Norm 5 l)
> - **Totalkapazität:** das nach maximaler Inspira-
>   tion in der Lunge enthaltene Gesamtvolumen
>   (Norm 6 l)
> - **Atemzugvolumen:** normale Inspiration von
>   der Atemruhelage aus (Norm 0,5 l)
> - **Residualvolumen:** Volumen, das nach maxi-
>   maler Exspiration in der Lunge verbleibt
>   (Norm 1 l)
> - **Inspiratorisches Reservevolumen:** Volumen,
>   das nach einer normalen Inspiration noch ma-
>   ximal eingeatmet werden kann (Norm 2,5 l)
> - **Exspiratorisches Reservevolumen:** Volumen,
>   das nach einer normalen Exspiration noch ma-
>   ximal ausgeatmet werden kann. (Norm 2 l)
> - **Forcierte Einsekundenkapazität:** Volumen,
>   das in der ersten Sekunde nach maximaler In-
>   spiration ausgeatmet werden kann

Assistierte Beatmung
Unterstützende Insufflation von Luft in die Patienten-
lunge. Eine (insuffiziente) Spontanatmung des Patienten ist vorhanden, der Patient bestimmt Rhythmus und
Frequenz der Beatmung binnen gewisser Vorgaben. Die
assistierte Beatmung kann manuell oder maschinell
durchgeführt werden.

 Tab. 2.11. Notfallverfahren der Atemwegssicherung

Verfahren	Ablauf
Punktion der Membrana cricotyreoidea	Punktion, Einführen und Vorschieben eines dünnen Katheters in Richtung oral als Leit-schiene für den konventionellen Tubus
Koniotomie	Reklination des Kopfes. Senkrechte Hautinzision zwischen Ringknorpel und Unterrand des Schildknorpels. Queres Durchtrennen der Membrana cricothyreoidea. Einführen der Trachealkanüle Richtung aboral. Alternativ Seldinger-Technik mit Kanüle, Führungsdraht
Chirurgische Tracheotomie	Sekundär nach Koniotomie als Langzeitversorgung, z. B. bei Tetraplegikern

Kontrollierte Beatmung

Vollständig vom Arzt maschinell oder manuell gesteuerte Beatmung, ohne Rücksicht auf einen, je nach Narkosetiefe auch meist nicht mehr vorhandenen, patienteneigenen Rhythmus bzw. auf dessen Eigenatemaktivität.

Manuelle Beatmung

Beatmet wird mit einem Beatmungsbeutel. Vorteil ist die sofortige Verfügbarkeit (Ambubeutel) in Notfallsituationen und der unmittelbare Eindruck des Anästhesisten bezüglich Atemwegswiderstand und Eigenatmung des Patienten. Die manuelle Beatmung kommt für die kurze Ein-/Ausleitungsphase, Transporte, Kurznarkosen, im Notfall und in der Kinderanästhesie in Frage. Manuell kann assistiert und kontrolliert beatmet werden.

Maschinelle Beatmung

Voraussetzung für eine **maschinelle Überdruckbeatmung** (intermittierende Überdruckbeatmung, IPPV) ist eine leckagefreie Intubation oder eine Larynxmaske. Moderne Respiratoren können assistiert und kontrolliert maschinell beatmen:

- Bei der **maschinell assistierten** Beatmung wird der Respirator vom Patienten getriggert, d. h. der Patient fordert das inspiratorische Atemzugvolumen durch einen Inspirationsversuch an.
- Bei der **maschinell kontrollierten** Beatmung bestimmt der Respirator den/die vom Arzt eingegebenen Rhythmus und Volumina.
- Mit der **intermittierenden maschinellen Beatmung** erlauben Respiratoren zusätzlich ein sog. **Entwöhnungsverfahren**, das die assistierte Spontanatmung des Patienten durch kontrolliert maschinelle Beatmung unterbricht, sobald der Patient vorgegebene Parameter unterschreitet.

Eine Fülle weiterer Beatmungsverfahren sind möglich.

Die **maschinell-kontrollierte** Beatmung kann grundsätzlich **volumenkontrolliert, druckkontrolliert** oder **zeitkontrolliert** erfolgen (◻ Tab. 2.12). Der **Flow** (Geschwindigkeit und Dynamik des Lufteinstroms) ist immer zusätzlich regulierbar.

Jetventilation

Bei der (Hochfrequenz-)Jetventilation (Erstbeschreibung durch Sanders, USA, 1967) wird mit hohem Druck, hochfrequent (3–15 Hz), kleinvolumig, impulsartig über spezielle, dünne, sog. Jetkatheter ohne Blockung beatmet (kleine Atemzugvolumina). Der Vorteil liegt in platzsparenden Tuben (HNO, Bronchoskopie, Mund-Kiefer-Gesichtschirurgie, Thoraxchirurgie, Laserchirurgie) und in den minimalen Thoraxexkursionen (Lungenchirurgie). Auch therapeutisch wird das Verfahren angewandt (Intensivmedizin, Notfallmedizin, transkutane Beatmung). Nachteile liegen in Aspirationsgefahr und Gefahr von Barotraumata bei Verschluss der Atemwege (Schleim, Tumor etc.) proximal der Jetkanüle. Da ein offenes System besteht, können auch Inhalationsnarkotika nicht per Jetventilation angewandt werden.

2.1.4.6 Narkoserespiratoren

Respiratoren übernehmen die **Beatmung** und stellen das **Narkosegasgemisch** (bei Inhalationsanästhesien: Sauerstoff, Lachgas, volatiles Narkotikum) mit Hilfe computergesteuerter Ventile exakt ein.

Offenes System

Die historische, mit Äther getränkte, Schimmelbusch-Maske vor dem Patientengesicht. Der Patient atmet die Umgebungsluft und das Narkotikum ein und er atmet in die Umgebung aus. Der Anästhesist atmet einen nicht unerheblichen Teil des Narkotikums mit ein. Eine Kontrolle über Volumina und Gaskonzentrationen besteht hier nicht.

▼

◻ **Tab. 2.12.** Druck- und volumenkontrollierte maschinelle Beatmung

Verfahren	Vorgabe	Monitoring	Vorteile
Druckkontrolliert	Druckvorgabe. Sobald bei der Inspiration ein vorgegebener Druck erreicht wird, endet die Inspirationsphase	Ständige Kontrolle, ob ein ausreichendes Atemzugvolumen erzielt wird (abgeknickter Tubus)	Leckagen, Diskonnektion, Extubation sofort offensichtlich, da kein Druckaufbau möglich ist. Kleinere Leckagen irrelevant
Volumenkontrolliert	Atemfrequenz- und Atemzugvolumenvorgabe. Sobald es insuffliert wurde, endet die Inspirationsphase	Ständige Kontrolle, ob der Druck nicht zu stark abfällt (Diskonnektion)	Abgeknickter Tubus, Sekretstau, Stenosen, mangelnde Lungendehnbarkeit sofort ersichtlich

2

Halboffenes System

Strikte Trennung zwischen frischem Atemgas und der Exspirationsluft. Exspirationsluft wird direkt an Außenluft abgegeben. Nichts wird rückgeatmet. Nachteil: Hoher und teurer Gasverbrauch. Gelegentliche Anwendung in der Kinderanästhesie. Der Flow beträgt das 3- bis 4-fache des Atemminutenvolumens.

Geschlossenes System

Nur die Gase und Narkotika werden nachgeführt, die vom Patienten verbraucht wurden (O_2, geringe Mengen metabolisierten Narkotikums). Anfallendes CO_2 wird eliminiert (Atemkalk). Die unveränderten Gase werden identisch rückgeatmet. Geschlossene Systeme sind schwer realisierbar, da kaum eine 100%-ige Dichtigkeit von Systemen erzielt werden kann. Sog. Minimal-flow-Narkosen sind allerdings möglich. Dabei müssen die in Beziehung stehenden Parameter streng kontrolliert werden, um den Patienten nicht zu gefährden.

Halbgeschlossenes System

Zur Narkosebeatmung hat sich das **halbgeschlossene System** durchgesetzt. Hierbei findet eine **partielle Rückatmung** der von CO_2 bereinigten Ausatemluft (auch wieder mit O_2 und Narkosegas angereichert), statt. Dieses System ist der beste Kompromiss aus Gas- und Narkotikaverbrauch (**Ökonomie**) und **fehlender Umwelt- und Personalexposition**. Durch die partielle Rückatmung kommt es nur zu geringem Wärme- und Feuchtigkeitsverlust.

Kreissystem

Die Bauteile des Respirators und der Patient sind in einem Kreissystem angeordnet, das einen inspiratorischen und exspiratorischen Schenkel aufweist.

Unter dem **Frischgasfluss** (**Flow**) versteht man das »Angebot an frischer Inspirationsluft, das in das Kreissystem eingegeben wird. Man unterscheidet High- (8 l/min), Low- (3–5 l/min) und Minimal-flow-Narkosen (0,5 l/min). Üblich sind heute **Low-flow-Narkosen** in halbgeschlossenen Narkosekreissystemen (⬛ Abb. 2.6).

Beatmungsbeutel

Als Reservoir zwischengeschaltet. Dient der optischen Kontrolle tatsächlicher Luftbewegung und ermöglicht notfalls ein manuelles Eingreifen (technisches Versagen).

CO_2-eliminierender Absorber (Natriumkalk)

Da partielle Rückatmung erfolgt. Eingeschaltet im Inspirationsschenkel kurz vor der Patientenzufuhr. Durch chemische Reaktion wird das CO_2 entfernt. Belastung mit CO_2 erkennbar an Erwärmung des Gerätes. Die Kapazität ist verbraucht, wenn der inspiratorische CO_2 Gehalt (Monitoring) nicht mehr gleich Null ist. Auch Farbindikatoren melden den Austauschzeitpunkt. Bei Austrocknung Gefahr der CO-Entstehung.

Atemluftbefeuchter

Feuchtet und wärmt die trockenen Gase an. Sonst Gefahr des raschen Austrocknens der Schleimhäute der Atemwege.

▼

⬛ **Abb. 2.6.** Schema des halbgeschlossenen Beatmungskreissystems. Links oben in beiden Abbildungen der Tubusanschluss. Bei Inspiration (links) wird das Gas des Atembeutelreservoirs (Blase), gemischt mit Frischgas, eingeatmet. Es durchläuft zuvor den CO_2-Absorber. Bei der Exspiration (rechts) wird der Atembeutel wieder gefüllt und mit Frischgas durchmischt. Überschüssiges Gas wird per Ventil und Gasabsaugung entfernt und entsorgt

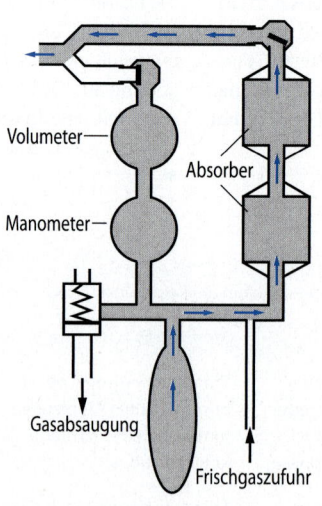

Inspiration

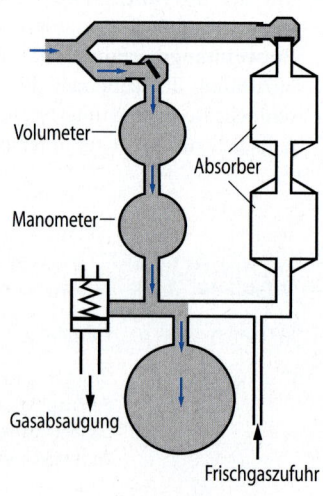

Exspiration

Vergaser und Verdampfer (Vaporen)

Verflüchtigen bei Raumtemperatur primär flüssigen Narkotika. Exakte Dosierung in den Inspirationsschenkel (Einstellung am Gerät). Jedes Inhalationsanästhetikum benötigt einen speziellen Verdampfer.

Mikrobiologische Filter

Patientennah (Atemfilter), gerätenah. Beatmete Patienten sind infektanfällig. Schutz vor Bakterien und Viren. Beatmungsschläuche müssen regelmäßig gewechselt werden.

Positiver endexspiratorischer Druck («positive endexspiratoric pressure», PEEP)

Beatmung mit PEEP erfolgt bei Patienten mit **Gasaustauschstörungen**. PEEP verhindert das Kollabieren der Alveolen (Mikroatelektasen) am Ende der Ausatmung (alveoläres Recruitment), verbessert den Gasaustausch und damit die Oxygenierung des arteriellen Blutes. Die funktionelle Residualkapazität erhöht sich.

Die positiven Effekte des PEEP müssen jedoch immer im Wechselspiel mit den negativen hämodynamischen Auswirkungen (v. a. bei zu hoch und zu lange gewähltem PEEP) gesehen werden. Durch den permanenten Überdruck im Thorax kommt es zu einer Komprimierung kleiner Lungengefäße. Der venöse Rückstrom zum Herzen wird mit steigendem PEEP beeinträchtigt, das Herzzeitvolumen sinkt. Kompensatorisch wird der Sympathikus aktiviert (sofern nicht narkotisch supprimiert). Die Organperfusion (Niere, Leber, Darm, Gehirn) kann sich dramatisch verschlechtern. Es kann zu einem Anstieg des intrakraniellen Druckes kommen.

> ❗ **Cave**
> Strenge Indikation für die PEEP-Beatmung. Maximaler PEEP von 20 cm H_2O-Säule.

2.1.4.7 Nebenwirkungen, Risiken der maschinellen Beatmung

Bei der maschinellen Beatmung wird der intrathorakale Druck, im Gegensatz zur physiologischen Atmung, niemals negativ. Es resultieren Veränderungen der **Hämodynamik**; eine physiologische Ventilation und Perfusion der Lunge ist nicht zu erwarten. In der Lunge können sich leicht Mikroatelektasen (Verschluss kleiner Atemwege) bilden. Es kommt bei längerer Beatmungsdauer zu einer verminderten Vitalkapazität. Dampfnarkotika stören die normale Perfusionsregulation der Lunge zusätzlich, der sog. **Rechts-Links-Shunt** (Übertritt von Blut aus dem venösen in das arterielle System) ist erhöht, d. h. Blut wird trotz Lungenpassage nicht oxygeniert.

Überdruckbeatmung kann auch akut zu schweren Komplikationen führen: Zu hohe Beatmungsdrücke können ein **Barotrauma** oder einen lebensbedrohenden **Spannungspneumothorax** (Alveolenriss) verursachen. Die normale **Drucktoleranz** der Lunge kann bei einigen Erkrankungen stark herabgesetzt sein.

> ❗ **Cave**
> Generell sind Spitzendrücke über 30 cm H_2O-Säule strikt zu vermeiden.

Beatmungsplätze müssen über die Ausstattung zu Bronchoskopie, Pleurapunktion, Pleuradrainage und entsprechende Soganlagen verfügen. Auf ein Pneumomediastinum (Therapie: Mediastinotomie) und Weichteilemphysem muss sofort reagiert werden können.

In Kürze		
Beatmung des Patienten		
Verfahren, Risiken	Ablauf, Hinweise	
Gesichtsmaske	Notfall, Narkoseeinleitung, Kurznarkosen. Keine maschinelle Beatmung. Nur bei nüchternen Patienten	
Kehlkopfmaske	Auch längerdauernde Eingriffe und maschinelle Beatmung möglich (Druckbegrenzung 20 cm H_2O-Säule). Nur bei nüchternen Patienten. Rückenlage	
Endotracheale Intubation	Sicherster Makroaspirationsschutz. Maschinelle Beatmung auch mit höheren Beatmungsdrücken und bei allen Operationslagerungen möglich	

▼

Notfallverfahren/Lang- zeitbeatmung	Koniotomie/Tracheotomie
Beatmungsverfahren	Assistiert: Eigenatmung lediglich unterstützend Kontrolliert: vom Respirator bzw. Arzt vorgegebener Beatmungsrhythmus Manuell, maschinell: assistiert oder kontrolliert möglich Jetventilation: hochfrequente Beatmung mit minimalen Atemzugvolumina. Spezielle Jetsonde
Maschinelle Beatmungsmodi	Druckkontrolliert, volumenkontrolliert
Bestandteile des halbgeschlossenen Narkosekreissystems	»Patientenlunge«, exspiratorischer und inspiratorischer Schenkel, Atemluftbe- feuchter, CO_2-Absorber, Reservoir, mikrobiologischer Filter, Vapor, Respirator, Volu- meter (Flowmessung), Manometer, Gasabsaugung, Frischgaszufuhr
PEEP (positiver endexspi- ratorischer Druck)	Bei verschiedenen Lungenerkrankungen Verbesserung des Gasaustausches. Nie zu lange, nie über 20 cm H_2O-Säule (negative Auswirkungen auf venösen Rückstrom)
Nebenwirkungen, Risiken der maschinellen Beatmung	Beeinträchtigte Hämodynamik, Mikroatelektasenbildung, verminderte Vitalkapa- zität, steigender Rechts-links-Shunt, Barotrauma bei zu hohem Beatmungsdruck

2.1.5 Allgemeinanästhesie

Ziel der Narkose ist die Ermöglichung von medizinischen Eingriffen (diagnostisch, operativ) ohne Schmerz (**Analgesie**) und **Bewusstsein**. Es kommt zu einer reversiblen, stufenlosen Aufhebung aller Sensibilitätsmodi und Sinne, sowie der Erinnerung (**Amnesie**). Durch die Narkose wird die Funktion der **Atmung**, der unwillkürlichen **Reflexe** und des **vegetativen Systems** reduziert, die Skelettmuskulatur zentral **relaxiert**. Analgesie, als vollständige Ausschaltung des nozizeptiven Systems über die Bewusstlosigkeit hinaus, ist nur ein Teilaspekt der Narkose. Vorstufen der Narkose sind **Sedierung** (Beruhigung), **Somnolenz** (Schläfrigkeit) und **Hypnose** (Schlaf).

2.1.5.1 Narkoseverfahren

Man unterscheidet 4 Narkoseverfahren (◘ Tab. 2.13).

Längere Narkosen werden heute überwiegend als sog. **balancierte Kombinationsnarkose** durchgeführt. Sie wird durch Zusammenspiel vieler Narkotika aus verschiedenen Medikamentenklassen und auf unterschiedlichen Applikationswegen erreicht, Narkoseziel- und Narkosetiefe werden durch individuelle Dosierung der Einzelkomponenten erzielt. So wird dieses Narkoseverfahren nebenwirkungsarm.

Bei der **TIVA** (totale intravenöse Anästhesie) erfolgt nach Bolusgabe eine kontinuierliche und ausschließliche i.v. Zufuhr von Medikamenten. Die TIVA ist auch als **TCI** (»**target-controlled« Infusion**) realisierbar, die Medikamentenzufuhr wird hier von einem Computer gesteuert (Modellberechnungen).

Die **Neuroleptanästhesie** (Kombination Neuroleptikum mit Opiat) wird vorwiegend in der Neurochirurgie und HNO eingesetzt.

2.1.5.2 Narkoseablauf
Vorbereitung

Zur Vorbereitung gehören eine gründliche **Körperreinigung**, **Darm-** und **Blasenentleerung** sowie die Rasur des Operationsgebietes. Spätestens 1 h vor Einleitung sollte die **Prämedikation** (oral, etwas Wasser) verabreicht werden. Mit Thrombosestrümpfen (und s.c. **Thromboseprophylaxe**), Einmalslip und Operationshemd, ohne Prothesen, Kontaktlinsen und Schmuck, aber mit vollständigen Krankenunterlagen wird der Patient in den Einleitungsraum gebracht. Der Anästhesist hat vor der Operation alle **Gerätschaften** (Respirator, Monitore, Notfallequipment) und **Medikamente** auf Verfügbarkeit und Funktion zu überprüfen. Eine technische Kenntnis der komplexen Geräte ist weit über die Vorschrift des **Medizinproduktegesetzes** (Einweisungen) hinaus nötig.

Der Anästhesist versichert sich der **Identität** und **Nüchternheit** des Patienten. Die Kontrolle des korrekt vorbereiteten Operationsgebietes erfolgt durch den Operateur.

◘ Tab. 2.13. Narkoseverfahren

Narkoseverfahren	Charakteristik	Beatmung	Indikationen
Intravenöse Kurznarkose	Injektion eines Hypnotikums, Analgetikums. Wirkdauer: wenige Minuten	Spontanatmung, assistierte oder kontrollierte Beatmung per Gesichtsmaske	Kurzeingriffe
TIVA (totale intravenöse Anästhesie)	Nur intravenöse Narkotika, Hypnotika, Relaxanzien, Analgetika. Gute Steuerbarkeit	Gesichtsmaske, Kehlkopfmaske, endotracheale Intubation	Alle Operationen möglich. Auch bei Disposition zu maligner Hyperthermie. Gut steuerbar
Reine Inhalationsanästhesie	Nur gasfömige Narkotika	Gesichtsmaske, Kehlkopfmaske, seltener endotracheale Intubation	Kinderanästhesie. Kurze, wenig schmerzhafte Eingriffe
Balancierte Kombinationsanästhesie	Bestmögliche, individuelle Kombination der Medikamente aus gesamten Spektrum intravenöser und inhalativer Narkotika	Kehlkopfmaske, endotracheale Intubation	Heutiges Standardverfahren

Zunächst wird das **Basismonitoring** (RR, EKG-Standardableitung, Pulsoxymeter) angelegt. Jeder Patient erhält einen peripheren venösen **Zugang** und 500 ml **Elektrolytlösung** infundiert (präoperative Nüchternheit). Besteht operationsbedingt (voraussichtliche Bakteriämie, häufig bei abdominellen oder orthopädischen Eingriffen) oder bei kardialer Vorerkrankung des Patienten (Herzklappenschädigung) die Indikation zur **Antibiotikaprophylaxe** (vom Operateur angeordnet), so wird diese verabreicht, damit intraoperativ bereits schützende Spiegel vorhanden sind (Sepsis- und Endokarditisprophylaxe). Bei Disposition wird ein **Antiemetikum** gegeben, um postoperative Übelkeit und Erbrechen zu verringern.

Die normale Miktion ist durch die Narkose gestört bzw. nicht möglich. Ggf. zur Bilanzierung des Patienten, sowie bei langen und schweren Eingriffen wird transurethral **katheterisiert**.

Einleitung

Der Patient wird für etwa 5 min per Gesichtsmaske (6 l O_2/min) unter Spontanatmung **präoxygeniert**. Die pulsoxymetrisch bestimmte Sättigung beträgt dabei in der Regel zwischen 96 und 100%.

Präoxygenierung

Der in der Lunge vorhandene Stickstoff wird ausgewaschen und durch reinen Sauerstoff ersetzt. Sinn der Präoxygenierung ist es, den Körper mit (leider nur gering möglichen) O_2-Reserven zu füllen, um evtl. Verzögerungen bei der Intubation kurzfristig kompensieren zu können.

Der Patient bekommt nun intravenös ein **Analgetikum** (Injektionsschmerz, Sedierung) und dann ein **Induktions-Hypnotikum** gespritzt, um rasch, angenehm und tief einzuschlafen. Je nach Grad der noch vorhandener Eigenatmung, wird der Patient dann manuell assistiert oder zunehmend kontrolliert per Maske **beatmet**. Bei geplanter endotrachealer Intubation folgt (nach sicher möglicher Maskenbeatmung) die Gabe eines **nichtdepolarisierenden Muskelrelaxans** (evtl. vorherige Präkurarisierung), es sei denn, der Patient ist bereits durch das Narkotikum genügend relaxiert. Nach Einsetzen der vollen Relaxation (Relaxometer, Zeitintervall) wird der Patient **sofort endotracheal intubiert**, mit zunächst 100% (später 33%) O_2 beatmet und an den Respirator angeschlossen. Nochmaliges Verifizieren der korrekten Tubuslage (CO_2, Auskultation).

Bei Säuglingen und unkooperativen Patienten werden auch intramuskuläre oder rektale Einleitungen durchgeführt. Inhalationseinleitungen per Gesichtsmaske werden nur sehr selten durchgeführt.

Bei nicht nüchternen Patienten (Notfälle, unbekannte Bewusstlose), bei Patienten mit gestörter Funktion des Gastrointestinaltraktes, fortgeschrittener Gravidität, akutem Abdomen oder Blutungen in Mund-Nasen-Rachenraum, besteht die Gefahr dass der Patient unter der Einleitung erbricht, oder es zu einer unbemerkten, passiven Regurgitation (stille Aspiration) kommt. Das Vorgehen wird deshalb modifiziert (**Blitzintubation,** »**rapid sequence induction**«, »**crash induction**«):

2

- Medikamentöse gastrale Drucksenkung, Antieme-
tika, Na-Citrat, pH-Wert-Senkung (Antazida, H_2-
Blocker)
- Großlumige Magensonde beim wachen Patienten
(evtl. wieder ziehen, da sie Leitschiene für Regurgi-
tationen sein kann, neues Legen nach Intubation);
Magenabsaugung; Kardiaokklusion mittels Ballon-
katheter (selten)
- Anti-Trendelenburg-Oberkörperhochlagerung
(bei Aspiration Kopftieflage)
- Gute Präoxygenierung
- Schnelle Hypnose (Thiopental) und Relaxierung
(Succinylcholin), evtl. zuvor Präkurarisierung
- **Keine** Maskenbeatmung nach Präoxygenierung.
Blitzintubation mit Krikoiddruck (Sellick-Hand-
griff) auf den Kehlkopf (Komprimierung des Öso-
phagus)

Mögliche **Hauptkomplikationen** unter der Narkose-
einleitung:
- Erbrechen, Regurgitation und Aspiration von Ma-
geninhalt/-saft
- Hypoxie durch insuffiziente Beatmung
- Vagus-Stimulation durch Tubusreiz (Blutdruckab-
fall, Bradykradie); Atropingabe, Vasopressorengabe,
Volumengabe
- Blutdruckabfall bei Gabe von i.v. Narkotika
- Exzitation bei Einleitung mit Inhalationsnarkotika

Operationslagerung

Der Operateur ist (ausgenommen des für Zugänge ausgelagerten Patientenarmes) primär für Indikation und
Durchführung der Operationslagerung verantwortlich.
Sollte die gewünschte Lage nicht realisierbar sein, liegt
dies meist an kardiorespiratorischen Veränderungen,
die durch unphysiologische Körperhaltungen induziert
werden.

Die **flache Rückenlage** (Neutralnullstellung) ist die
Standardlagerung für die meisten Operationen. Leichte
Modifikationen (seitliche Neigung zum Operateur, 15°-
Kippung des Körpers kopfwärts (Trendelenburg) oder
fußwärts (Anti-Trendelenburg, bei erhöhtem Hirndruck) sind häufig nötig, um den operativen Anforderungen zu entsprechen.

> **Cave**
> Alle Lagerungen abweichend von der Rückenlage
> sind potenziell risikoreicher, müssen nach strenger In-
> dikationsstellung mit maximaler Sorgfalt durchge-
> führt und ggf. mit zusätzlichen Monitoring über-
> wacht werden.

Weitere Lagevariationen sind:
- **Beintieflage**: verschlechterter venöser Rückstrom
- **Kopftieflage**: steigender Hirndruck, Ventilation
und Perfusion der Lunge verschlechtern sich
- **Steinschnittlagerung**: anogenitale Erkrankungen,
Beine des Patienten sind gespreizt und erhöht
- **Seitenlagerung**, **Flankenlagerung**: urologische
Operationen an den Nieren, ein Arm des Patienten
wird bei den Seitlagerungen an einer Teleskopstan-
ge aufgehängt
- **Knieende, vornübergebeugte Position:** Eingriffe
am Anus, hämodynamischen und atmungsphysio-
logischen Auswirkungen am gravierendsten
- **Bauchlagerung:** z. B. Wirbelsäulenoperationen,
Gefahr der Kompression von Gesicht, Tubus und
Genitalbereich
- **Sitzende Lage**: z. B. Neurochirurgie, Luftemboliegefahr (>50 ml) erhöht, da sich das Operationsgebiet weit über dem Herzniveau liegt (negative Drü-
cke in den großen Venen/Hirnsinus des Kopfes)

> Bei allen Lagerungen muss auf sorgfältige Unterpols-
> terung von Auflagestellen und Hohlräumen geachtet
> werden, um reversible und irreversible Nerven-
> schäden zu vermeiden (Plexus brachialis, N. radialis,
> N. fibularis, N. ulnaris, N. peroneus). Druck, Zug, Kom-
> pression (Ischämie) können durch Fixation der Glied-
> maßen und des Kopfes in physiologischen Stellungen
> verhindert werden.

Beim Bedecken des Gesichtes mit Tüchern darf der Tubus nicht abgeknickt werden. Die Augen des Patienten
sind vor **Austrocknung**, Druck und Verletzung durch
Salbenverbände (Klebestreifen) zu schützen. Der Arm
mit der Venenverweilkanüle wird mit maximal 90° abduziert ausgelagert.

> **Cave**
> Bei bewusstlosen, polytraumatisierten Patienten ist
> grundsätzlich von einer Wirbelsäulenverletzung aus-
> zugehen (En-bloc-Umlagerung, Achsenfixation).

Aufrechterhaltung der Narkose (Narkoseführung)

Der Patient wird mit mindestens 30% **Sauerstoff, Lachgas, Raumluft** und einem **volatilen Narkotikum** beatmet. Bei allen größeren Operationen wird zusätzlich ein
intravenöses **Opioidanalgetikum** appliziert (Bolus, seltener per Perfusor). Zunehmend verzichten Kliniken
auf N_2O und verwenden ausschließlich intravenöse
Opiate.

Aufgaben des Anästhesisten:
- Überwachung des Operationsgeschehen zur Anpassung der Anästhesie, Lagerung, Intensivierung

der Überwachung, rechtzeitige Beendigung der Narkose u. v. a.

- Klinische und technische Überwachung des Patienten
- Eingreifen beim Auftreten von Komplikationen
- Fortführung der Therapie von Begleiterkrankungen

> Hinweise auf nachlassende Narkosetiefe: Herzfrequenzerhöhung, Blutdruckerhöhung, Spontanbewegungen (falls keine Relaxierung), Spontanatemaktivität, sich verengende Pupillen, steigender Beatmungsdruck, Muskelanspannung, steigender endexspiratorischer CO_2-Gehalt.

Gase, Medikamente und Infusionen werden individuell und dynamisch nach dem **Narkoseziel** dosiert, das mit der **Operationsphase** (Stimulierungsgrad des nozizeptiven Systems, hoch schmerzhaftes Peritoneum versus schmerzlose Gehirnparenchyminzision, Grad der notwendigen Relaxation) variiert. Der Operationsablauf (auch Spülungen, Blutungen) muss vorausschauend eingeschätzt werden.

Ausleitung der Narkose

Am Operationsende wird die Zufuhr der Gase und Dämpfe reduziert, dann gestoppt. Der Patient beginnt (evtl. nach Stimulation des Atemzentrums durch beabsichtigten Anstieg des pCO_2), wieder spontan zu atmen. Die Ausleitung erfolgt stets in Rückenlage. Zuvor wird evtl. eine oropharyngeale und endotracheale (sterile) Absaugung durchgeführt und für ausreichende Oxygenierung gesorgt. Kurz vor der Extubation kann dem Patienten noch einmal Luft insuffliert und dieser Druck für etwa 20 s gehalten werden, um die kleinen Atemwege und möglicherweise gebildete Atelektasen wieder zu eröffnen.

Ist die Relaxation vollständig aufgehoben (ausreichende Spontanbewegungen auf einfache motorische Tests z. B. Kopf heben, Augen offen halten) und atmet der Patient suffizient selbst, ist er wach, ansprechbar und sind die Schutzreflexe zurückgekehrt, wird der Tubus entblockt und aus der Trachea gezogen (Extubation). Per Maske wird weiter Sauerstoff gegeben, der Patient verbleibt zunächst am Basismonitoring (RR, EKG, Pulsoxymeter).

Selten müssen stark überhängende Medikamentenwirkungen (Atemdepression, Muskelrelaxation) auch antagonisiert werden. Ein Fortbestehen der Analgesiewirkung hingegen ist erwünscht.

> **Cave**
> Wie bei der Einleitung mit Inhalationsnarkotika kann der Patient auch beim Erwachen eine seltene, aber lebensbedrohliche Exzitation entwickeln. Beim Erwachen durchläuft der Patient die Narkosestadien in umgekehrter Richtung.

Patienten mit Körpertemperatur unter 35°C, mit Volumenmangel, die sehr lange operiert wurden oder allgemein in einem schlechten, instabilen Gesundheitszustand sind, werden oft nicht sofort extubiert, sondern **postoperativ nachbeatmet**.

Übergabe in den Aufwachraum, die Intensivstation

Unter **Monitoring** (mobile Geräte) der Vitalfunktionen und nasaler Sauerstoffzufuhr wird der Patient unter Begleitung des Anästhesisten in den Aufwachraum transportiert. Dem übernehmenden Personal müssen alle wichtigen Informationen (inkl. Anweisungen des Operateurs, Besonderheiten während der Operation, des Anästhesieverfahrens oder des Gesundheitszustandes) und Dokumente übergeben werden. Das Procedere und die weitere Therapie werden schriftlich festgelegt. Ist eine Nachbeatmung oder auch eine längerfristige maschinelle Beatmung erforderlich, wird der Patient auf die Intensivstation verlegt, um die Vitalfunktionen zu stabilisieren.

In Kürze	

Allgemeinanästhesie – Standardablauf einer balancierten Intubationsnarkose

Phase	Maßnahmen
Narkosevorbereitungen	- Identitätscheck
	- Körperpflege, Toilette, Rasur Operationsgebiet, Nüchternheitskontrolle
	- Prämedikation, Thromboseprophylaxe
	- Prothesen entfernen
	- Gerätecheck

2

Narkoseeinleitung	▬ Basismonitoring, Zugang, 500 ml Infusion, evtl. Antibiotikaprophylaxe nach Anordnung des Operateurs, Antiemetikum, evtl. Katheterisierung
	▬ Präoxygenierung, Analgetikum, Induktionshypnotikum, Präkurarisierung
	▬ Maskenbeatmung, nichtdepolarisierendes Muskelrelaxans, Intubation, Beatmung, Magensonde bei Laparatomie. Alternative: Crash-Induktion
Narkoseführung	▬ Lagerung: Rückenlage, sorgfältige Polsterung, physiologische Haltungen, Fixation
	▬ Beatmung mit 30% O_2, Lachgas, volatilem Narkotikum, i.v. Opioid. Überwachung und Steuerung der Narkosetiefe
Narkoseausleitung	▬ Rückenlage, Stopp der Narkotikazufuhr
	▬ Tracheales Absaugen, Oxygenierung
	▬ Bei suffizienter Spontanatmung und vollständig abgeklungener Relaxation: Extubation, O_2 per Maske

2.1.6 Regionalanästhesieverfahren, Lokalanästhesie

2.1.6.1 Allgemeines

Unterschieden werden:
- **Lokalanästhesie:** Oberflächen-, Infiltrations- und Leitungsanästhesie
- **Regionalanästhesie:** Spinal-, Peridural- und Plexusanästhesie

Mit den Methoden der Regional- und Lokalanästhesie können viele Operationen bei Bewusstsein durchgeführt werden. Es wird nur die **periphere Nervenleitung** blockiert, direkt am **Rückenmark**, am **peripheren Nerven** oder den **Nervenendigungen** (**Infiltrations- und Oberflächenanästhesie**). Je größer das Operationsgebiet, umso näher rückt die erforderliche Regionalanästhesie in Richtung Rückenmark, um direkt am Austrittspunkt vieler segmentaler Spinalnerven anzugreifen. Auch Kombinationen von Regionalanästhesie und Narkose sind möglich.

Der Indikationsstellung muss eine individuelle **Nutzen-Risiko-Abwägung** vorangehen, bei der auch die **Patientenwünsche** berücksichtigt werden. Ob die Regionalanästhesie für eine geplante Operation oder bei einer Grunderkrankung besser geeignet ist, ist meist Ermessenssache (für sehr große und Notfalleingriffe kommt nur die Narkose in Frage).

> Grundsätzlich ist die Regionalanästhesie nicht risikoärmer (Mortalität) ist als die Allgemeinanästhesie.

Auch bei Regionalanästhesien muss ein **i.v. Zugang** und eine prophylaktische Volumengabe erfolgen (Sympathikolyse, Volumenmangel). Die Ausstattung zur **Beatmung** und **Notfalltherapie** muss bereitstehen. Eine gute Prä- und Begleitmedikation (Sedation, Analgesie, Anxiolyse) ist bei diesen Verfahren ebenfalls unerlässlich.

> Ein gewisses Maß an Kooperation, kardialer wie psychischer Belastbarkeit sind für eine Regionalanästhesie von Nöten, da der Patient sämtliche Manipulationen bei Bewusstsein erlebt.

Der gewünschte Injektionsort (z. B. bei Plexusanästhesien) wird mit einer stumpfen Injektionsnadel erreicht, ggf. kann ein **Nervenstimulator** zur Hilfe genommen werden. Nur bei Infiltration der Oberfläche werden spitz angeschliffene Nadeln verwendet. Die Injektionen des Lokalanästhetikums erfolgen als »**single shot«**, **repetierend** oder **kontinuierlich** (lange Operation, postoperative Schmerztherapie) per Katheter (mit Bakterienfilter).

Mögliche **Komplikationen** sind:
- **Vagale Reaktion:** häufigste Komplikation
- **Blutdruckabfall:** bei Vasodilatation als autonome Gefäßregulation größerer Regionalanästhesien
- **Nerven- und Rückenmarksverletzungen:** durch den Kanülenstich oder intraneurale Injektion
- **Verletzung anderer Strukturen:** z. B. Blutgefäße, ggf. Druckschäden durch Hämatome
- **Infektionen**

> **Cave**
> Keine Injektion bei Parästhesien (Elektrisieren) oder starker Schmerzangabe des Patienten wegen einer möglichen intraneuralen Injektion.

Vagale Reaktion

Insbesondere psychovegetativ labile Menschen reagieren auf Einführen einer Nadel (oder nur den Anblick) mit Erbleichen, Schwitzen, Übelkeit und einer Synkope. Maßnahme: Kopftieflagerung (cave: nicht bei gerade gesetzter Spinalanästhesie), Volumen- und eventuell Atropingabe helfen sofort.

Kontraindikationen für eine Regionalanästhesie sind:
- Infektionen im Injektionsgebiet
- Schwere Deformierungen, Voroperationen im Injektionsgebiet
- Starke, nicht vorbehandelbare Blutgerinnungsstörung
- Schwere Allgemeininfektion/Sepsis
- Unkooperativer oder psychisch nicht belastbarer Patient
- Ablehnender Patient
- Schwere Herzinsuffizienz, KHK

2.1.6.2 Lokalanästhetika

Regionalanästhesien werden durch Injektion von Lokalanästhetika **in die Nähe** von Nerven oder **rückenmarksnah** erzielt.

❗ Cave

Lokalanästhetika dürfen niemals intraneural appliziert werden.

Die meisten Regionalanästhesien blockieren Sensibilität, Motorik (nicht immer vollständig) und vegetative Funktion im gesamten Innervationsgebiet (afferente und efferente Leitungsblockade). In saurem Gewebe (Entzündung) und bei geringer Konzentration wirken sie verzögert, in basischem Milieu und bei hoher Konzentration schnell. Schnelle Wirkung und lange Wirkdauer ergibt sich an Injektionsorten mit wenig vaskulärer Resorption. Individuelle Gesamtdosis, Resorptionsgeschwindigkeit am Injektionsort und Substanzeigenschaften (Molekülgröße, Lipidlöslichkeit, Struktur) bestimmen die Wirkdauer der Lokalanästhetika (◘ Tab. 2.14). Zugabe von **Adrenalin** (Vasokonstriktor, z. B. Suprarenin) senkt bei der Periduralanästhesie die Resorptionsgeschwindigkeit und verlängert damit die Wirkdauer.

Fortschritt und Ausdehnung der Anästhesie können mit Reizen (Kälte, taktile Reize, Schmerz) überprüft werden.

Nacheinander kommt es bei ausreichenden Dosen im Innervationsgebiet zum Verlust der autonomen Regulation (primäres **Wärmegefühl** durch Vasodilatation), des Temperaturempfindens, des Schmerzempfindens, der Berührungsempfindung, der Druckempfindung, der Propriozeption und schließlich der motorischen Fähigkeit. Dies kann man sich auch therapeutisch durch Variation mit unterschiedlichen Lokalanästhetikakonzentrationen zunutze machen (isoliertes Ausschalten einzelner Teilqualitäten, **Differenzialblock**).

Lokalanästhetika wirken systemisch toxisch (◘ Tab. 2.15)! Durch Geweberesorption ist die systemi-

◘ **Tab. 2.14.** Gebräuchliche Lokalanästhetika. Unterschied v. a. in chemischen und physikalischen Eigenschaften

Wirkstoff	Wirkdauer	Proteinbindung	Anwendung, Besonderheiten
Procain	Kurz (1 h)	6%	Infiltration
Lidocain	Mittel (1–2 h)	64%	Infiltration, Sprühanästhesie, peripher, spinal, epidural
Mepivacain (z. B. Meaverin)	Mittel (1,5–3 h)	78%	Infiltration, spinal, epidural
Prilocain (z. B. Xylonest)	Mittel (1,5–3 h)	55%	Infiltration, epidural. Empfiehlt sich bei Verwendung hoher Dosen. Kann Met-Hb bilden
Etidocain	Lang (4–8 h)	94%	Peripher, spinal, epidural. Hoch lipidlöslich, blockiert daher motorische Fasern zuerst
Bupivacain (z. B. Carbostesin)	Lang (4–12 h)	96%	Infiltration, peripher, spinal, epidural
Ropivacain (z. B. Naropin)	Lang (4–12 h)	94%	Infiltration, peripher, epidural. Nebenwirkungsarm

◘ Tab. 2.15. Systemische Nebenwirkungen von Lokalanästhetika bei Überdosis oder Fehlapplikation

Zentralnervös	Kardiotoxisch	Allergisch (auch auf Zusätze/Hilfsstoffe)
Metallgeschmack (Frühsymptom), Taubheitsgefühl auf der Zunge, »verwaschene« Sprache	Arrhythmien	Bronchiale Obstruktion
Somnolenz, Unruhe, Schwindel, Nystagmus, Übelkeit, Sehstörungen, Ohrgeräusche, Parästhesien (v. a. perioral), Muskelzittern	Blutdruckabfall (negative Inotropie)	Hautrötung, Quaddelbildung, Juckreiz
Bewusstlosigkeit, generalisierter Krampfanfall (Blockade kortikaler inhibitorischer Neurone)	Asystolie	Anaphylaktischer Schock

sche Wirkung nicht vollständig zu verhindern, unbedingt zu vermeiden ist aber die versehentliche intravasale Applikation (Spritzenaspiration), sowie die Applikation zu hoher Dosen.

❗ Cave
Bei erheblicher systemischer Wirkung drohen lebensbedrohende Reaktionen.

Auch bei korrekter Gabe normaler Dosen kann es zu systemischen Nebenwirkungen in geringerem Umfang kommen. Vor allem wenig proteingebundene, freie Lokalanästhetika (oder verminderte Plasmaproteine des Patienten) neigen bei hohen Dosen und großer Resorptionsgeschwindigkeit am Injektionsort sowie schnellem Konzentrationsanstieg im Plasma dazu.

❗ Cave
Werden systemische Wirkungen offenkundig, muss das Lokalanästhetikum sofort abgesetzt und entsprechende Notfallmaßnahmen eingeleitet werden (Schocklage, Vitalfunktionssicherung).

2.1.6.3 Spinalanästhesie

Spinal- und Periduralanästhesie sind die beiden **rückenmarksnahen Regionalanästhesieverfahren**.

Bei der Spinalanästhesie (Lumbalanästhesie, Abb. 2.7, ◘ Abb. 2.8) werden 1–5 ml eines Lokalanästhetikums in den Subarachnoidalraum (liquorhaltig) appliziert. Dadurch wird die Leitung der Spinalnerven direkt am Rückenmarksaustritt ausgeschaltet. Eingriffe an der unteren Körperhälfte (unterhalb des Umbilicus) können durchgeführt werden. Hohe Anästhesiequalität und sehr gezielte Anästhesie zeichnen das Verfahren aus.

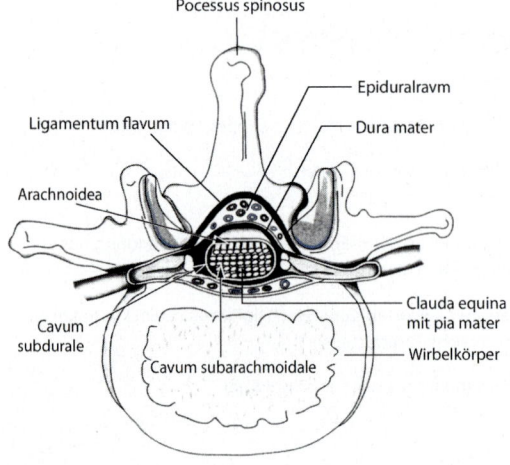

◘ Abb. 2.7. Anatomie des Canalis vertebralis. Querschnitt durch Lumbalwirbel. Strukturen von Bedeutung bei der rückenmarksnahen Regionalanästhesie

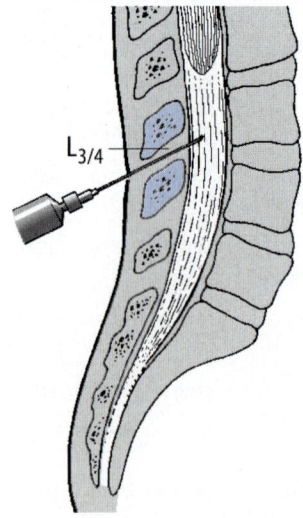

◘ Abb. 2.8. Medianer Zugang für die Spinalanästhesie

Technik der Spinalanästhesie

Der Patient sitzt oder befindet sich in Seitlage. In beiden Fällen macht der Patient einen Katzenbuckel (Kyphose im Brust-Lendenbereich). Die Verbindungslinie zwischen den beiden dorsalen Beckenkämmen (Cristae iliacae) schneidet die Wirbelsäule auf Höhe des 4. Lendenwirbeldornfortsatzes.

Diese Region wird desinfiziert und steril abgedeckt. Lokalanästhesie der Einstichregion (Haut und Interspinalraum). Die Punktion erfolgt streng steril median (alternativ paramedian) in der Mulde zwischen den Dornfortsätzen von L4 und L3. Zunächst wird eine dicke Führungskanüle mit Mandrin etwa 3 cm leicht nach kranial gerichtet eingestochen. Der Mandrin wird entfernt und es wird dann die eigentliche, zarte Spinalanästhesienadel mit Mandrin (ohne Hautberührung) in das Lumen eingeführt. Die Einführungskanüle hat bereits das Ligamentum supra- und interspinale passiert. Die Spinalnadel perforiert nun noch das derbe Ligamentum flavum, die Dura mater und die Arachnoidea spinalis. Die Spitze liegt dann im Subarachnoidalraum (Tiefe ca. 5 cm). Liquor tropft nach Entfernen des Mandrins, wenn die Nadel richtig positioniert ist. Nach kontrollierender Liquoraspiration (kein Blut, klarer Liquor) erfolgt die Injektion des Lokalanästhetikums. Beide Kanülen werden gezogen, die Wunde verbunden.

❶ Cave

Nach der Applikation muss Patient engmaschig monitorisiert und klinisch beobachtet werden wegen der Gefahr eines Blutdruckabfalls, Bradykardie bis Asystolie, Atemdepression. Maßnahmen: sofortige Oberkörperhochlagerung, Vitalfunktionssicherung (Notfallmedikamente – Atropin).

Es stehen **hyper-** und **isobare** (spezifisches Gewicht bezogen auf Liquor) Lokalanästhetikalösungen zur Verfügung, die im Liquor sinken oder positionstreu bleiben.

Bei Verwendung einer **hyperbaren** Substanz hängt die Ausdehnung auch von der Lage des Körpers unmittelbar nach Injektion ab. Der Patient muss für 20 min richtig gelagert werden (Wirkung schon nach 5 min).

Die Anästhesieausdehnung entlang des Rückenmarkes wird bei **isobaren** Lösungen nur durch die Injektionshöhe und die Dosis bestimmt. Bleibt der Patient für 15 min sitzen, sinkt das Medikament und es kommt zu einem **Sattelblock** der Sakralspinalwurzeln. Bleibt er auf der Seite liegen, kommt es zur **Halbseitenanästhesie**, bei Kopftieflage steigt das Medikament – je nach Neigungsgrad und Neigedauer – an die gewünschte Stelle der Blockade.

Mögliche **Nebenwirkungen** sind:

- Blutdruckabfall durch Vasodilatation: Autonome symphatische und parasymphatische Fasern werden geblockt (schon bei Injektion gibt der Patient ein Wärmegefühl an).
- Blasenfunktionsstörungen bei vegetativer Dysregulation: Häufig postoperativ medikamentöse Behandlung oder Katheter nötig.
- Hohe Spinalanästhesie: Bei Hochsteigen des Lokalanästhetikums oder zu hoher Dosierung. Gefahr des Ausfalles der vegetativen Herzregulation mit Bradykardie, Hypotension, Parese der Nn. recurrentes mit Heiserkeit und schließlich Lähmung der Nn. phrenici mit Atemstillstand. Vollbild: totale Spinalanästhesie (Eindringen des Medikaments in die inneren Liquorräume, Bewusstlosigkeit, zentraler Atemstillstand und lichtstarre, weite Pupillen).
- Postspinaler Kopfschmerz: Nach der Spinalanästhesie kann es (Risikofaktor weibliches Geschlecht) zu einem starken, analgetikaresistenten Kopfschmerz kommen. Ursache ist vermutlich ein anhaltender Liquorverlust (Liquorleck).

Postspinaler Kopfschmerz

Er ist auch bei korrekter Technik und Verwendung geeigneter Nadeln (Schliff/Nadeldicke) nicht immer zu vermeiden. Zunächst Versuch den Kopfschmerz konservativ zu behandeln: Analgetika, Flachlagerung, Bettruhe und ausreichend Flüssigkeitsaufnahme. Scheitert dies, kann ein »blood patch« angelegt werden: Dem Patienten werden 5 ml venöses Eigenblut in den Epiduralraum – nahe der vorausgehenden Durapunktionsstelle – gespritzt. Dadurch wird der Liqoraustritt gestoppt, der Kopfschmerz verschwindet zuverlässig.

❶ Cave

Die Medikamente der Spinal- und Periduralanästhesie dürfen entlang des Rückenmarks niemals zu hoch steigen bzw. appliziert werden. Sonst droht die thorakale, vegetative Regulation des Herzens und der Gefäße supprimiert zu werden. Bei noch höherer Blockade werden Hirnstammfunktionen gefährdet.

Mögliche **Kontraindikationen** der Spinalanästhesie sind:

- Starke Wirbelsäulenveränderungen (Voroperationen, Deformierungen, Diskusprolaps am Punktionsort, evtl. Metastasen)
- Zahlreiche Herzerkrankungen (Angina pectoris, Aortenklappenstenose, Infarkt), wegen des verfahrensbedingt möglichen Abfalls des Blutdruckes und der dadurch erforderlichen Mehrleistung des Herzens
- Durchblutungsstörungen des Gehirnes
- Schwere Allgemeinerkrankungen (Schock)
- Erhöhter Hirndruck

2.1.6.4 Periduralanästhesie (PDA, Epiduralanästhesie)

Die Injektion des Lokalanästhetikums erfolgt hier (meist kontinuierlich) in den **Periduralraum**, den etwa 5 mm schmalen Raum zwischen Ligamentum flavum und Dura mater. Die Spinalnerven werden erst durch **Diffusion** des Lokalanästhetikums per Dura mater erreicht. Die Punktion kann prinzipiell variieren von zervikal über **thorakal** (Thoraxoperation, Whipple-Operation) bis **sakral** (Geburtshilfe), meist wird aber der Bereich L2–5 gewählt. Das Vorgehen ist im Vergleich zur Spinalanästhesie technisch schwieriger. Folgende Unterschiede sind wesentlich:

- Nur eine Nadel, eine Tuohy-Nadel mit Mandrin, notwendig. Der Durasack wird nicht eröffnet, daher ist der Hautkontakt bedeutungslos.
- Es wird eine größere Menge Lokalanästhetikum benötigt.
- Die Anästhesieausdehnung ist kaum lageabhängig. Sie wird nur durch den Injektionsort, der Dosis, sowie von patientenbedingten Faktoren (Alter, Gesundheitszustand, Konstitution) bestimmt.
- Die PDA ist schlechter steuerbar als die Spinalanästhesie.
- Der Wirkeintritt erfolgt erst nach etwa 30 min; längere Wirkdauer.
- Die Gefahr systemisch-toxischer Lokalanästhetikawirkungen ist bei der Periduralanästhesie größer als bei der Spinalanästhesie.

! Cave

Bei Aspiration dürfen kein Blut und kein Liquor austreten, da sonst die Gefahr besteht, dass intravasal oder in den Liquorraum injiziert wird.

Ungeachtet einer negativen Aspirationskontrolle wird zunächst eine kleine **Testdosis** Lokalanästhetikum verabreicht und beobachtet, ob eine **schnelle Spinalanästhesie** auftritt (Fehllage).

Die richtige Lage im Periduralraum erkennt man am plötzlichen Widerstandsverlust (»**loss of resistance**«) und der leichten Injektabilität von NaCl-Lösung nach Passage des derben Ligamentum flavum.

Die Kontraindikationen der Periduralanästhesie entsprechen denen der Spinalanästhesie. Beide Verfahren kann man auch **kombinieren**, um die Vorteile beider Verfahren zu addieren (»**combined spinal-peridural anesthesia**«).

Ein **Periduralkatheter** findet auch in der Schmerztherapie (z. B. intraoperativ, postoperativ, chronische Schmerzzustände) Anwendung. Mittels Pumpe werden hierbei meist Opiode und/oder Lokalanästhetika kontinuierlich in den Periduralraum abgegeben. Bei guter Einstellung werden Sympathikus und Motorik kaum beeinflusst. Vorteil ist die weniger systemische Wirkung der Opioide (Übelkeit, Atemdepression, Sedierung).

2.1.6.5 Periphere Regionalanästhesie

Die Blockade peripherer Nerven ist ein Verfahren, das sich für **Risikopatienten** anbietet. Es besteht kaum Gefahr systemischer Wirkung, der Aufwand ist gering und es ist nur in geringem Umfang eine postoperative Überwachung nötig. Sympathikolyse und Schmerztherapie können weitere Indikationen darstellen.

Blockade des Plexus brachialis

Durch Anästhesie aller Faszikel des Plexus brachialis werden Eingriffe an Hand, Unterarm, Oberarm und Schulter (nicht komplett bei axillärem Zugang) möglich.

 Cave

Da Operationen an Extremitäten häufig in Blutleere (Stauungsmanschette) erfolgen: Keine Extremität darf länger als 2 h gestaut werden (Metaboliten!).

Die **axilläre Plexusanästhesie** ist die häufigste Zugangsform, bei der auch die geringsten Komplikationen drohen. Größere Anästhesieareale werden beim **interskalenären**, **infraklavikulären** und **supraklavikulären** Zugang mit schwierigerer Technik und erheblich höheren Komplikationsraten erkauft.

Axillärer Zugang

Der Patientenarm wird um 90° abduziert und außenrotiert. Proximale Palpation der A. axillaris in der Achselhöhle. Lokalanästhesie der Hautnerven. Mit einer atraumatischen »Plexus«-Kanüle wird dann streng steril jeweils kranial, kaudal und medial der pulsierenden Arterie punktiert und injiziert. Das Durchdringen der Faszie ist deutlich spür- und hörbar. Nervenstimulatorkontrolle. Aspiration, Injektion von ca. 50 ml Lokalanästhetikum. Katheterisierung und kontinuierliche Gabe möglich. Zusätzlich können zur Komplettierung der Anästhesie noch Einzelnervenblockaden notwendig werden.

Interskalenärer Zugang (nach Winnie)

Injektion in die bei Inspiration gut tastbare Lücke zwischen M. scalenus anterior und medius (Skalenuslücke) auf Höhe des 6. Halswirbels.

Supraklavikulärer Zugang (Kulenkampff)

Senkrechtes Einstechen der Kanüle fingerbreit oberhalb der Klavikula und etwa 2 Finger breit lateral des Sternokleidoidansatzes. Unter Knochenkontakt zur ersten Rippe nähert man sich dem Plexus brachialis (Nervenstimulator).

Die speziellen **Komplikationen** bei interskalenärem bzw. supraklavikulärem Zugang ergeben sich aus der Anatomie und können aus Atemdepression (Blockade des N. phrenicus), Heiserkeit (N. vagus) und Horner-Syndrom (Ganglion stellatum) sowie einer Lungenverletzung (Pleuraverletzung bei supraklavikulärem Zugangsweg) bestehen.

Bei der Plexusanästhesie kann es sinnvoll sein, dem Lokalanästhetikum einen Vasokonstriktor (z. B. Adrenalin) zuzusetzen: Verlängerte Wirkung durch geringere systemische Abdiffusion (bzw. Resorption) des Lokalanästhetikums.

Psoas-Kompartment-Block, 3-in-1-Block

Mit beiden Verfahren können (in unterschiedlichem Umfang) Oberschenkel- und Knieeingriffe durchgeführt werden.

Beim **Psoas-Kompartment-Block** erfolgt die Injektion von dorsal auf Höhe des Querfortsatzes des 5. Lendenwirbelkörpers in die Faszie des M. quadratus lumborum.

Mit etwa 30 ml Lokalanästhetikum wird beim **3-in-1-Block** (N. femoralis, N. cutaneus femoralis lateralis und N. obturatorius) von ventral in die Faszienscheide des N. femoralis unterhalb des Leistenbandes eingespritzt. Die Substanz steigt zum Plexus lumboscralis auf. Gemeinsam mit einer Blockade des N. ischiadicus kann so das gesamte Bein anästhesiert werden.

Blockade einzelner peripherer Nerven

Ergänzend zu o. g. Verfahren oder isoliert, kann man gezielt einzelne Nerven blockieren, um in deren Innervationsgebiet den Schmerz auszuschalten. Für einen Nerv mittlerer Dicke werden etwa **5–15 ml** Lokalanästhetikum benötigt.

Exemplarisch seien hier der N. radialis, N. ulnaris, N. medianus der oberen Extremität, sowie der N. ischi-adicus, N. tibialis, N saphenus, N. surealis und der N. peroneus der unteren Extremität genannt. In der Geburtshilfe kann eine Blockade der Nn. pudendi (**Pudendusblock**) den Geburtsschmerz im Dammbereich lindern. Gelegentlich wird auch operationsbedingt die Ausschaltung eines einzelnen Nerven zusätzlich zur Allgemeinnarkose nötig, um ungewollte motorische Reaktionen zu unterdrücken (z. B. die Blockade des N. obturatorius bei Operationen an der Harnblase mit elektrischen Koagulationsgeräten).

Intravenöse Regionalanästhesie (IVRA) nach Bier

Vornehmlich den Arm kann man mit diesem Verfahren mit geringem Aufwand für etwa 45 min gut anästhesieren. Es werden 2 periphere intravenöse Zugänge an beiden Handrücken (Infusion, Notfallmedikamente am gesunden Arm) angelegt. Der zu operierende Arm wird von distal nach proximal mit einer Esmarchschen Binde ausgewickelt. Anlage von 2 Staumanschetten, zunächst wird die proximale Kammer aufgeblasen (Blutsperre). Injektion von etwa 50 ml geeignetem Lokalanästhetikum per Handrückenvene. Die Wirkung setzt rasch ein. Stauung der distalen Manschette, Entlastung der proximalen, damit die weitere Stauung schmerzfrei bleibt. Eingriffe können nun unterhalb der distalen Manschette erfolgen.

 Cave
Die minimale Stauungsdauer nach der Injektion muss 15 min betragen, da sonst starke systemisch-toxische Reaktionen zu erwarten sind.

Oberflächenanästhesie, Infiltrationsanästhesie

Durch Sprühen auf die Mukosa oder Infiltration (Unterfächern) der Haut werden mit Lokalanästhetika vornehmlich die Nervenendigungen blockiert. So wird das behandelte Areal lokal und superfiziell schmerzfrei.

In Kürze

Regionalanästhesieverfahren

Rückenmarksnahe Regionalanästhesie

Spinalanästhesie	Injektion von 1–5 ml Lokalanästhetikum in den Subarachnoidalraum des Canalis vertebralis (zwischen L3 und L4). Richtige Lagerung nach Injektion. Eingriffe unterhalb des Umbilicus möglich
Periduralanästhesie	Injektion des Lokalanästhetikums in den Periduralraum zwischen Ligamentum flavum und Dura mater spinalis (von zervikal bis sakral). Eingriffe schon auf Thoraxhöhe möglich

▼

Periphere Regionalanästhesie

Plexusanästhesie	Beispielsweise Plexus brachialis mit axillärem, interskalenärem, infraklavikulärem oder supraklavikulärem Zugang. Adrenalinzusatz möglich
Psoas-Kompartmentblock	Injektion in Faszie des M. quadratus lumborum. Anästhesie von Oberschenkel und Knie
3-in-1-Block	Anästhesie des N. femoralis, N. cutaneus femoralis lateralis und N. obturatorius. Eingriffe an Oberschenkel und Knie
Intravenöse Regionalanästhesie	Intravenöse Regionalanästhesie nach Bier zur Anästhesie der oberen Extremität
Lokalanästhesie	Einzelnervenblockade (5–15 ml Lokalanästhetikum pro Nerv) Oberflächenanästhesie (Sprühanästhesie auf Mukosa, Infiltration durch Unterfächern in der kleinen Chirurgie)

2.1.7 Perioperatives Monitoring

Das **Monitoring**, die technische Überwachung von biologischen Parametern (v. a. der Vitalfunktionen), ist ein wichtiger Beitrag zur Senkung der anästhesiebedingten Morbidität und Mortalität. Blutdruckmessung, EKG, Pulsoxymetrie und Kapnometrie (bei Beatmung) sind Teil des **kardiopulmonalen Basismonitorings** vor, während und nach jeder Narkose und auch bei größeren Regionalanästhesien. Nach Gefährdungslage, Gesundheitszustand des Patienten und operativer Besonderheit wird eine erweiterte technische (v. a. **hämodynamische**) Diagnostik angesetzt.

Der **klinische Aspekt** (Befragung bei Wachheit, Inspektion, Auskultation, Palpation) muss immer herangezogen werden, um technische Ergebnisse **kritisch** zu interpretieren. Grunderkrankungen und der ganzheitliche Gesundheitsstatus des Patienten müssen beachtet werden.

Arterielle Blutdruckmessung

Als Verfahren kommen zum Einsatz:
- **Nichtinvasive arterielle Blutdruckmessung**: Der Blutdruck wird automatisch, diskontinuierlich (in regelmäßigen Intervallen, z. B. alle 5 min) nach dem oszillometrischen Prinzip bestimmt. Man erhält den systolischen und diastolischen Wert und den für die Beurteilung der Organperfusion wichtigen arteriellen Mitteldruck (rechnerisch). Bei manchen Operationsverfahren muss der Blutdruck kontrolliert abgesenkt werden (Hepatochirurgie etc.).

- **Invasive arterielle Blutdruckmessung:** Bei sehr schwachem Blutdruck, bei schweren Krankheitsbildern und großen Operationen sollte auf die genauere und kontinuierliche invasive (blutige) Blutdruckmessung umgestiegen werden, die präzise über den arteriellen Blutdruck informiert. Die piezoelektrische Messsonde wird üblicherweise in die A. radialis eingeführt. Zuvor (falls möglich) Durchführung des **Allen-Tests:** Komprimieren der A. radialis und ulnaris am Handgelenk. Patient wird nun aufgefordert mehrmals einen Faustschluss durchzuführen. Dadurch blasst die Hand ab. Nun Freigabe nur der A. ulnaris. Bei intaktem Arcus palmaris (Kollaterale) wird die komplette Hand in Sekunden rosig. Eine Punktion der A. radialis kann damit erfolgen.

Pulsoxymetrie

Mit dem Pulsoxymeter ermittelt man nichtinvasiv und kontinuierlich die **prozentuale Sauerstoffsättigung** (Oxygenierung, HbO_2, Normwert: 95–99%) des arteriellen Hämoglobins. Bei Rauchern, Patienten mit pulmonalen Vorerkrankungen (z. B. COPD) ist sie oft erniedrigt. Mit der Pulsoxymetrie ist eine arterielle Hypoxämie schnell erkennbar. Die Messung erfolgt meist am Fingerendglied oder Ohrläppchen. Zudem wird auch die Pulswelle (indirekt, plethysmographisch) über das sich ändernde Fingervolumen registriert, so zeigt das Gerät auch die Herzfrequenz an.

Fehlerquellen der Pulsoxymetrie

Messprinzip (funktionelle, partielle Sättigung) ist die unterschiedliche Lichtabsorption/-extinktion von oxygeniertem und desoxygeniertem Hb (Lambert-Beer-Gesetz). So wird CO-Hämoglobin fälschlicherweise als oxygeniert erkannt. Nur regelrechtes Hämoglobin (also kein Dyshämoglobin, z. B. Met-Hb) wird bei der Messung berücksichtigt. Weitere Störfaktoren können zu fehlender Messbereitschaft oder zu falschen Werten führen, wie Zentralisation (periphere Vasokonstriktion, z. B. im Schock, Hypothermie oder echte Anämie (absoluter Hb-Mangel). Die Anämie kann durch die relativ (prozentual) normalen Sauerstoffsättigungswerte vertuscht werden: Alles vorhandene Hb ist gut mit O_2 gesättigt, jedoch ist der absolute Sauerstoffgehalt des Blutes zu gering.

Bei Verdacht auf Messfehler muss eine genauere In-vitro-Bestimmung des (auch gelösten) Sauerstoffgehaltes des Blutes durchgeführt werden (BGA).

Elektrokardiogramm (EKG)

Die kontinuierliche Darstellung, zunächst einer einzigen Standardableitung auf einem Überwachungsmonitor, gehört zur Basisdiagnostik. Der Anästhesist achtet insbesondere auf Arrhythmien und Reizleitungsstörungen.

❶ Cave

Bei den sog. Erdungselektroden, die auch zur Erdung elektrischer Operationsinstrumente dienen (Elektokauter), muss auf trockene und sachgerechte Verklebung und Positionierung geachtet werden, sonst kann es unbemerkt während der Narkose zu schweren Hautverbrennungen kommen.

Monitoring der Beatmung

Während der maschinellen Beatmung muss der Beatmungserfolg binnen enger Alarmgrenzen beobachtet werden (❑ Tab. 2.16). Die variablen Stellgrößen der Beatmung sind individuell (Operationssituation, Gesundheitsstatus des Patienten) zu modifizieren.

❯ Zwei Hauptziele der künstlichen Beatmung: arterielle Hypoxie und arterielle Hyperkapnie verhindern (Normokapnie, Normoxämie).

Nachstehend eine Auswahl der wichtigsten Parameter, die in enger Relation zur Beatmung stehen. Größtenteils ist deren Messung gesetzlich vorgeschrieben:

- **Kapnometrie:** Die Kapnometrie (Einzelmessung), bzw. Kapnographie (kontinuierliche graphische Darstellung der Messwerte über den Atemzyklus) ist nur beim intubierten Patienten möglich. Gemessen wird der Gehalt an CO_2 im Exspiriumstrom

(endexspiratorischer Punkt: CO_2-Gehalt am höchsten, Norm 5,3 Vol.%, $PECO_2$ 40–60 mmHg, reine Alveolenluft). Der endexspiratorische CO_2-Partialdruck entspricht so annähernd dem alveolären CO_2-Partialdruck. Zu hohe Werte des endexspiratorischen CO_2-Gehaltes der Atemluft bezeichnet man als **Hyperkapnie** (z. B. bei Hypoventilation), zu niedrige als **Hypokapnie** (z. B. bei Hyperventilation). Ein plötzlich abbrechender CO_2-Gehalt kann auf Diskonnektion hinweisen, ein stark nachlassender CO_2-Gehalt auf eine verschlechterte Herzleistung, Lungenembolie oder einen Schock. Aussagekräftig ist vor allem die Zusammenschau der Kapnometrie mit einer arteriellen Blutgasanalyse (arterieller CO_2-Gehalt). Die Differenz zwischen alveolärem und arteriellen CO_2 beträgt normalerweise nur 0–5 mmHg. Hohe Differenzen (**Gradienten**) ergeben sich bei gestörter Ventilation oder Perfusion der Lunge.

❯ O_2-Verbrauch und ausreichende CO_2-Werte in der Ausatemluft (Kohlendioxidproduktion) sind Merkmale eines funktionierenden Stoffwechsels!

- **Inspiratorische und exspiratorische Sauerstoffkonzentration:** Die inspiratorische O_2-Konzentration muss mindestens 21% betragen (O_2-Gehalt der Atmosphäre), bei maschineller Beatmung sollte der O_2-Gehalt mindestens 30% betragen. Üblich ist die Messung am Beatmungsgerät und am patientennahen Inspirationsschenkel. Aus der inspiratorischen Sauerstoffkonzentration kann die alveoläre O_2-Konzentration errechnet werden.

❶ Cave

Niemals darf grundlos und permanent, reiner (100%-iger) Sauerstoff verabreicht werden, da Sauerstoff in hohen Dosen über längere Zeit sehr toxisch wirkt: Bronchopulmonale Dysplasie (Beatmungslunge), ZNS-toxisch (Krämpfe), bei Neugeborenen Retinopathie.

- **Narkosegaskonzentrationen inspiratorisch/exspiratorisch:** Die Inhalationsanästhetikakonzentration wird patientennah inspiratorisch und exspiratorisch gemessen.

Körpertemperatur

Die Körpertemperatur des Patienten kann stark absinken durch
- die Narkose (Suppression der Wärmeautoregulationsmechanismen des ZNS),
- den Wärmeverlust über feuchte Operationsfelder (Verdunstungskälte),

2

◻ **Tab. 2.16.** Monitoring der Beatmung. Moderne Respiratoren erlauben die Anzeige vieler Parameter, automatische Berechnungen und graphische Darstellungen

Parameter	Erläuterung
Atemfrequenz	Normwert 12–20/min (Erwachsene)
Atemzeitverhältnis	Verhältnis der Inspirationszeit zur Exspirationszeit; Normwert 1:2
Atemminutenvolumen	Ergibt sich rechnerisch aus Atemfrequenz mal Atemzugvolumen
Dynamische Compliance	»Dehnbarkeit« von Lunge und Thorax; moderne Respiratoren errechnen sie automatisch
Atemzugvolumen	5–7 ml/kg KG (cave: Totraumventilation)
Flowkurven	Darstellung der inspiratorischen und exspiratorischen Beatmungsvolumina über die Zeit
Beatmungsdruck	Inspiratorisch, exspiratorisch[1], Plateauphase, Spitzendruck (maximal 30 cm H_2O-Säule), Mitteldruck

[1] Der endexspiratorische Druck versichert dem Anästhesisten, dass die Exspiration vollständig ist und es zu keiner Überblähung der Lunge und intrathorakalem Druckanstieg kommt z. B. aufgrund Ausatembarrieren (Asthma, Bronchialkonstriktion).

— die Gabe großer Mengen nur raumwarmer Infusionen,
— klimatisierte Operationsräume,
— nicht angewärmte Atemluft.

Manche Operationen bedürfen auch einer induzierten, **kontrollierten Hypothermie** (z. B. Eingriffe an Gehirn, Herz, Gefäßen, Leber).

❗ **Cave**
Postoperativ ist der erwachende, hypotherme Patient in Gefahr: Er friert, Muskelzittern (Solltemperaturregulation) setzt ein. Dies stellt eine hohe Belastung für Myokard, Kreislauf und Atmung dar und verursacht einen großen O_2-Verbrauch. Insbesondere Risikopatienten (KHK, COPD) sind durch Hypothermie vital gefährdet (Myokardischämie!).

Da auch weitere Parameter durch die Hypothermie ungünstig verändert werden, sollten Patienten schon vor der Ausleitung normotherm sein.

Hypothermie bedingte Veränderungen
— ADH-Hemmung mit kälteinduzierter **Diurese** trotz Verminderung der GFR
— Verminderung der myokardialen Kontraktilität mit **HZV-Abfall**
▼

— Senkung der Flimmerschwelle am Myokard mit Begünstigung von **Arrhythmien**
— Veränderungen der **Pharmakodynamik** und verlangsamter **Pharmakaabbau**
— Allgemeine Stoffwechselreduktion
— Periphere Vasokonstriktion mit Steigerung der Nachlast
— **Hypokoagulabilität** des Blutes
— Verminderung des hepatischen Blutflusses
— Abfall des $PaO_{2(50)}$ des Hämoglobins mit Linksverschiebung der O_2-Dissoziationskurve und verschlechterter O_2-Abgabe an das Gewebe
— Sequestration intravasaler Flüssigkeit nach extravasal mit Anstieg der Blut-/Plasmaviskosität (verschlechterte Mikrozirkulation)

Insbesondere bei kleinen Kindern (große, relative Oberfläche) muss intra- und postoperativ regelmäßig die Körpertemperatur gemessen werden (Rektum, Gehörgang), bei schwerkranken Patienten kontinuierlich. Das Monitoring der Körperkerntemperatur kann durch rektale, ösophageale oder transurethrale Sonden oder auch einen Pulmonalarterienkatheter vorgenommen werden.

Wärmeisolation, angewärmte Infusionen, Folien, Tücher, Heizdecken, Wärmestrahler, Warmluft und angewärmte Beatmungsluft sind effektive Maßnahmen dem Wärmeverlust zu begegnen.

◘ Tab. 2.17. Bilanzierung des Patienten. Die Summe von Einfuhr und Ausfuhr muss gegenübergestellt werden

Einfuhr	Ausfuhr
Intravenöse Flüssigkeitszufuhr (inkl. Medikamente)	Blutverlust (Saugerauffangbehälter[1], Anzahl vollgebluteter Tupfer und Tücher, Drainagenförderung)
Oxidationswasser (entsteht aus fester Nahrung)	Renale Ausscheidung von Urin (Messsystem an Katheter), Perspiratio insensibilis (Verdunstung über Haut und Atemluft)
Orale Flüssigkeitszufuhr	Sekretverluste, Schweißverluste, Fäzesverluste

[1] Abzug eventueller Spülflüssigkeiten

Flüssigkeits- und Elektrolythaushalt, Bilanzierung

Durch Erkrankung, Operation, Narkose und Medikation kann der Flüssigkeits- und Elektrolythaushalt in Dysbalance geraten, was zu lebensbedrohenden Komplikationen führen kann. Daher ist die Überwachung der **Homöostase** von großer Bedeutung, verlorenes Wasser und Elektrolyte müssen rasch **substituiert** werden. Von großer Wichtigkeit ist die **Bilanzierung** des Patienten (◘ Tab. 2.17). Die quantitative spontane **Diurese** lässt wichtige Schlüsse, sowohl hinsichtlich der Nierenfunktion, als auch bezüglich des mittleren Blutdruckes und der Kreislauffunktion, zu. Die Gabe wirksamer Diuretika bei mangelhafter Ausscheidung kann keinesfalls eine Ursachenabklärung ersetzen.

Relaxometrie

Relaxometer werden in vielen Kliniken standardmäßig bei Einleitung, Narkoseführung und Ausleitung eingesetzt. Durch elektrische Nervenstimulation und die Registrierung der Muskelzuckung (N. ulnaris, M. adductor pollicis longus) sind Rückschlüsse auf die neuromuskuläre Übertragung (Detektion einer neuromuskulären Blockade) möglich. Ziel dieser Messung ist es, den Grad und Ursache der Relaxierung (Erschlaffung) der Skelettmuskulatur quantitativ zu ermitteln.

Die Relaxometrie ist immer dann erforderlich, wenn die rein klinische Beurteilung (einfache motorische Tests, Spontanatmung) aufgrund der Schwere des Krankheitsbildes nicht genügt oder neuromuskulärer Vorerkrankungen bekannt sind.

Perioperative Laborkontrollen

Intraoperativ sind von Interesse:
- Blutbild
- Gerinnungsparameter
- Blutglukose
- Elekrolyte
- Laktat

- Säure-Basen-Status
- Blutgasanalyse

Die Diagnostik wird vertieft, wenn Störungen vermutet oder offenbar werden.

Hämostasestörungen haben meist einen Blutverlust als Ursache, oft in Kombination mit Verdünnung des Blutes durch Volumensubstitution. Ursache kann auch der völlige Verbrauch von Gerinnungsfaktoren (Verbrauchskoagulopathie) sein. Patienten mit hämostaseologisch relevanten Grunderkrankungen (z. B. Hämophilie) müssen vor Narkosen und Operationen entsprechend vorbehandelt werden. Zur Überwachung der Hämostase dienen v. a. folgende Parameter:

- **Aktivierte partielle Thromboplastinzeit** (APTT): Beurteilung der endogenen Gerinnungskaskade, Normwert 26–36 s
- **Thromboplastinzeit** nach Quick/INR (TPZ): Beurteilung der exogenen Gerinnungskaskade, Normwert INR 0,9–1,3 (veraltet Quick 70–130%)
- **Thrombinzeit** (TZ): Beurteilung der Fibrinbildung, Normwert 16–24 s
- **Thrombozytenzahl**: Beurteilung der Blutstillung, Normwert alters- und geschlechtsabhängig bei 170.000–400.000/µl

> Therapie einer Hämostasestörung: Bemühung um Ursachenerkennung und deren Bekämpfung (Anpassung der Heparinisierung, Blutstillung). Erst dann oder im Notfall sollte transfusionsmedizinisch interveniert werden.

Schon präoperativ können die **Serumelektrolytspiegel** (Erkrankung, Nahrungskarenz) verändert sein. Die Operation selbst kann z. B. durch Verdunstung bei großer Bauchchirurgie und resorbierten Spülflüssigkeiten zu Veränderungen beitragen. Ebenso können Medikamente Einfluss nehmen. Insbesondere Kalium, Natrium und Kalzium sind von Interesse.

2

> Der Kaliumwert ist v. a. wegen der Arrhythmiegefahr bei Abweichungen von größter Bedeutung, häufig muss substituiert werden (Normwert Serum: 3,5–5,5 mmol/l).

Vor allem unter Diuretikatherapie muss der Kaliumspiegel beobachtet werden. Die Kaliumsubstitution darf nur langsam und unter Laborkontrolle geschehen, da sonst gefährliche Wirkungen auf die Herzfunktion drohen.

Mithilfe der **arteriellen** oder **kapillären Blutgasanalyse** (BGA) werden Störungen der Atmung und des Gasaustausches sichtbar.

Normwerte der arteriellen BGA bei Normothermie

- pH (arterielles Blutplasma): 7,36–7,44
- pO_2 (arterieller Sauerstoffpartialdruck): 70–100 mmHg (bei 21 % O_2)
- HCO_3 (Standardbikarbonat): 22–28 mmol/l
- Basenüberschuss (»base excess«): +2 mmol/l

Besonders wichtig ist die Überwachung des Blut-CO_2-Gehaltes (BGA, Kapnometrie), da Veränderungen eine veränderte Hirnperfusion bedingen(□ Tab. 2.18). Gezielte Senkung des Blut-CO_2-Gehaltes durch mäßige Hyperventilation bewirkt eine Abnahme des intrakraniellen Blutvolumens (Vasokonstriktion), der Hirndruck sinkt.

Der **Säure-Basen-Haushalt** kann durch Narkose, Operation und Erkrankung (Atemstörung, Organversagen, toxische Einwirkungen, Blut- und Flüssigkeitsverluste) stark gestört werden. Sind die körpereigenen Kompensationsmechanismen überfordert, toleriert der Körper eine solche Störung nur in engen Grenzen. Entgleisungen des Säure-Basen-Haushaltes führen zu Kreislaufstörungen, verschlechterter Sauerstoffversorgung der Gewebe, zu Organfunktionsstörungen und können letal (meist durch Arrhythmien des Herzens

bedingt) enden. Einen ersten Überblick über eine Säure-Basen-Störung gibt die arterielle Blutgasanalyse (ABGA).

 Cave
Hyperventilieren kann Symptom eines zerebralen Sauerstoffmangels sein (respiratorische Alkalose). Symptomatisches Senken der Ventilationsfrequenz könnte den Patienten vital bedrohen (Hypoxie).

Meist liegen kombinierte, respiratorisch und metabolisch bedingte, Azidosen oder Alkalosen vor. **Kompensierte** Störungen weisen noch einen normalen pH-Wert auf, während **dekompensierte** Störungen einen abweichenden pH-Wert zeigen und damit auch klinisch manifest werden.

Puffersysteme, Regulationsmechanismen
Die Körperflüssigkeiten verfügen über vier wesentliche chemische Puffersysteme, vor allem der Bikarbonatpuffer (HCO_3/H_2CO_3) ist von Bedeutung. Weiter steuert der Körper über die Atmung (Hypo-/Hyperventilation – steigender pH-Wert bei Hyperventilation) und über die Niere langfristig den pH-Wert. Alle drei Regulationsmechanismen (chemische Pufferung, Atmung, Niere) arbeiten komplex zusammen. Man kann vereinfachen, dass die durch den Metabolismus anfallenden Säuren sofort chemisch gepuffert werden, dieses Puffersystem über Abatmung von CO_2 regeneriert wird und die Niere langfristig ihre Ausscheidung/Resorption einstellt.

Symptomatische **Therapiemöglichkeiten**, die unter ständiger BGA und Elektrolytkontrolle erfolgen müssen, sind:
- Ventilationssteuerung (Beschleunigen/Verlangsamen der Beatmungsfrequenz, Erhöhung/Erniedrigung des Atemzugvolumens)
- Vorsichtige Säure- oder Basensubstitution mit Natriumhydrogenkarbonat (nur bei Beatmeten)
- Gabe von Elektrolyten, die die Nierenfunktion so beeinflussen, dass Basen zurückgehalten werden
- Infusion von H^+-Ionen (selten)

Zentraler Venendruck (ZVD)
Der ZVD ist der Druck dicht vor dem rechten Vorhof, gemessen durch einen zentralen Venenkatheter (ZVK). Er liefert wichtige Informationen über die **Vorlast**, die Füllung des rechten Herzens. Ein erniedrigter ZVD deutet auf eine **Hypovolämie**, ein erhöhter ZVD auf eine **Hypervolämie** oder auf alles was den Auswurf des Herzens behindert (Lungenembolie, Rechtsherzinsuffizienz) hin.

□ **Tab. 2.18.** Arterieller CO_2-Gehalt. Normoventilation, Hypoventilation, Hyperventilation

Ventilation	Arterieller pCO_2
Hypoventilation	>46 mmHg
Normoventilation	38–46 mmHg
Hyperventilation	<38 mmHg

> Der Normwert des ZVD beträgt 4–8 cm H_2O-Säule, v. a. der Verlauf ist durch häufige oder kontinuierliche Messung von Aussagekraft. Der ZVD-Wert ändert sich unter Beatmung.

Die ZVD-Messung erfolgt am Ende der (natürlichen) Exspiration in flacher Rückenlage. Viele Situationen können ihn beeinflussen (iatrogen, lagebedingt, krankheitsbedingt). Zur Interpretation und zum Vergleich der Werte muss vor jeder Messung ein Nullpunktabgleich (mittleres Herzniveau) vorgenommen werden. Für eine absolute Messung müsste auch der intrathorakale Umgebungsdruck abgezogen werden. Die Messung erfolgt heute immer seltener mit Wassersteigrohren, sondern elektronisch und kontinuierlich mit einer graphischen ZVD-Kurve.

Zentralvenöses Blut (rechter Vorhof) ist eine Mischung venösen Blutes aller Organe, die dem arteriellen Blut in verschiedenem Maße O_2 entnommen haben. Zu niedrige Werte weisen auf eine **mittlere Gewebehypoxie** hin. Die zentralvenöse Sauerstoffsättigung lässt auch Rückschlüsse auf die allgemeine Kreislaufsituation (Herzzeitvolumen) zu. Die Entnahme erfolgt aus dem ZVK, besser aus einem Pulmonalarterienkatheter.

Pulmonalarterienkatheter (Swan-Ganz)

Der meist vierlumige Pulmonalarterienkatheter (PAK) liegt über dem rechten Herzen hinaus in den zuführenden Gefäßen der Lunge (Pulmonalarterienzweig). Er wird in einem Ast der A. pulmonalis vorsichtig geblockt, mit ihm können wichtige hämodynamische Messwerte gewonnen werden, die man von Patienten in kardialzirkulatorischen Ausnahmesituationen benötigt. Eine Blutentnahme über den PAK liefert Information über den Sauerstoffgehalt des Pulmonalarterienblutes (Normwert des Druckes in der A. pulmonalis: 20/10 mmHg). Auch hier sind v. a. Veränderungen diagnostisch relevant. Der PA-Druck wird ebenfalls elektronisch endexspiratorisch bestimmt.

Der **Pulmonalarteriendruck** erhöht sich z. B. bei einer Lungenembolie (Verlegung und Widerstandszunahme der pulmonalarteriellen Strombahn durch Thromben).

Der **pulmonalkapilläre Verschlussdruck (Wedge-Druck**, PCWP, PAOP) kann nach Aufblasen des Blockballons hinter diesem an der Spitze des PA-Katheters gemessen werden. Er entspricht unter idealen Bedingungen (und beim Herzgesunden) dem Druck im linken Vorhof (ca. 10 mmHg) und der linken Kammer enddiastolisch und gibt somit die Vorlast der linken Herzkammer wieder.

Ein hoher PCWP spricht für ein Rückwärtsversagen des linken Herzens, z. B. im Rahmen einer manifes-

ten Herzinsuffizienz oder beim Myokardinfarkt. Auch eine Mitralinsuffizienz oder eine Herzbeuteltamponade können zum erhöhten Wedge-Druck führen.

Mittels des Thermodilutionsverfahrens kann mit einem PAK das Herzzeitvolumen bestimmt werden.

Thermodilulutionsverfahren

Unter Verwendung eines PAK und ZVK wird kalte Flüssigkeit (10 ml) in den rechten Vorhof injiziert und dann an der Spitze des PAK (Temperatursensor) die auftretende Temperaturschwankung registriert. Daraus wird per EDV das vorbeiströmende, »verdünnende«, HZV errechnet. Bei modernen PAK sind Wärmequelle und Thermosensor vereint. Diese erlauben ohne zusätzlichen ZVK die kontinuierliche, elektronische HZV-Bestimmung.

Eine Fülle von weiteren Rechengrößen kann mit dem PAK bestimmt werden. Die korrekte Interpretation der Werte ist anspruchsvoll. Eine Öffnung der Zuleitung auf Höhe des rechten Vorhofes erlaubt alle »Funktionen« eines ZVK (**ZVD-Messung**, Blutentnahme).

Die Anlage eines PAK ist mit Risiken verbunden: Arrhythmien, Embolien, Endokardverletzungen, Pulmonalarterienruptur, Endokardläsionen, Gefäßruptur, Knotenbildung und Lungeninfarkt sind gravierende mögliche Nebenwirkungen des PAK, der nur so kurz wie nötig installiert bleiben darf.

! **Cave**

Die Indikation für einen Pulmonalisarterienkatheter ist nur bei schwerstkranken Patienten gegeben, bei denen die hämodynamische Diagnostik von Bedeutung ist.

Hirndruckmessung, Überwachung des zentralen Nervensystems

Ergänzend zu klinisch erhebbaren Parametern über die ZNS-Funktion (Pupillenstatus, Bewusstsein) ist v. a. in der Neurochirurgie gelegentlich eine invasive **Hirndruckmessung** nötig, sie ist in allen Kompartimenten des Kraniums möglich, auch intraventrikulär.

> CPP (zerebraler Perfusionsdruck = 50–150 mmHg) = MAP (mittlerer arterieller Blutdruck) – ICP (intrakranieller Druck = 0–15 mmHg)

Am **Elektroenzephalogramm** (EEG) ist die Narkotikawirkung eindrucksvoll sichtbar. Narkotika unterdrücken die Hirnelektrik quantifizierbar und stufenlos bis hin zum isoelektrischen EEG (hier wäre auch ein Perfusionsabfall erkennbar). Grundsätzlich wäre diese Überwachung für den Anästhesisten wichtig, ist das Gehirn doch der eigentliche Wirkort der anästhesiologischen Therapie und gleichzeitig das Organ mit der geringsten Hypoxietoleranz. Ein EEG unter Narkose bleibt aber nur sehr speziellen Indikationen vorbehalten. Die Routineanwendung des BIS (Bispektralindex)-Monitoring gilt als umstritten und unnötig, die Werte sind nicht selten unzuverlässig.

 Es kann bei intakter Herz- und Kreislaufsituation sowie normaler Bluthomöostase von einer regelrechten Hirnfunktion ausgegangen werden.

In Kürze

Perioperatives Monitoring

Monitoring	Messung	Indikation
Nichtinvasive arterielle RR-Messung	Systolisch, diastolisch, Mitteldruck	Basismonitoring
EKG	3 oder mehr Elektroden-Ableitung	Basismonitoring
Pulsoxymetrie	Oxygenierung der Erythrozyten (HbO_2)	Basismonitoring
Respiratorenparameter	Kapnometrie (CO_2 im Exspirium), Beatmungsdrücke (inspiratorisch, exspiratorisch, Plateau, Spitzendruck, Mitteldruck), Beatmungsvolumina (Atemzugvolumen, Atemminutenvolumen, Flow), Compliance, Atemfrequenz, Atemzeitverhältnis, O_2-Konzentration (inspiratorisch, exspiratorisch), Narkosegaskonzentration (inspiratorisch, exspiratorisch)	Basismonitoring
Körpertemperatur	Rektale Temperatur	Lange Operationsdauer, schlechter Gesundheitszustand, spezielle Indikationen
Perioperative Laborkontrollen	Blutbild, Gerinnung, Glukose, Elektrolyte, Laktat, Säure-Basen-Status, arterielle/kapilläre Blutgasanalyse ($paCO_2$, paO_2, pH, HCO_3^-, BE)	Individuelle Indikation
Ausscheidung, renal	Katheterisierung und Messung	Individuelle Indikation, Bilanzierung
ZVK	ZVD, zentralvenöse Blutentnahme, Pharmako- und Infusionstherapie	Individuelle Indikation
PA-Katheter	PA-Druck, PCWP, HZV, PA-Blutentnahme	Hämodynamische Störungen
Relaxometrie	Erschlaffung der Skelettmuskulatur	Neuromuskuläre Störungen
Invasive arterielle RR-Messung	Kontinuierlich, z. B. an A. radialis; systolisch, diastolisch, Mitteldruck, RR-Amplitude	Schwacher Blutdruck, schwere Krankheitsbilder
EEG, Hirndruckmessung	Hirnperfusion, elektrische ZNS-Aktivität	Spezielle, individuelle Indikation

2.1.8 Postanästhesiologische, postoperative Betreuung

Die kontinuierliche Überwachung und ggf. Therapie der Patienten nach der Anästhesie geschieht im **Aufwachraum** nahe des Operationssaales. Dieser muss apparativ (Beatmung, Notfallequipment) und personell (anästhesiologische Leitung) entsprechend ausgestattet sein. Der Grad der Überwachung richtet sich nach den gesundheitlichen Erfordernissen des Patienten, der Operation und evtl. aufgetretenen perioperativen Komplikationen.

> Grundsätzlich werden jedem allgemeinnarkotisierten Patienten im Aufwachraum nasal 2–3 l Sauerstoff insuffliert. Zumindest das Basismonitoring wird weitergeführt.

Medikamentenüberhänge

Ein verzögertes Erwachen (Somnolenz bis Koma) des Patienten aus der Narkose ist meist durch unerwünschte Nachwirkung an Narkotika bedingt (◘ Tab. 2.19). Kann ein natürliches Nachlassen der Wirkung nicht abgewartet werden, muss antagonisiert werden.

Der Patient muss auch nach der Antagonisierung weiter überwacht werden. Manches antagonistisch wirkende Medikament weist eine kürzere Halbwertszeit als das Medikament, das antagonisiert werden soll auf.

> **!** **Cave**
> Bei Opiatüberhängen können Patienten zwar evtl. einer Aufforderung, tief zu atmen, folgen, schlafen jedoch bald erneut ein, die Atmung flacht wieder ab und es kann sich eine unbemerkte Atemdepression bis hin zur Apnoe einstellen (stiller Tod). Diese Gefahr besteht unter Umständen noch nach vielen Stunden.

Postoperative Schmerztherapie (Akuttherapie)

Der postoperative Wundschmerz muss im Aufwachraum behandelt werden. Er ist ein bedrohlicher Stimulus des Sympathikus (O_2-Verbrauch, Herzbelastung, Schonatmung).

> Eine gute postoperative Schmerztherapie senkt entscheidend die Morbidität und Mortalität.

Alle Analgetikagruppen (antipyretische Analgetika, Opioide) können prinzipiell zum Einsatz kommen, die Medikation richtet sich nach der Schwere des Eingriffs, Patientenvariablen, dem vorherigen Narkoseverfahren und der Prämedikation. Opiate gelten als ideal (z. B. Piritramid, Dipidolor), die atemdepressive Wirkung muss bei der Überwachung des Patienten berücksichtigt werden.

> Die i.v. Verabreichung einer Piritramid-Metamizol (z. B. Dipidolor-Novalgin)-Kombination wirkt nach 15 min und etwa 15 min lang.

Bei starken postoperativen Schmerzen wird eine Loading-Dose (repetierend alle 30 min ein Bolus) intravenös zur Aufsättigung verabreicht, um schnell konstante Spiegel zu erzielen. Beim **PCA-Verfahren** (»patient controlled analgesia«) steuert der Patient bei Schmerzempfindung selbst eine Pumpe, die ihm Morphindosen per liegendem Katheter i.v., s.c. oder epidural, verabreicht. Vom Arzt vorwählbare Sicherheitsparameter (Sperrzeit, Maximaldosis) verhindern patientenseitige Überdosierung. Bei **PCEA** (»patient controlled epidural anaesthesia«) wird zusätzlich eine konstante Basalrate verabreicht. Das PCA-Verfahren ist nebenwirkungsarm. Es ist der Vorgehensweise, dass ein Patient erst auf Nachfrage beim Arzt Analgetika appliziert bekommt, überlegen, denn der Patient schwankt hierbei durch Zeitverluste auf der Station ständig zwischen starkem Schmerz und starker Sedierung.

◘ Tab. 2.19. Häufig nachwirkende Narkotika, Relaxanzien und Antagonisten

Narkotikum	Hinweise auf Überhang	Antagonisierung
Nicht depolarisierende Muskelrelaxanzien	Lähmung (cave: Atem- und Atemwegs-muskulatur). Klinisch-motorisch Tests: Kopf heben, Hände drücken, Augenzwinkern, Zunge herausstrecken	Azetylcholinesterasehemmer (z. B. Neostigmin, Prostigmin) + Atropinsulfatgabe (Anticholinergikum, sonst Bradykardie, Bronchokonstriktion)
Benzodiazepine	Anhaltende Sedierung, Bewusstlosigkeit	Flumazenil (Anexate) repetierend
Opioide	Atemdepression (niedrige Frequenz, »silent death«)	Naloxon repetierend

2

Postoperative Übelkeit

Durch Schmerzen, Medikamente, Stresssituation, Angst und die vielfachen Manipulationen am Körper kommt es nach einer Narkose regelhaft zu Übelkeit und auch Erbrechen, insbesondere bei Patienten, die eine Disposition hierfür aufweisen. Bei der Behandlung geht es in erster Linie um folgende Punkte:

- Prophylaxe einer Aspiration (noch keine vollständig rückgebildeten Schutzreflexe)
- Drohende Ruptur chirurgischer Nähte (z. B. bei viszeralen Operationen durch intraabdominelle Druckerhöhung)
- Intrakraniellen Druckanstieg (Hirndruck, Blutungsgefahr)
- Erhebliche Herz- und Kreislaufbelastung beim Erbrechen

Zur Therapie werden Neuroleptika, Metoclopramid (z. B. Paspertin®) oder 5-HT3-Antagonisten eingesetzt.

Entlassung aus dem Aufwachraum

Der Patient wird auf Anordnung des Anästhesisten aus dem Aufwachraum auf die Allgemeinstation gebracht. Verlegungsfähig ist der Patient, wenn folgende Kriterien vorliegen:

- Wachheit, klares Bewusstsein
- Völliges Vorhandensein aller Schutzreflexe
- Stabile Vitalfunktionen, suffiziente, stabile Eigenatmung
- Normothermie, abgeklungene Regionalanästhesie (in der Praxis nicht immer möglich diese abzuwarten)

Der Patient verlässt den Aufwachraum mit der gesamten Dokumentation und mit Hinweisen (Procedere) für die weiterversorgende Station. Erfordert der Zustand des Patienten weitere intensive Überwachung und Therapie, sowie eventuell eine Weiterbeatmung (auch Nachbeatmung nach Reintubation), muss der Patient auf eine Intensivstation verbracht werden. Bei schweren Gesundheitsstörungen, perioperativen Komplikationen und instabilen Vitalfunktionen, Medikamentenüberhängen wird der Patient direkt aus dem Operation auf die Intensivstation verlegt.

Die Anästhesie schließt mit einer **postnarkotischen Visite** auf Normalstation. Im Vordergrund steht dabei die Befragung des Patienten, wie er die Narkose vertragen hat, subjektiv empfand (Schmerz, Angst, Übelkeit) und wie sein Allgemeinbefinden ist. Die postnarkotische Visite ist wichtiger Teil der Qualitätskontrolle. Es ist sinnvoll, wenn auch die weitere Schmerztherapie auf den Normalstationen unter anästhesiologischer Leitung steht.

In Kürze

Postanästhesiologische Betreuung im Aufwachraum

Ziel	Maßnahmen
Überwachung der Vitalfunktionen (Bewusstsein, Atmung, Herzzirkulation)	Klinisch Überwachung; engmaschiges Monitoring. Stabilisierung und Therapie
Präoperative bestehende Grunderkrankung, operationswürdige Erkrankung	Überwachung und Therapie
Flüssigkeits- und Elektrolythaushalt	Überwachung und Therapie (Infusions-, evtl. Hämotherapie, evtl. Bilanzierung)
Medikamentenüberhänge (MR, Benzodiazepine, Opioide)	Erkennen und evtl. Antagonisierung
Operationsbedingte Komplikationen/Schäden	Frühzeitige Erkennen, Information des Operateurs
Nachblutungen	Erkennen von Blutverlust, Organkompression durch Einblutung
Körpertemperatur	Überwachung, Korrektur

▼

Behandlung postoperativer Übelkeit, Erbrechen, Schmerzen	Medikamente
Technische Zusatzdiagnostik nach Erfordernis	Labor, BGA, Röntgen etc.
Pflegeanordnung	Lagerung, Drainagenkontrolle, Verbandskontrolle
Erkennen eines evtl. Postaggressionssyndroms (»postoperative Krankheit«)	Glukoseverwertungsstörungen, gesteigerte Proteolyse, Retention von Natrium und Wasser
Psychologische Betreuung des Patienten	Entgegenbringen von Empathie (Ausnahmesituation des Patienten)

2.1.9 Grundlagen der Transfusionsmedizin

2.1.9.1 Allgemeines

Blut und **Blutkomponenten** müssen häufig vor, während und nach Operationen übertragen werden (**Hämotherapie**). Der Ersatz von Blut durch kolloidale, onkotisch wirksame Lösungen ist auf etwa 20% des intravasalen Blutvolumens begrenzt. Blutgerinnung (Verdünnungskoagulopathie) und Sauerstofftransportkapazität limitieren die Substitution.

 Cave

Bei einer Übertragung von fremdem Blut (Gewebe) ist das Risiko einer Virusinfektion (HIV, Hepatitis C und B, CMV), v. a. bei Vollblut nicht auszuschließen.

Das Risiko ist zwar sehr gering (Hepatitis C 1:100.000, HIV 1:1.500.000), wegen der Folgen muss jedoch die Indikation zur Transfusion restriktiv gestellt werden. Grundsätzliche **Indikationen** können darstellen:
- Größerer akuter Blutverlust
- Anämien
- Gerinnungsstörungen, Blutungszeitverlängerungen

Der Patient muss aufgeklärt werden und sein Einverständnis zu einer Transfusion geben.

Zeugen Jehovas

Bei den eine Transfusion ablehnenden oder ausdrücklich verweigernden Zeugen Jehovas (»witness jehova«) ist deren Entscheidung zu respektieren. Der trotzdem transfundierende Arzt bleibt nur dann straffrei, wenn es in einem vital bedrohenden Notfall keine Alternative zur Blutübertragung gibt und seine Gewissens- und Güterabwägung ihn zu der Entscheidung zwingt.

Üblicherweise werden heute keine Vollblutkonserven mehr verabreicht, sondern je nach Transfusionsziel einzelne Blutbestandteile.

Auch bei optimaler Herstellung, Lagerung und Anwendung erreichen diese niemals die Leistungsfähigkeit und Lebensdauer der nativen Blutelemente. Rechtlich gesehen sind Blut oder Blutbestandteile **Arzneimittel,** mit strengen Anwendungsvorschriften (z. B. Dokumentation mit Chargennummern). Zwischen Konserve und Patient müssen Makrofilter zwischengeschaltet werden. In Ausnahmefällen werden Blutkonserven bestrahlt, um die T-Lymphozyten abzutöten und so das Risiko einer Graft-versus-host-Reaktion zu minimieren.

> Wann immer möglich, ist zunächst eine autologe Transfusion vorzuziehen. Nicht nur wegen des Infektionsrisikos, sondern auch aus immunologischen Gründen.

Es werden heute üblicherweise keine Vollblutkonserven mehr verabreicht, sondern je nach Transfusionsziel einzelne Blutbestandteile.

Auch bei optimaler Herstellung, Lagerung und Anwendung erreichen diese niemals die Leistungsfähigkeit und Lebensdauer der nativen Blutelemente. Rechtlich gesehen sind Blut oder Blutbestandteile **Arzneimittel** – mit strengen Anwendungsvorschriften (z. B. Dokumentation mit Chargennummern). Zwischen Konserve und Patient müssen »Makrofilter« zwischengeschaltet werden. In Ausnahmefällen werden Blutkonserven bestrahlt, um die T-Lymphozyten abzutöten und so das Risiko einer Graft-versus-host-Reaktion zu minimieren.

2

Kompatibilität

Nur im äußersten Notfall darf ohne Kenntnis der Blutgruppe des empfangenden Patienten die Blutgruppe 0 (Rhesus-negativ) transfundiert werden. Es genügt nicht bei bekannter Blutgruppe des Patienten (Ausweis, Anamnese) die kompatiblen Konserven ohne vorherige Testung und Überprüfung zu übertragen. Vor der Transfusion muss in Deutschland der AB0-Bedside-Test am Patientenbett durchgeführt werden.

AB0-Bedside-Test

Der Arzt überprüft die Blutgruppe des Patienten (Erythrozytenmerkmale) mit antikörperhaltigen Testseren und vergleicht sie nochmals mit dem zwingend identischen (und nicht nur kompatiblen) Konservenblut. Dann wird dann das Patientenblut mit dem Konservenblut »gekreuzt«, um sicher zu sein, dass Verträglichkeit gegeben ist. Bei Frauen im gebärfähigen Alter muss zusätzlich auch auf die Rhesuskompatibilität (spätere Gravidität) geachtet werden. Auch Blutkomponenten werden grundsätzlich blutgruppenkompatibel übertragen.

Während der Transfusion muss der Gesundheitszustand des Patienten klinisch und apparativ (laborchemisch) überwacht werden. Geachtet wird auf sich verschlechternde Allgemeinsymptomatik, Unverträglichkeitsreaktionen und auf die vielgestaltigen Hämolysesymptome (Fieber, Schüttelfrost, Übelkeit, Lumbalgie).

Transfusionsreaktion

Definition. Im engeren Sinne Hämolyse (immunologische Antikörperreaktion) auf nicht kompatible Spendererythrozyten.

> Durch Umsicht bei Chargen und Bedside-Test (Kreuzprobe) sollte die akute Transfusionsreaktion praktisch auszuschließen sein.

Symptomatik. Die akut einsetzende Sofortreaktion (fulminante hämolytische Transfusionsreaktion) umfasst:
- Fieber, Schüttelfrost
- Brustschmerz
- Dyspnoe
- Schock (ANV, akutes Nierenversagen)
- Koagulopathie

Nach Wochen ist eine mildere Spätreaktion möglich.
Daneben kann es bei der Übertragung von Blut und Blutbestandteilen zahlreiche weitere nichtimmunologische Transfusionszwischenfälle/-störungen geben (akute oder chronische Nebenwirkungen):

- Fieber
- Schüttelfrost
- Azidose
- Hyperkaliämie
- Hypokalzämie
- Gerinnungsstörung (»Verdünnung« bei Nicht-Vollblut)
- Thrombozytopenie
- Infektion (HIV, Hepatitis
- Hypervolämie
- Transfusionssiderose

Therapie. Beim Auftreten von Transfusionskomplikationen:
- Sofortiges Abbrechen der Transfusion
- Monitoring
- Vitalfunktionen sichern, evtl. Austauschtransfusion

Eine Blutprobe des Patienten muss mit der Konserve zur präzisen Laboranalyse gesandt werden.

2.1.9.2 Massivtransfusion

Bei großem Blutverlust binnen kurzer Zeit können Blut bzw. Blutkomponenten schnell und in großen Mengen (Druck, Pumpe) angewärmt durch Kanülen mit großer Durchflussrate transfundiert werden (**Massivtransfusion**). Die Risiken unerwünschter Transfusionsreaktionen sind dabei erheblich größer. Den körpereigenen Regulationsmechanismen bleibt keine Zeit eine Homöostase wiederherzustellen. Mit einer Gerinnungsstörung ist bei jeder Massivbluttransfusion zu rechnen.

 Cave
Massivtransfusionen bedürfen intensiven Monitorings.

2.1.9.3 Autologe Transfusionsverfahren

Sofern es der Gesundheitszustand (kardiale Belastungsfähigkeit, Blutbild) des Patienten zulässt, kann man dem Patienten präoperativ Blut oder Blutbestandteile entnehmen und diesem intra- oder postoperativ retransfundieren.

> Wegen der optimalen Verträglichkeit und der fehlenden Fremdinfektionsgefahr ist die autologe Transfusion immer primär anzustreben.

Unterschieden werden:
- **Präoperative Eigenblutentnahme**: Wochen vor voraussichtlich blutverlustreichen Operationen wird dem Patienten Vollblut entnommen (bis zu 4×500 ml). Dies kann als Vollblut oder in Form der

zuvor aufbereiteten Komponenten während und nach der Operation verabreicht werden.

- **Präoperative isovolämische Hämodilution:** Dem Patienten wird erst unmittelbar vor der Operation etwa 1000 ml Blut entnommen und isovolämisch durch kolloidale Hydroxyethylstärke-Lösung ersetzt. Während der Operation gehen weniger Erythrozyten verloren, da der Hämatokritwert bedeutend niedriger ist. Nach der Operation wird das entnommene Vollblut wieder retransfundiert.
- **Intraoperative maschinelle Autotransfusion (»cell saver«):** Aus dem Operationsfeld abgesaugtes Blut (Operationsfeld-Sauger) wird aufgefangen, gefiltert, zentrifugiert und heparinisiert. Die aufbereiteten und integren Erythrozyten werden retransfundiert. Dieses Verfahren ist nur möglich, wenn das Operationsfeld frei von Tumorzellen und Infektionserregern ist.

2.1.9.4 Blutkomponenten
Erythrozyten

Erythrozytenkonzentrate stehen in komplexen, stabilisierenden und gerinnungshemmenden Lösungen zur Verfügung. Sie müssen kühl und erschütterungsfrei gelagert werden. Gefiltert nach diversen Kriterien bieten sie sich für verschiedene spezielle Anwendungsbereiche an.

❯ Zur Transfusion gibt es keine festen Vorgaben (häufig wird ein Hämoglobinwert kleiner 8, Hämatokritwert kleiner 25% als Indikation angegeben).

Die Indikation zur Erythrozytentransfusion besteht, wenn die **Sauerstofftransportkapazität** des Blutes nicht mehr sichergestellt ist und andere Maßnahmen (Oxygenierung, Volumentherapie, Parameterkontrolle) versagen.

Plasma (»fresh frozen plasma«, FFP)

FFP enthält alle Plasmabestandteile in physiologischer Konzentration. Die Gabe von Blutplasma gewährleistet den Nachschub von fehlenden Gerinnungsproteinen (**Gerinnungssubstitution**). Da das Plasma frei von Zellen ist, ist eine tiefgekühlte (»frozen«) Aufbewahrungsform möglich. Meist kommt antikörperfreies Plasma zum Einsatz, das bei jeder Patientenblutgruppe verwendet werden kann. Ist Plasma nicht antikörperfrei, muss auf Kompatibilität geachtet werden.

❯ Antikörperfreies Plasma ist die einzige Blutkomponente, bei der keine vorherige Testung des Patienten auf Blutgruppenmerkmale nötig ist.

AB-Plasma ist grundsätzlich universell verwendbar.

Thrombozyten

Verschiedene Konzentrierungen und Aufbereitungen stehen zur Verfügung. Indiziert ist die Gabe bei Thrombozytopenie. Müssen Thrombozyten chronisch verabreicht werden (z. B. nach Transplantationen), ist eine genaue HLA-Typisierung (Bestimmung der individuellen Zelloberflächenmerkmale) des Patienten und eine entsprechende Gabe kompatibler Thrombozyten notwendig.

Differenziertere Bestandteile des menschlichen Blutes

Viel seltener angezeigt, aber möglich, ist die Gabe einzelner oder aller Gerinnungsproteine (z. B. PPSB) oder sonstiger einzelner Plasmaproteine (z. B. Albumin). Auch physiologische Inhibitoren der Blutgerinnung müssen gelegentlich verabreicht werden.

In Kürze	
Grundlagen der Transfusionsmedizin	
Transfusionsform	Charakteristik
Präoperative Eigenblutentnahme[1]	Vollblutentnahme Wochen vor Operation, perioperative Gabe
Präoperative isovolämische Hämodilution[1]	Präoperative Blutentnahme und Ersatz durch Kolloide. Retransfusion postoperativ
Intraoperative maschinelle Autotransfusion[1]	Retransfusion der abgesaugten Erythrozyten. Blut muss frei von Erregern und Tumorzellen sein

▼

Vollblut	Alle Blutbestandteile des Spenders; nur selten indiziert
Erythrozytenkonzentrate	Indikation meist insuffiziente Sauerstofftransportkapazität des Empfängerblutes
Plasma	Indikation meist Gerinnungsstörungen; auch antikörperfrei verfügbar
Thrombozyten	Zum Beispiel nach Transplantationen, chronisch HLA-Typisierung nötig
Einzelne Gerinnungsproteine, Plasmaproteine (z. B. Albumin), Gerinnungsinhibitoren	Individuelle Indikation
Massivtransfusion	Verabreichung großer Spenderblut-/Blutkomponentenmengen in kurzer Zeit; komplikationsreich

[1] Autologes Verfahren, primär anzustreben

2.1.10   Komplikationen von Narkose und Regionalanästhesie

Komplikationen (◘ Tab. 2.20) können jederzeit perioperativ bei Narkose und Regionalanästhesie (Einleitung bis postoperative Versorgung) auftreten. Möglich sind:
- Komplikationen einer Grund- oder Begleiterkrankung
- Komplikationen der aktuellen Erkrankung
- Operationsbedingte Komplikationen (humoraler, mechanischer Stress)
- Komplikationen, die direkt mit der anästhesiologischen Behandlung (Medikamente, Manipulationen, Beatmung) zusammenhängen

Sofortreaktion bei schweren Komplikationen (Blutdruckabfall, Arrhythmie)

- Sauerstoffgabe 100%
- Stopp der Manipulationen/Reizung des Körpers (Operationsabbruch). Ausnahme: notfallmäßige, dringliche, vitale Maßnahmen, z. B. Stillung einer starken Blutung
- Volumengabe
- Gegebenenfalls Narkosevertiefung
- Notfallmedizinische Intervention (z. B. Kreislaufstabilisierung, Reanimation)

Anästhesiekomplikationen
Leichte Komplikationen ereignen sich häufig und sind meist auch folgenlos. Ein kritisches Anästhesieereignis hingegen bedeutet eine schwere Komplikation, ein Anästhe-▼

siezwischenfall schwerste Komplikationen (z. B. intraoperativer Herzstillstand). Anästhesiezwischenfälle sind mit einer hohen Letalität assoziiert. Ursache rein anästhesiebedingter Komplikationen (insgesamt selten) ist meist das menschliche (70%), weniger das technische (30%) Versagen. Es folgen schicksalhafte, nicht beherrschbare Komplikationen bei Schwerstkranken. Weitere Ursachen von Komplikationen können zuvor unbekannte Genvarianten (Disposition für maligne Hyperthermie, Pseudocholinesterasemangel) des Patienten sein. Erschwerend ist, dass der Anästhesist ohne Angaben (Schmerz, Dyspnoe etc.) des narkotisierten Patienten sich auf klinische und technische Diagnostik verlassen muss.

2.1.10.1   Maligne Hyperthermie (MHT)
Synonym. Arzneimittelinduzierte Myopathie, »malignant hyperthermia«.

Definition. Pharmakogenetisch bedingte und unbehandelt bei fulminantem Verlauf meist letale Reaktion auf volatile Narkotika und depolarisierende Muskelrelaxanzien (Triggersubstanzen).

 Cave
Die maligne Hyperthermie ist die gefährlichste Komplikation der Allgemeinanästhesie. Unbehandelt führt sie in 80% zum Tod im Multiorganversagen.

Epidemiologie. Sehr selten. Bei Kindern 1:10.000, bei Erwachsenen 1:30.000 (MHT-Disposition). Bezogen auf die Narkosen geht man von einer Wahrscheinlichkeit von etwa 1:350.000 aus.

Ätiopathogenese. Durch einen genetischen Defekt der Skelettmuskelzell- und -organellenmembran, setzen

◻ Tab. 2.20. Komplikationen mit denen ein Anästhesist jederzeit rechnen muss

Komplikation	Diagnose	Therapie	Bemerkungen
Intraoperative Wachheit	Abwehrbewegungen (nicht bei Relaxation), Blutdruck- und Pulsanstieg, Pupillenreaktion	Narkosevertiefung	Oft ist individueller Pharmakometabolismus Ursache
Anaphylaxie	Erythem, Schock	Agens wegnehmen, Antihistaminika, Kalzium, Glukokortikoide, Hämodynamische Therapie	Disposition erfragen, per Prämedikation vorbeugen; evtl. Agenzien meiden
Hypertensive Krise	Monitoring, klinisch	Medikamentöse Senkung	Wenn möglich Oberkörperhochlage
AP/Myokardinfarkt	Monitoring, klinisch	Medikamentöse Therapie	Häufig auch postoperativ
Blutdruckabfall	Klinisch, Monitoring	Volumengabe, Vasopressoren, Inotropika, Bluttransfusion?	Lagerung (Trendelenburg), auch Kontrolle der Narkosegasdosierung!
Arrhythmie	Monitoring	Notfallmedikamente. Schrittmacher	Kaliumspiegelkontrolle
Akuter Bronchospasmus	Steigender Beatmungsdruck, Puls, Blutdruck. Giemen. Zyanose	Bronchodilatatorengabe (z. B. Theophyllin) i.v., inhalativ, β-Sympathomimetika; Kortison	Kann Auftreten bei Irritation der Atemwege (Intubation, Absaugung), Allergie; COPD begünstigt Auftreten
Akute respiratorische Insuffizienz	Klinisch (Tachypnoe, Bradypnoe, Dyspnoe, Orthopnoe, Tachykardie, Bradykardie), BGA, Monitoring	Schmerzbekämpfung, Beatmung, medikamentös, intensivmedizinische und kausale Therapie	Häufig auch postoperativ bei Gefährdeten (COPD)
Zentrales anticholinerges Syndrom	Unspezifische Bewusstseinsstörungen, Erregungszustände trockene Haut, Mydriasis	Physostigmin i.v.	Auftreten u. a. nach Atropingabe möglich
Laryngospasmus	Dyspnoe, Stridor bis Anoxie, Zyanose; reflektorisch Arrhythmie und Kreislaufstillstand durch Irritation des N. vagus	Reizwegnahme, Kortikoide, Muskelrelaxanzien, Narkosevertiefung, 100% O_2. Ultima ratio Kriko-/Tracheotomie	Bei Irritation; plötzlicher Krampf der Kehlkopfmuskulatur bis zum vollständigen Verschluss des Kehlkopfes. Risiko: Infekte der oberen Atemwege, Kinder Cave: Intensivüberwachung, Gefahr des Auftretens eines postobstruktiven Lungenödems (v. a. Männer, aufgrund starken Unterdruckes bei frustranen Inspirationsbemühungen)
Larynxödem	► Laryngospasmus	Reizwegnahme. Inhalative oder intravenöse Glukokortikoidtherapie	Langsamere Entwicklung, Anschwellen der Kehlkopfmukosa aufgrund lokaler Reizung, Infektionen, allergischer systemischer Reaktion

Triggersubstanzen unkontrolliert (sofort oder verzögert) **Kalziumionen** in das Myoplasma frei. Es kommt
zu drastischer intrazellulärer Stoffwechselsteigerung
mit starkem O_2-Verbrauch und entsprechend hoher
CO_2-Produktion. Am Ende dieser Entgleisung steht die
irreversible Rhabdomyolyse. Diese Myopathie ist unter
normalen Verhältnissen subklinisch, d. h. MHT-Gen-
träger sind in der Regel symptomfrei.

Bei präoperativ vermuteter MHT-Disposition (frühere Narkoseunverträglichkeiten, Familienanamnese),
sollte präventiv eine In-vitro-Testung einer **Skelett-
muskelbiopsie** (Halothan-Koffein-Kontrakturtest).
Bestätigt sich der Verdacht, muss bei Narkosen auf einige Narkosemittel (volatile Inhalationsnarkotika, depolarisierende Muskelrelaxanzien) verzichtet werden,
Regionalanästhesien sind zu bevorzugen. Die Narkosen
haben unter maximalem Monitoring vor allem in Hinblick auf frühe laborchemische Rhabdomyolysezeichen
(Anstieg der Kreatinkinase, später Myoglobin im Urin)
zu erfolgen.

Symptomatik. Das Vollbild der **malignen Hyperther-
miekrise** entwickelt sich in folgenden Schritten:
- Frühsymptom: starker Anstieg des endexspiratorischen CO_2-Gehaltes beim Beatmeten, bzw. Hyperventilation des Nichtbeatmeten.
- Tachykardie, Arrhythmie, Abfall der Sauerstoffsättigung, Azidose
- Muskelrigor
- (Relatives) Spätsymptom: starke Hyperthermie
  (>40°C), nach Anstieg von 1°C/15 min
- Multiorganversagen

 Cave
Fieber ist nicht der primäre diagnostische Hinweis auf
eine maligne Hyperthermie, sondern ein Spätsymptom!

Diagnostik. Wegweisend ist die Klinik. Die **Labordia-
gnose** ist beweisend:
- Myoglobinämie
- Myoglobinurie
- CK-Anstieg
- Ca^{2+}-Anstieg
- K^+-Anstieg
- Verbrauchskoagulopathie

Therapie. Sofortiges Absetzen der Triggersubstanzen,
Hyperventilation (dreifaches AMV), 100% O_2, schnellst-
mögliche Beendigung der Operation, **Dantrolen-Gabe**
(i.v. Kurzinfusion), Austausch der Beatmungsschläuche
und des Atemkalkes, Heparinisierung, symptomatische
Parameterkorrektur (Blutgase, Kalium), forcierte Diu-

rese. Kühlen des Körpers und Intensivüberwachung,
Parameterkorrektur.

 Dantrolen hemmt die Kalziumfreisetzung aus dem
sarkoplasmatischen Retikulum. Wirkdauer: 4–6 h.

Prognose. Wird die Maligne Hyperthermie rasch erkannt und therapiert, ist das Überleben des Patienten
wahrscheinlich (Letalität unter 10%) und Spätschäden
(Niereninsuffizienz, zerebrale Hypoxiefolgen) selten.

2.1.10.2 Pulmonale Aspiration (Fremdkörper in den Atemwegen)

Definition. In erster Linie Reflux von Magen-Darm-In-
halt oralwärts (passive Regurgitation oder Erbrechen)
und dessen nachfolgendes Anatmen.

Ätiopathogenese. Risikogruppen für pulmonale Aspi-
ration:
- Adipositas
- Schwangerschaft
- Notfall (nicht nüchtern, gestörte Reflexe)
- Spezielle Erkrankungen, z. B. »upper gastrointesti-
  nal bleeding«, Stenosen, Ileus
- Medikamente

Mit präoperativer (10 min p.o. vor Intubation) Gabe
von Natriumzitrat kann der pH-Wert des Magensaf-
tes bei aspirationsgefährdeten Patienten effektiv an-
gehoben werden. Auch Cimetidin (z. B. Tagamet),
Metoclopramid kann 60–90 min präoperativ verabreicht werden.

Symptomatik. Die Aspiration eines Bolus kann akut
zur Dyspnoe, Zyanose und Apnoe führen, schon geringe Mengen **Magensaft** (niedriger pH) können zum **Laryngospasmus** oder Bronchospasmus führen. Mittel-
fristig droht durch die **Mukosanekrose** eine Tracheitis
und Bronchitis. Binnen Stunden folgen **Lungenödem**,
Atelektasenbildung und schließlich eine ausgedehnte
Aspirationspneumonie (Superinfektion). Vollbild der
Erkrankung ist das **Lungenversagen**.

Therapie. Maßnahmen bei Erbrechen bzw. Regurgitation mit Aspiration während der Einleitung: Sofortige
Oberkörpertieflage. Absaugen des Nasen-, Mund- und
Rachenraumes. Intubation (sofern nicht bereits erfolgt),
endotracheale und bronchiale Absaugung. Bronchoskopie, Spülung, Intensivtherapie. Antibiose (Mittel der
Wahl ist **Clindamycin** bzw. Aminopenicilline und
β-Laktamaseinhibitoren). Röntgenthoraxaufnahme,
PEEP- Beatmung, intensives Monitoring.

Prognose. Die Letalität einer schweren Aspiration von Mageninhalt liegt heute trotz optimaler Intensiv-Therapie immer noch bis zu 50%. Aspiriertes Blut, Schleim und Fremdkörper können zu ähnlichen, meist aber milderen Folgen führen.

In Kürze

Komplikationen von Narkose und Regionalanästhesie

Maligne Hyperthermie	■ Symptomatik: sofort oder bis zu 24 h nach volatiler Narkotikagabe (auch Succinylcholin), Temperaturanstieg bis 43°C. Frühsymptom: schneller endexspiratorischer CO_2-Anstieg. Anstieg von Atemfrequenz, Atemvolumen (nur bei Nichtbeatmeten), Zyanose, Tachyarrhythmie, Muskelrigidität. Unbehandelt 80% Letalität
	■ Ätiologie: pharmakogenetische Erkrankung, vererbbare Disposition. Durch Triggersubstanzen dekompensiert ein bestehender Defekt des sarkoplasmatischen Retikulums der Skelettmuskulatur. Unkontrollierte Kalziumfreisetzung in das Myoplasma, dadurch Stoffwechselentgleisung (MHT-Krise) bis zum irreversiblen Zelluntergang (Rhabdomyolyse), Multiorganversagen
	■ Diagnostik: bei Verdacht auf Disposition Skelettmuskelbiopsie, ggf. Verfahrensmodifikation. Labor: starke metabolische Azidose, Hyperkapnie, Hypoxie durch gesteigerten O_2 Verbrauch
	■ Therapie: sofortige Triggerwegnahme, Dantroleninfusion, 100% O_2 mit erhöhter Ventilationsfrequenz (bis zu 4-fach), Austausch von Atemschläuchen und Atemkalk, Abkühlen des Körpers (Extremfall Eisspülung des GIT), Azidoseausgleich; intensives Monitoring
Pulmonale Aspiration	■ Symptomatik: Tracheobronchitis, Dyspnoe, Lungenödem binnen 6 h, ARDS. Mögliche bakterielle Kontamination durch Darminhalt/Mundflora: Pneumonie. Atelektasenbildung v. a. bei Fremdkörperaspiration
	■ Ätiologie: Zurückfließen von Mageninhalt (Regurgitation), aktives Erbrechen unter Einleitung (Nichtnüchternheit, Adipositas etc.) mit nachfolgendem Anatmen, Aspiration von Blut, Schleim, Fremdkörpern. Gefahr des akuten Bolustodes, Gefahr durch sauren Magensaft. Auch unter optimaler Therapie bis zu 50% Letalität bei fulminanter pulmonaler Aspiration
	■ Diagnostik: Klinik, Pulsoxymetrie, Blutgasanalyse, Röntgenthorax, mikrobiologische Untersuchung bei Superinfekt
	■ Therapie: präventiv Natriumcitrat, H_2-Antihistaminika, Prokinetika. Verzicht auf Maskenbeatmung, i.v. Einleitung, Oberkörperhochlagerung, Magensonde, Ileuseinleitung, Wachintubation, Kardia-Ballonokklusionintubation, PEEP-Beatmung, 100% O_2, endotracheales und bronchoskopisches Absaugen, mikrobiologische Untersuchung von Bronchialsekret. Antibiose nach Antibiogramm (kalkuliert bei Darminhaltaspiration); intensives Monitoring, Intensivtherapie

---

2.1.11 Spezielle Anästhesiologie

2.1.11.1 Anästhesie und Innere Medizin

Sehr oft weisen Patienten eine internistische Begleit- bzw. Grunderkrankung auf (■ Tab. 2.21).

2.1.11.2 Anästhesie und Neurologie

❯ Neurologische Vorschäden (z. B. Motorische, sensible Ausfälle) und Vorerkrankungen sind aus juristischen Gründen grundsätzlich gut zu dokumentieren (■ Tab. 2.22).

2.1.11.3 Anästhesie und operative Fachgebiete

Abhängig von der geplanten Maßnahme sind auf Besonderheiten zu achten (■ Tab. 2.23).

2.1.11.4 Anästhesie bei Kindern

❯ Säuglinge und kleine Kinder erfordern besondere Sorge und Aufwand sowie personelle und technische Mehrausstattung!

◻ Tab. 2.21. Anästhesiologisch relevante internistische Erkrankungen

Erkrankung	Maßnahmen	Gefahr bei Unterlass
Arterieller Hypertonus	Normotone Einstellung präoperativ (medikamentös, Behandlung der Ursache bei sekundäre Hypertonie). Ggf. Vorsetzen der antihypertensiven Therapie. Gute Anxiolyse, Analgesie. Intensiviertes Monitoring	Blutdruckspitzen perioperativ (auch als »Reboundphänomen« nach absetzen): Gefahr Herz, Niere und Gehirn zu schädigen
KHK	Eventuell Koronardilatation 6 Monate vor der elektiven Operation, Narkose. Entsprechende Medikamenten-wahl (cave: Thiopental), z. B. Etomidat zur Einleitung.	Myokardischämie unter Narkose. 40% Reinfarktrisiko perioperativ 6 Monate nach einem Myokardin-farkt!
Herzinsuffizienz	Elektive Operationen nur bei leichter/mittlerer Herzin-suffizienz. Kardiodepressive Medikamente und Über-infusion strikt vermeiden	Kardiale Dekompensation
Asthma bronchiale	Möglichst Verzicht auf Intubationsnarkose und Opiatga-be (Histaminliberation). Beatmung mit Verlängerter Ex-spirationszeit (1:2,5)	Tubusreiz: Bronchospasmus, Laryn-gospasmus. Respiratorische Insuffi-zienz
Diabetes mellitus	Ggf. Umstellung auf i.v. Insulin-/Glukoselösung. Engma-schige Kontrollen perioperativ. Konstante Einstellung unter 200 mg%. Operationstermin am frühen Morgen: Patient kann bald wieder Nahrung aufnehmen	Entgleisung des Glukosestoffwech-sels
Schilddrüsenfunk-tionsstörungen	Präoperativ euthyreote Einstellung	Thyreotoxische Krise
Präoperative Kortisontherapie	Dosiserhöhung ab Operationstag (z. B. Hydrokortison). Dann kontinuierliches Absenken auf Ausgangsniveau binnen etwa 7 Tagen	Kortisonspiegel zu niedrig in Stresssituationen (Operation), da die körpereigene Produktion sup-primiert ist
Niereninsuffizienz	Intensives Monitoring. Vorbehandlung (Dialyse). Dosis-reduktion. Vermeidung renal eliminierter Substanzen/ Substanzen mit hoher Plasmaproteinbindung	Nierenversagen

◻ Tab. 2.22. Anästhesiologie bei neurologischen Erkrankungen

Neurologisches Krankheitsbild	Anästhesiebesonderheiten	Gefahr bei Nichtbeachtung
Myasthenia gravis	Verzicht auf Benzodiazepine, Muskelrelaxanzien. Opioi-de nur mit Vorsicht. Intensives Monitoring	Summation der Muskelrelaxation, Atemdepression
Morbus Parkinson	Verzicht auf Neuroleptika	Auslösen einer Parkinsonsymptomatik
Epilepsie	Fortsetzen der antikonvulsiven Therapie. Sorgfältige Nar-kotikaauswahl, intensives Monitoring. Vorsicht bei Regio-nalanästhesien. Abschirmung mit Benzodiazepinen	Krampfanfälle mit Aspiration u. a. Komplikationen

▪ Tab. 2.23. Anästhesiologische Besonderheiten in operativen Fächern

Disziplin	Cave I	Cave II
Transplanationsmedizin	Cave bei Transplantationen und bei transplantierten Patienten	Einsatz von Substanzen, die nicht über das transplantierte Organ metabolisiert werden bzw. deren Funktion beeinträchtigen. Erhöhter Schutz vor Infekten: Aseptisches Vorgehen, Antibiotikaprophylaxe
Laserchirurgie	Bedecken der Augen des Patienten	Verwendung schwer entflammbarer Tuben und Narkotika
Laparatomie	Evtl. Magensonde (cave: Varizen). Kein Lachgas bei Ileus	Eventuelle Antibiotikaprophylaxe
Neurochirurgie	Operationen in Bauchlage und sitzender Lage	Häufig Maßnahmen zur Hirndrucksenkung nötig (Lagerung, kontrollierte Hyperventilation, kontrollierte Hypotension, Medikamentenauswahl)
Ophthalmologie	Intraokulärer Druck muss beachtet werden	Vollrelaxation. Okulokardialer Reflex kann Arrhythmien (Bradykardie) auslösen
Verbrennungstraumatologie	Intensives Monitoring. Korrektur vieler Parameter nötig	Oft Entlastungsschnitte bei Verbrennungskontrakturen am Thorax nötig (sonst keine Beatmung möglich)
Laparoskopie	Beachten der CO_2-Resorption des Pneumoperitoneums. Erhöhter intraabdominaler Druck. Magensonde, kein N_2O verwenden	Erhöhtes kardiales Risiko. Aspirationsgefahr. Hämodynamische Auswirkungen
Traumatologie, Polytraumen	Klares Management (Chirurg!) mit definierten Aufgabenbereichen für beteiligten Ärzte	Nur Allgemeinnarkose. Maximales Monitoring. Intensivmedizinische Korrektur vieler Parameter nötig

Der Anästhesist muss die vom Erwachsenen differierenden anatomisch-physiologischen Daten kennen. Beim Monitoring gilt es völlig andere Parameter zu beachten (Atemfrequenz des Neugeborenen 60/min, Herzfrequenz des Neugeborenen 140/min, Blutdruck des Neugeborenen 70/50 mmHg). Die für Kinderanästhesien nötige Ausrüstung ist teilweise erheblich verschieden (Spatel, **ungeblockter** Tubus).

Narkosen an Säuglingen und Kleinkindern sollten nur von Anästhesieabteilungen durchgeführt werden, die sich darauf spezialisiert haben. Ggf. erfolgt eine inhalative, intramuskuläre oder rektale Einleitung.

❗ Cave
Neugeborene haben ein höheres Anästhesierisiko als Kinder und Erwachsene.

Verstärkte menschliche Fürsorge um das meist ängstliche Kind (Trennung von den Eltern, ungewohnte Situation), muss gewährleistet sein. Die Aufklärung richtet sich an beide Elternteile, die auch beide ihr Einverständnis für das Kind geben sollten. Mit zunehmendem Alter und wachsender Einsichtsfähigkeit wird das Kind in die Entscheidung mit eingebunden.

2.1.11.5 Anästhesie des älteren Menschen

Mit dem Alter häufen sich Krankheiten, insbesondere des kardiovaskulären und respiratorischen Systems. Mangelnde Leistungs- und Adaptationsfähigkeit sind Hauptursache eines erhöhten Anästhesierisikos im Alter (abnehmende Nieren- und Leberfunktion).

❯ Bei älteren Patienten strikt individuelle Dosisanpassung von Medikamenten. Faustregel: niedriger und langsamer, Patienten über 70 erhalten die halbe Dosis (veränderter Arzneistoffmetabolismus).

Erweitertes Monitoring. Tendenz zu Regionalanästhesie, wenn keine Gegenanzeigen vorliegen.

2.1.11.6 Anästhesie und rein diagnostische Eingriffe

Welche Narkoseart notwendig wird, hängt von der Art der Untersuchung (möglicher Umstieg auf Operation) und dem Patienten ab. Ob ERCP, Brochoskopie (durch Doppellumen gleichzeitig Beatmung möglich), Koloskopie oder CT/MRT (z. B. bei Kindern), nicht immer ist bei kleinen Kurzeingriffen ein Anästhesist anwesend.

> ❯ Nur bei Erwachsenen und voraussichtlich komplikationslosen Verläufen können kleinere Anästhesien ohne einen Narkosefacharzt durchgeführt werden.

2.1.11.7 Anästhesie in der Schwangerschaft

Eine Schwangerschaft bedeutet, dass ein zweiter Patient mitbehandelt wird und sich die Patientin in einer psychischen Ausnahmesituation, vornehmlich in Angst und Sorge um das Kind, befindet.

> ❶ Cave
> Strengste Indikationsstellung nach Nutzen-Risiko-Abwägung zur Anästhesie und Operation sowie sorgfältigste Medikamentenauswahl und Dosisanpassung in der Schwangerschaft. Elektive Eingriffe verbieten sich, dringliche Operationen sollten in das 2. oder 3. Trimenon verschoben werden. Regionalanästhesien sind vorzuziehen.

Die Wirkungen der Pharmaka auch auf den kindlichen Organismus sind zu bedenken (Atemdepression des Kindes bei Gabe von Opioiden an die Mutter) In fortgeschrittener Gravidität ist an Linksseitenlage zu denken (V.-cava- und Aorta-Kompressionssyndrom). Das Monitoring muss intensiviert werden. Jede schwangere Patientin unterliegt auch nüchtern einer erhöhten **Aspirationsgefahr** (Blitzintubation). Eine Sectio caesarea muss sofort, binnen Minuten, also ohne jede Vorbereitung (evtl. ohne Zeit, die Patientin in den Operationssaal zu fahren) durchgeführt werden, wenn das Leben des ungeborenen Kindes in Gefahr (z. B. fehlende kindliche Herztöne) ist. Eine Vollnarkose ist hier schneller als eine Regionalanästhesie.

> ❶ Cave
> Schwangere stets in Linksseitenlage lagern (Cava-Kompressions-Syndrom!)

2.1.11.8 Ambulante Anästhesie

Insbesondere aus ökonomischen Gründen finden kleinere Operationen und diagnostische Eingriffe mit entsprechenden Narkosen, Regional- und Lokalanästhesien heute zunehmend ambulant statt (Aufnahme und Entlassung erfolgt an einem Tag). Voruntersuchung und Beratung haben im Vorfeld ebenso ambulant stattgefunden. Das Ärzteteam muss sicherstellen, dass der Patient abgeholt und postoperativ zuhause betreut bzw. überwacht wird. Eingesetzt werden kurz wirksame Narkotika mit geringer Kumulationsgefahr. 24 h nach Narkose ist keine aktive Teilnahme am Straßenverkehr, kein Abschluss wichtiger Geschäfte möglich.

Folgende Bedingungen sollten (zu den bereits erwähnten Entlassungsbedingungen aus dem Aufwachraum) erfüllt sein:
- Gute Vitalfunktionen, alle Schutzreflexe rückgebildet, Normothermie
- Klares Bewusstsein, volle Kontrolle über die Motorik, Patienten müssen laufen können, abgeklungene Regionalanästhesie
- Gutes Befinden (keine Übelkeit, Schwindel, Schmerzen)
- Keine offensichtliche Nachblutung erkennbar
- Miktion normal möglich
- Entlassung durch Operateur (fachspezifisch) und Anästhesist (fachspezifisch)

2.1.12 Grundlagen der Schmerztherapie

2.1.12.1 Dimensionen des Schmerzes

Schmerzen sind nicht nur eine unangenehme Sinneswahrnehmung, sondern beeinflussen negativ:
- Postoperative Phase (Wundheilung, Mobilisation, Morbidität)
- Psychische Störungen (v. a. Depression), Schlafstörungen
- Herz-Kreislauf-System (RR, Puls, Arrhythmien, myokardialer O_2-Verbrauch)
- Atmungssystem (Hypoxie), Gastrointestinaltrakt, Nieren (Oligurie), Gerinnungssystem (Thrombose)
- Muskelkontrakturen

Akute Schmerzen können **lebensbedrohend** werden (O_2-Verbrauch des Myokards), chronische Schmerzen können den körperlichen und seelischen **Verfall** eines Menschen bewirken. Dennoch wird die Schmerztherapie oft vernachlässigt und, insbesondere bei Tumorpatienten viel zu zurückhaltend analgetisch behandelt. Unbegründete Furcht vor Toleranz und Suchtentwicklung bei Opioidanalgetika, Vermeiden aufwendiger BTM-Rezepte und Unkenntnis über die Möglichkeiten der heutigen Schmerztherapie sind Gründe dafür.

2.1.12.2 Schmerzeinteilung/Schmerzanamnese

Pathophysiologisch wird Schmerz unterschieden in:
- **Nozizeptiver Schmerz:** Direkte Reizung der Nozizeptoren, somatisch (stechend) oder viszeral (dumpf), meist gutes Ansprechen bereits auf Nichtopioidanalgetika.
- **Neuropathischer Schmerz:** Läsion der Nerven oder Nervenbahnen (peripher oder zentral), brennender bis elektrisierender Schmerz, Dysästhesien, erhöhte mechanische und thermische Empfindlichkeit des Schmerzareals, häufig kein Ansprechen auf Opioidanalgetika.

Eine präzise **Schmerzanamnese** ist unerlässlich. Sinnvoll sind Schmerztagebücher:
- Beginn, Verlauf, Korrelation mit Situationen, Tätigkeiten, Schmerzverstärker, Schmerzverminderer
- Lokalisation
- Qualität, Intensität (Fragebögen, Schmerzskalen)
- Fragen zu Lebensqualität, Leistungsfähigkeit, Stimmung
- Bisherige Therapien
- Sozialanamnese (Beruf, Familie, Partner etc.)

 Schmerzpatienten haben oft einen Medizin-Marathon hinter sich. Wenn möglich, sind unnötige, belastende und erneute teure Untersuchungen zu vermeiden.

2.1.12.3 Analgetische Verfahren

Durch Wahl des geeigneten Verfahrens lassen sich heute fast alle Schmerzen gut bekämpfen. Individuell gibt es sowohl hinsichtlich Schmerzempfindung als auch Therapieerfolg erhebliche Unterschiede.

❗ **Cave**
Keine hochwirksame Schmerztherapie (Opiate, Lokalanästhetika) ohne intensive und ständige Überwachung des Patienten (Kreislauf, Atemdepression).

Schwer therapierbar sind **Phantomschmerzen** (paradoxe Schmerzempfindung an nicht mehr vorhandenen Gliedmaßen) und andere neuropathische Schmerzen (z. B. bei Para- und Tetraplegie). Durch regionale Analgesie prä-, intra- und postoperativ (Amputationsoperation) und spezielle chirurgische Verfahren kann die Wahrscheinlichkeit des Auftretens reduziert werden (Bekämpfung vor der Entstehung!).

 MEC (»minimal effective concentration«): Unterhalb dieses Plasmaspiegels fordern Patienten weiter Schmerzmittel an. MEC Sufentanil = 0,2–0,5 ng/ml. MEC Morphin = 10–30 ng/ml.

Tab. 2.24. Nervenblockadeverfahren

Blockadeverfahren	Zielsetzung
Diagnostisch	Identifikation des Schmerzortes mittels kurzfristig wirkendem Lokalanästhetikum
Prognostisch	Testen der erzielbaren Schmerzreduktion
Therapeutisch	Analgesie – auch längerfristig

Unterschieden werden diagnostische, prognostische und therapeutische Nervenblockaden (Tab. 2.24). Nervenblockaden können bei chronischen, verselbstständigten Schmerzen den Teufelskreis Schmerz–Verspannung lösen.

2.1.12.4 Chronische Schmerzen

Chronischer Schmerz geht über die normale Heilungsphase hinaus und besteht mehr als 3–6 Monate. Er ist biologisch sinnlos (keine Warnfunktion, Schonung) und kann zu körperlichem, psychischem und sozialem Verfall führen.

Die häufigsten chronischen Schmerzformen sind Kopf-, Rücken-, Tumor- und Metastasen- sowie Gelenkschmerzen. Nicht selten sind Schmerzsyndrome idiopathisch, d. h. ohne erkennbare organische Ursache. Die Entstehung ist stets multifaktoriell. Häufig findet sich eine psychische Komponente, die Empfindlichkeit der Schmerzwahrnehmung ist hochgradig individuell. Umgekehrt verursachen chronische Schmerzen oft psychische Erkrankungen, nicht selten auch chronischen Substanzgebrauch oder Suizid.

Die Therapie des chronischen Schmerzes ist eine interdisziplinäre Herausforderung. Auf konstante Spiegel und Schemata durch gleich bleibende Medikation in festen zeitlichen Abständen muss geachtet werden. So kommt es auch unter Dauertherapie mit Opioiden zu keiner oder einer kalkulierbaren und akzeptablen psychischen Suchtentwicklung.

❗ **Cave**
Keine bedarfsgesteuerte Pharmakoanalgesie bei der Behandlung chronischer Schmerzen.

Alle Verfahren können zur Anwendung kommen, oft sind Kombinationen sinnvoll. Von der WHO wurde ein medikamentöses Stufenschema entwickelt, mit dem über 90% aller chronischen Schmerzformen erfolgreich p.o. behandelt werden können (Tab. 2.25).

◘ Tab. 2.25. WHO-Stufenschema

Stufe	Medikation	Adjuvanzien (Koanalgetika, physikalische Therapie, Psychologische Betreuung u. a.)
I	Nichtopioidanalgetika (ASS, Paracetamol, Metamizol)	Bei Bedarf
II	Schwache Opioide mit/ohne Nichtopioidanalgetika	Bei Bedarf
III	Starke Opioide (z. B. Morphin) mit/ohne Nichtopioidanalgetika	Bei Bedarf

In Kürze

Spektrum der Schmerztherapie

Verfahren	Erläuterung
Phytotherapeutika	Je nach Suggestabilität des Patienten u. U. hochwirksam
NSAR (Nichtsteroidale Antirheumatika), z. B. ASS, Diclofenac, Ibuprofen	Anwendung bei Entzündungsschmerz. Antiphlogistische Eigenschaften. Cave: Nierenfunktion, gastrointestinale Ulzera (Kombination mit Protonenpumpenhemmern), Thrombozytenaggregationshemmung, Blutgerinnung, Bronchospasmus
Nichtsaure antipyretische Analgetika, z. B. Paracetamol, Metamizol	Kolikschmerz (Metamizol, spasmolytisch), Fieber, Kinder. Cave: Leberzellnekrose bei Paracetamol >7 g/Tag, RR Abfall bei Metamizol
Coxibe[1] (selektive Cyclooxygenase-2-Hemmer), z. B. Celecoxib, Etorecoxib	Schmerzen des Bewegungsapparates z. B. bei Ulkusanamnese, postoperativ
Schwache Opioide, z. B. Codein, Tramadol, Tilidin	Akuter Schmerz, postoperativ. Fallen nicht unter BtMVO
Starke Opioide, z. B. Morphin, Methadon, Fentanyl, Buprenorphin	Akuter Schmerz, Perioperativ, Langzeitbehandlung. Nebenwirkungen: Übelkeit, Obstipation (Laxanzien), Brechreiz (Antiemetika), Hypotension, Miktionsstörung, Atemdepression (in Dosen für chronische Schmerztherapie nicht relevant). Fallen unter BtMVO
Medikamentöse Kotherapeutika (Koanalgetika)	Trizyklische Antidepressiva (Begleitdepression, Tumorschmerz), Antiepileptika (Neuropathische Schmerzen), Neuroleptika, Bisphosphonate (Knochenschmerz), Glukokortikoide (Ödem- und Entzündungsreduktion, Knochenschmerz), Kalzitonin (Phantomschmerz), Myotonolytika (Spastik), Spasmolytika (Palliation), Lithium (Clusterkopfschmerz), Cannabis (Tumorschmerz), α_2-Agonisten (bei Toleranzentwicklung gegenüber Opioiden)

▼

Patientengesteuerte intravenöse/peridurale Applikationsverfahren	PCA (»patient controlled analgesia«) – befüllt meist mit Morphin, Pritramid, Pethidin oder Tramadol PCEA (»patient controlled epidural anaesthesia«) – Opiat/Lokalanästhetikum; Patient kann sich bei Schmerzen selbst »Bolus« geben. Eingestellte Pausen/Höchstdosen verhindern Überdosierung
Elektrische Reizstromverfahren	Reiztherapie, transkutane elektrische Nervenstimulation (TENS), Stangerbad, Iontophorese
Manuelle Therapie	Lösung von Blockaden des muskuloskelettalen Systems
Physikalische Therapie	Wärme, Kälte, Massage
Physiotherapie	Schlingentisch, physiotherapeutische Anwendungen
Akupunktur, Akupressur	Klassisch, Ohrakupunktur, elektrisch, Laserakupunktur
Rückenmarksnahe Regionalanästhesie	Periduralanästhesie (epidural, subarachnoidal) mit Opioiden/Lokalanästhetika. »Single shot« oder kontinuierlich/repetitiv per Katheter und Pumpe (extern/intern)
Periphere Regionalanästhesie	Evtl. radiologisch gesteuerte Nervenblockade mit Lokalanästhetika. »Single shot«, repetitiv/kontinuierlich per Katheter und Pumpe Beispielsweise Plexus, Interkostalnerven, Sympathikus Häufig angewandtes Verfahren
Infiltration, »Triggerpunktinfiltration«	Unterspritzung mit Lokalanästhetika/Kortikoiden Wundinfiltration Sehr häufig angewandtes Verfahren
Intrakutane »Quaddelung«	Mit Luft, NaCl, Wasser, Lokalanästhetika
Neurolyse (Neurodestruktion, Neuroablation)	CT oder Durchleuchtungsgesteuerte perkutane Destruktion von Nerven, Plexus, Grenzstrang mit neurotoxischen Substanzen (Phenolen, Alkohol u. a.) oder Thermokoagulation/Chordotomie/Rhizotomie Bei schweren, therapieresistenten Schmerzen (z. B. Destruktion des Plexus coeliacus bei stärksten Tumorschmerzen)
Neurochirurgie	Hirnstimulationsverfahren (implantierte Elektroden), Spinal-cord-Stimulation (Elektrode), Lobektomie etc. Selten indiziert, z. B. bei therapieresistenten neuropathischen Schmerzen
Strahlentherapie	Schmerzbestrahlung, verschiedene Verfahren
Psychotherapie	Psychiatrische Behandlung, psychologische Betreuung

[1] Rofecoxib (Viox) wurde 2004 wegen gravierender, aber umstrittener UAW vom Arzneimittelmarkt genommen.

2.2 Intensivmedizin

U. P. Herrmann, S. Vay

Definition. Intensivüberwachung und Intensivtherapie beinhaltender übergeordneter Begriff.

Terminologie
- **Intensivbehandlung:** Anwendung aller therapeutischen Möglichkeiten zum temporären Ersatz gestörter/ausgefallener vitaler Organfunktionen bei gleichzeitiger Behandlung des diese Störungen verursachenden Grundleidens (Lavin 1994)
- **Intensivüberwachung:** permanente Überwachung der Vitalfunktionen meist schwer kranker Patienten
- **Intensivtherapie:** Therapie unter Überwachung von ausgefallenen bzw. gestörten Vitalfunktionen (z. B. kurzzeitige künstliche Beatmung bei respiratorischer Insuffizienz, z. B. Hämofiltration bei MOV)
- **Intensivpflege:** in die Intensivmedizin integrierter Begriff, der die spezielle Pflege der Intensivpatienten beinhaltet

---

Scoring

Definition. Klassifikation von Krankheitsbildern bzw. Verletzungsmustern, mit deren Hilfe der Zustand eines Patienten in einer einheitlichen, reproduzierbaren Nomenklatur erfasst wird.

Scoring erleichtert das Erstellen von Diagnosen, Prognosen, Behandlungsstrategien, die Dokumentation und Qualitätskontrolle. Unterschiedliche Zustände (z. B. Atmung, Bewusstseinslage etc.) werden anhand von Punkteskalen eingeordnet.

Gängige Skalen/Scoringsysteme
- Apgar-Schema (Neugeborene/Säuglinge)
- Child-Pugh- und MELD-Score (Klassifikation der Leberfunktion/Leberzirrhose)
- Glasgow-Koma-Skala (GCS) (Bewusstseinstörungen bei Erwachsenen, ◘ Tab. 2.26)
- Pediatric Glasgow Coma Scale (PGCS) (Bewusstseinsstörungen bei Kindern)
- APACHE (Acute Physiology And Chronic Health Evaluation)
- Mainz Emergency Evaluation Score (MEES)
▼

- Richmond Sedation Scale (RASS) (Agitationsscore)
- u. v. a.

2.2.1 Klinische Untersuchung, intensivmedizinisches Monitoring

Zur klinischen Untersuchung ist ein konsequentes persönliches System bzw. Vorgehen sinnvoll, um keinen Bereich auszuklammern. Initial wird eine **symptom- und problemorientierte** Untersuchung durchgeführt, sodass eine schnelle Einleitung evtl. lebensnotwendiger Maßnahmen erfolgen kann. Erst später erfolgt die genaue und **systematische Untersuchung** des Patienten.

◘ **Tab. 2.26.** Scoring-Beispiel: Glasgow-Koma-Skala

	Punkte
Augen öffnen	
Spontan	4
Auf Aufforderung	3
Auf Schmerzreiz	2
Fehlen	1
Verbale Reaktion	
Orientiert	5
Desorientiert	4
Inadäquate Äußerung	3
Unverständliche Laute	2
Keine	1
Motorische Reaktion	
Auf Aufforderung	6
Gezielt auf Schmerzreiz	5
Normale Beugeabwehr auf Schmerzreiz	4
Beugesynergismen auf Schmerzreiz	3
Strecksynergismen auf Schmerzreiz	2
Keine Bewegung	1
Maximale Punktzahl: 15	

> Die sorgfältige Auskultation von Herz und Lunge ist Standard.

Inspektion von Haut und Schleimhäuten (Kolorit, Struktur), neurologischer Status

Zu beachten ist:

- Ist die Haut zyanotisch, ikterisch, anämisch, ödematös?
- Gibt es Exsikkosezeichen?
- Finden sich Exantheme, Enantheme, Ekzeme, Petechien, Spider naevi, Dekubiti, traumatische Hautdefekte, Eintrittsstellen von Kathetern und Sonden?
- Welche Ursachen können für dieses Aussehen vorliegen, z. B. Herzinsuffizienz, Eiweißmangelödem, Kapillar-Leck-Syndrom?
- Wie ist die Hauttemperatur und -durchblutung, z. B. Zentralisation mit Marmorierung von Armen und Beinen?

Überprüfung der Bewusstseinslage. Kontaktfähigkeit des Patienten, Ansprechbarkeit, Orientierung zu Person, Raum und Zeit, Schmerzreaktionen.

Überprüfung des neurologischen Status. Pupillenmotorik: direkte und konsensuelle Lichtreaktion, Konvergenz, Isokorie, Meningismus, z. B. mit Hilfe der Glasgow-Koma-Skala.

Palpation

Untersucht werden:

- **Abdomen**: Bauchdecke weich, Abwehrspannung, lokaler Druckschmerz, Beschaffenheit der Leber (Größe, Konsistenz, Leberpulsation, Courvoisier-Zeichen), Wunden bzw. Drainagen postoperativ
- **Gefäße**: periphere, zentrale arterielle Pulse (tastbar, seitengleich) etc.
- **Ödeme**: Extremitäten, einseitig, beidseitig, Aszites, Anasarka

Perkussion

Untersucht werden:

- **Thorax**: sonorer Klopfschall (normale Lungenfunktion/Thoraxverhältnisse), gedämpfter Klopfschall (Infiltrate, Ergüsse, Atelektasen, Pleuraschwarten), hypersonorer Klopfschall (Emphysem, Pneumothorax)
- **Abdomen**: tympanitischer Klopfschall (Meteorismus), gedämpfter Klopfschall (Aszites)

Auskultation

Untersucht werden:

- **Herz**: Beurteilung der Herztöne und -geräusche
- **Ventilation**: Rasselgeräusche (trocken, feucht), Giemen, Brummen, Atemgeräusche (inspiratorisch, exspiratorisch), immer im Seitenvergleich
- **Darmgeräusche**: Darmgeräusche vorhanden, vermehrt, vermindert, fehlend, Qualität (klingend, hochgestellt)

Darmgeräusche

- Mechanischer Dünndarmileus: Metallisch klingende Darmgeräusche (in 50% durch Briden hervorgerufen, in 25% durch Hernien).
- Paralytischer Ileus: Reflektorisch (postoperativ, Pankreatitis, Myokardinfarkt, Bauchtrauma, retroperitoneales Hämatom etc.) oder toxisch (ischämische Kolitis, Enteritis, Pneumonie, Sepsis), sekundär bei fortbestehendem mechanischem Ileus, metabolisch bedingt (Diabetes mellitus, Hypokaliämie, Hyponatriämie) bzw. bei Strangulation; führt zur sog. »Totenstille« im Darm.
- Pseudoobstruktion des Kolons: Massive Gasdilatation des rechten Kolons (meist Zäkum) führt meist zum sog. stillen Darm wie beim paralytischen Ileus.

Monitoring

Dazu gehören:

- **EKG-Überwachung, kontinuierliche Messung der O$_2$-Sättigung, nichtinvasive RR-Messung**: Ermöglichen bei kontinuierlicher Überwachung die frühzeitige Erkennung von Arrhythmien, Schrittmacherfunktionen und eventuellen Koronarischämien. Sie gehören daher initial zu jedem Intensivpatienten.
- **Blutdruckmessung**:
  - **Invasiv**: Bei hämodynamisch instabilem Patienten und bei allen Schockformen durchzuführen.
  - **Nichtinvasiv**: Nach Riva-Rocci; durch oszillometrische Messtechnik (der mittlere arterielle Druck MAP wird durch das Maximum der Oszillation ermittelt), Druckmessung durch Doppler-Technik und Fingerplethysmographie (Volumenpulsationen werden über einen Photosensor und durch Aufblasen einer kleinen Manschette ermittelt).
- **ZVD-Messung**: Ermittlung der rechtsventrikulären Vorlast. 4 Faktoren sind bestimmend: Größe des zirkulierenden Volumens, Venentonus, Rechtsherzfunktion, intrathorakaler Druck.

> PEEP-Beatmung erhöht den zentral venösen Druck!

Es besteht eine Korrelation zwischen dem HZV, der arterio-zentralvenösen O_2-Gehaltsdifferenz und der zentralvenösen O_2-Sättigung.

- **Pulmonalarterienkatheter:** liefert Information über die Druckwerte in der A. pulmonalis, den pulmonal-kapillaren Okklusionsdruck, das HZV, die gemischtvenöse O_2-Sättigung und der Belastung des rechten Ventrikels und Vorhofes und des linken Vorhofes. Messung des HZV, PA-Druckes, Wedge-Druckes (entspricht dem Druck im linken Vorhof), ZVD, gemischt-venöse O_2- Sättigung
- **PiCCO** (»pulscontour continous cardiac output"): gering invasives Monitoring (kontinuierliche HZV- und weitere volumetrische Parametermessung). Es werden zwei Katheter zur Messung benötigt, ZVK und einer in einer peripheren Arterie (Arm oder Bein). Das HZV kann nach Kalibrierung durch Thermodilution mittels Pulskonturanalyse überwacht werden.

    Atmungsabhängige Schwankungen arterieller Druckkurven sind Parameter für die Volumenreagibilität (infundierter Flüssigkeiten). Hinzu kommen auch die Vorzüge gegenüber dem Pulmonaliskatheter, dass z. B. die Vorlast in Form des globalen enddiastolischen Volumens (GEDV), das intrathorakale Blutvolumen (ITBV) oder auch das extravasale Lungenwasser (EVLW), was Parameter für ein drohendes Lungenödem ist, bestimmt werden können.
- **Thermodilutionsmethode**: Ermöglicht die Errechnung des pulmonalen und systemischen Gefäßwiderstandes, Schlagvolumina und des Cardiac-Index.
- **Atmung**: Die Atemfrequenz wird ebenfalls über die EKG-Elektroden gemessen. Die Sauerstoffsättigung hingegen wird über ein Pulsoxymeter oder durch Plethysmographie gemessen. Ein an das Beatmungsgerät gebundenes Monitoring beinhaltet das AMV (AF und AZV), den Atemwegsdruck, die Pulsoxymetrie, Kapnometrie, die Resistance und Compliance.

2.2.2 Analgesie, Analgosedierung

Analgesie, Anxiolyse, Amnesie, Sedierung, vegetative Abschirmung, Reduktion des O_2-Verbrauches und Adaptation an den Respirator sind (Therapie-)Ziele bei intensivmedizinisch betreuten Patienten.

 Cave
Trotz Analgesie bzw. Sedierung muss die Neurologie des Patienten beurteilbar bleiben, auch unter einer Respiratortherapie (RASS-Scoring).

Sedierungskonzepte

Analgosedierung, z. B. mit
- Midazolam und Sufentanil
- Propofol und Sufentanil
- Ramifentanil und Propofol
- Ramifentanil und Midazolam oder mit Clonidin oder mit Ketamin
- Relaxierung als Ultima ratio

 Die Relaxation/Analgesie/Sedierung sollte bei Eingriffen oder Untersuchungen individuell und nach Narkose/Analgesiezeit angepasst werden.

Es sollte nur die minimal notwendige Dosierung eingesetzt werden. Ideal ist eine Substanz bzw. Substanzkombination von großer therapeutischer Breite mit minimaler Beeinträchtigung von Herz, Kreislauf und Atmung und geringer HWZ.

Cave
Entzugssymptomatik bei längerem Einsatz.

In der Intensivmedizin werden zur **Analgesie** hauptsächlich Opioide wie Fentanyl, Alfentanil und Sufentanil verwendet, zur **Sedierung** Hypnotika, Neuroleptika sowie Benzodiazepine.

2.2.3 Ernährung, Infusionstherapie

Künstliche Ernährung ist notwendig, wenn ein Patient nicht essen kann, will oder darf. Nach chirurgischen Eingriffen wird sie eingesetzt, wenn voraussehbar ist, dass der Patient 3 Tage und mehr nicht essen darf. Dabei sollten die applizierten Lösungen am besten weniger als 800 mosmol/l haben, da sonst die Venen zu sehr gereizt werden. Suffiziente parenterale Ernährung wird immer über einen zentralvenösen Zugang verabreicht.

 Parenterale Ernährung sollte von enteraler Sondenernährung getrennt werden, der enteralen Ernährung sollte wenn möglich immer der Vorzug gegeben werden.

Prinzipiell werden durch künstliche Ernährung Kohlenhydrate, Aminosäuren, Fette, Vitamine und Mineralstoffe zugeführt.

Für einen Intensivpatienten werden zur **parenteralen Ernährung** 25–45 kcal/kg KG/Tag angesetzt, die Ernährung sollte bestehen aus:
- 50–70% Kohlenhydraten
- 30–50% Fettemulsionen
- 10–20% Aminosäuren

Zu diesem Zwecke gibt es industriell fertig gemischte Komplettlösungen, die alle wichtigen Stoffe enthalten und zur optimalen parenteralen Ernährung des Patienten geeignet sind.

 Cave

Nieren- und leberinsuffiziente Patienten bedürfen individueller Dosierungen, z. B. Aminosäurenanpassung).

Vorteile der **enteralen (natürlichen) Ernährung** sind die Aufrechterhaltung der Dünndarmtätigkeit, Verminderung der Infektionsgefahr und Reduktion eventueller Stressulzera. Über eine Magensonde ist die Ernährung auch bei intubierten Patienten möglich. Es wird eine kontinuierliche Ernährung über 12–24 h empfohlen.

In Kürze

Einführung in die Intensivmedizin

Scoring	Klassifizierung von Krankheitsbildern, Verletzungsmustern mithilfe von Punkteskalen, z. B. Apgar-Schema, Glasgow-Koma-Skala
Monitoring	EKG; Messung von Blutdruck (invasiv/nichtinvasiv), O_2-Sättigung (Pulsoxymetrie, Plethysmographie), ZVD; Pulmonalarterienkatheter, PiCCO (»pulscontour continous cardiac output«)
Analgesie, Analgosedierung	Vegetative Abschirmung, Reduktion des O_2-Verbrauchs, Adaption an den Respirator Analgesie (Opioide), Sedierung (Hypnotika, Neuroleptika, Benzodiazepine)
Ernährung, Infusionstherapie	Enterale Sondenernährung (Magensonde): Aufrechterhaltung der Dünndarmtätigkeit, geringe Infektgefahr, weniger Stressulzera Parenterale Ernährung (ZVK): wenn natürliche Ernährung über 3 Tage hinaus nicht möglich

---

2.2.4　Respiratorische Störungen

Respiratorische Störungen werden in **obstruktive** und **restriktive** Störungen oder **kombiniert obstruktiv- restriktive Ventilationsstörungen** unterteilt.

 Bei restriktiven Störungen ist die Belüftung und Durchblutung der Lungenoberfläche herabgesetzt, bei obstruktiven Störungen ist der Strömungswiderstand erhöht.

Hypoventilation

Ätiopathogenese. Zentrale Atemstörungen sind meist die Ursache für eine globale verminderte Lungenbelüftung bei normaler Durchblutung.

Therapie. Sauerstoffgabe bzw. Beatmung, evtl. medikamentöse Behandlung.

Rechts-links-Shunt

Ätiopathogenese. Die Alveolen sind hierbei noch durchblutet, aber nicht mehr belüftet. Dies führt zur ventilatorischen Verteilungsstörung (Totalatelektase). Ausschluss belüfteter Alveolarareale führt zum **funktionellen** Shunt.

Therapie. Ursachenbehebung (Verschluss des VSD oder ASD, Pneumothoraxdrainage, Pleuraergusspunktion etc.), Sauerstoffgabe.

Totraumventilation, Non-Perfusion-Areas

Ätiopathogenese. Hierbei wird ein Lungenareal belüftet, aber nicht durchblutet bzw. das Ventilationsvolumen ist zu gering für einen effektiven Gasaustausch. Ursachen können u. a. eine Lungenembolie, hypovolämischer Schock, Status asthmaticus, Lungenemphysem oder Schmerzen (flache Atmung) sein.

Therapie. Sauerstoffgabe, Sedierung, Analgesie bzw. Relaxierung und Beatmung.

Diffusionsstörungen

Ätiopathogenese. Da die alveolo-kapillaren Membranen verdickt sind, verlängert sich die Diffusionsstrecke, der Gasaustausch für Sauerstoff ist gestört. Die Kontaktzeit der Erythrozyten und deren O_2-Aufsättigung sind zudem durch Abnahme des Gesamtgefäßbett-Durchmessers vermindert.

Therapie. ▶ Band Innere Medizin, ▶ Kap. 3.5.1 (Lungenödem), ▶ Kap. 3.2.5 (Lungenfibrose), ▶ Kap. 3.3.1.3 (ARDS).

Atelektase

Ätiopathogenese. Komplette Obstruktion oder Kompression von peripheren oder zentralen Atemwegen verursachen eine Makro- bzw. Mikroatelektase. Bei der Obstruktionsatelektase kommt es zu Verlegung von Bronchiolen durch z. B. Schleim (▶ Band Innere Medizin, ▶ Kap. 3.2.6).

Therapie. Sauerstoffgabe bzw. Beatmung und Entfernung des Schleims, bei intubierten Patienten bronchoskopisch oder durch physiotherapeutische Maßnahmen und/oder Absaugung.

Pneumothorax

Ätiopathogenese. Unterschieden werden:
- **Offener** Pneumothorax, der durch in den Pleuraspalt eindringende Luft bei Inspiration das Mediastinum zur kontralateralen Seite verschiebt mit Zurückverschiebung bei Exspiration
- **Geschlossener** Pneumothorax, bei dem keine Verbindung zwischen dem Pleuraraum und der Außenluft besteht und der üblicherweise spontan nach Resorption der eingedrungenen Luft heilt
- **Spannungspneumothorax**, der die gefährlichste Form darstellt: Bei jeder Inspiration dringt Luft durch ein entstandenes »Ventil« in den Thorax, kann jedoch bei Exspiration nicht entweichen

Ursachen für einen Pneumothorax sind u. a. Thoraxtraumen mit Rippenfrakturen, Punktionen der V. subclavia und V. jugularis interna, Tracheotomie, Barotraumen unter maschineller Beatmung, Spontanrupturen einer subpleuralen Emphysemblase, Asthmaanfälle und Perforation zerfallender pulmonaler Infiltrationsprozesse in die Pleurahöhle.

Therapie. Sauerstoffgabe und Anlage einer Drainage (mit Dauersog), bei respiratorischer Insuffizienz Überdruckbeatmung (▶ Band Querschnittsfächer, ▶ Kap. Notfallmedizin).

Pleuraerguss

Ätiopathogenese. Ursachen können sein (▶ Band Innere Medizin, ▶ Kap. 3.6.2):
- Thoraxtraumen
- Tumoren
- Autoimmunerkrankungen
- Lungenembolien
- Akute Pankreatitis
- Bakterielle Pneumonien
- Kardiale Dekompensation
- Urämische Pleuritis
- Nephrotisches Syndrom

Je nach Art der angesammelten Flüssigkeit im Pleuraspalt (Transsudat, Exsudat, Eiter, Blut, Chylus) entsteht ein Hämatothorax, Chylothorax, Hydrothorax oder Pleuraempyeme.

Therapie. Zur Verminderung eines Pleuraergusses führt neben der Behebung der Ursache (medikamentös oder operativ) die Ausschwemmung mit gezieltem Einsatz von Diuretika und/oder die Pleurapunktion, die direkt zu Atemerleichterung führt und ggf. die Anlage einer Drainage.

Lungenödem

Ätiopathogenese. Vermehrung der interstiellen und/oder alveolären Flüssigkeitsansammlung (▶ Band Innere Medizin, ▶ Kap. 3.5.1). Ursache ist bei
- Erhöhung des hydrostatischen Druckes in den Kapillaren meist eine Linksherzinsuffizienz, Überwässerung, Hirndrucksteigerung oder Niereninsuffizienz,
- erniedrigtem onkotischem Druck im Plasma eine Hypoproteinämie,
- Erhöhung der alveolären/kapillären Permeabilität evtl. eine Hypo- oder Hyperoxie, Toxin- oder Hitzeeinwirkung,
- Alveolardruckerniedrigung meist eine Reexpansion nach Pneumothorax bzw. Pleuraerguss oder ein vorangegangener Aufenthalt in großer Höhe.

Therapie. Ursachenbehebung, Ausschwemmung mittels Diuretika, Vorlastsenkung und ggf. Dialyse und Sauerstoffgabe.

COPD (»chronic obstructiv pulmonary disease«)

Ätiopathogenese. Häufigste Ursachen sind inhalatives Rauchen, rezidivierende Bronchitis, bronchiale Hyperreaktivität sowie Allergene und reduzierte bronchopulmonale Abwehr. Die Klinik ist gekennzeichnet durch chronischen Husten mit Auswurf (▶ Band Innere Medizin, ▶ Kap. 3.3.1.2).

Therapie. Elimination der Ursachen (z. B. Allergene), medikamentöse Therapie u. U. mit Antibiotika, Bronchialtoilette und Sauerstoffgabe (intermittierend).

 Cave
Die akute Exazerbation einer COPD kann vital bedrohend sein.

Aspiration

Ätiopathogenese. Flüssigkeiten, z. B. Magensaft, Erbrochenes oder v. a. bei Kindern auch Fremdkörper gelangen ins bronchopulmonale System. Innerhalb kürzester Zeit kann dies zu Bronchitis, Lungenödem, Pneumonie oder sogar Atelektase führen.

 Bei Aspirationsgefahr Schutzintubation.

Therapie. Bei Fremdkörpern Entfernung dieser, bei Flüssigkeiten prophylaktisch antibiotische Therapie und Sauerstoffgabe.

Pneumonie

Ätiopathogenese. Entzündliche Erkrankung des Lungenparenchyms und/oder Lungengerüstes der alveolären und/oder interstitiellen Strukturen, hervorgerufen durch Bakterien, Pilze, Viren, endo- oder exogene Toxine (▶ Band Innere Medizin, ▶ Kap. 3.3.2). Die häufigsten Erreger einer **primären Pneumonie** sind:

- Streptococcus pneumoniae
- Haemophilus influenzae
- Mycoplasma pneumoniae
- Influenzaviren A und B
- Parainfluenzaviren
- Adenoviren

Typische Erreger einer **nosokomialen Pneumonie** hingegen sind: Enterobacteriaceae, Pseudomonadaceae, Staphylococcus aureus, Anaerobier, koagulasenegative Staphylokokken, Legionellaceae, Streptococcus pneumoniae, Haemophilus influenzae, Pilze oder Protozoen.

Mögliche Komplikationen sind Pleuraergüsse, Empyem, Pneumothorax, Abszesse, Sepsis und ARDS.

Therapie. Antibiotische Therapie (bis zum Erregernachweis Breitbandantibiotika und nach Erregernachweis Erreger-spezifische Antibiotika), evtl. Sauerstoffgabe.

 Vor antibiotischer Therapie möglichst immer Erregernachweis.

ARDS (»adult respiratory distress syndrome«)

Synonym. Akutes Lungenversagen, Schocklunge.

Ätiopathogenese. Möglich sind:

- Systemische Auslöser: Polytraumen, Sepsis, Hämolyse, Verbrennungen
- Pulmonale Auslöser: Aspiration, Pneumonie, Hyperoxie, arterielle Hypoxie, Lungenembolien, Lungenkontusion, Inhalation toxischer Gase
- Toxische Auslöser: Paraquat, Heroin

Symptomatisch kommt es progredient zur Atmungsverschlechterung durch Verschlechterung des pulmonalen Gasaustausches und Erhöhung der Totraumventilation. Auch bei ARDS gehören Pneumothorax, Emphysem, Pneumonie oder Atelektase zu den möglichen Komplikationen.

 Die Prognose des ARDS ist trotz schnell eingeleiteter Therapie sehr schlecht.

Therapie. Ursachenbehebung (Diurese, Hämofiltration), Antibiose, Ruhigstellung mittels Sedativa und Analgetika sowie Muskelrelaxierung und Sauerstoffgabe bzw. Beatmung, ggf. NO-Beatmung, Rotation des Körpers zur Verbesserung der Ventilation-Perfusions-Physiologie.

In Kürze

Respiratorische Störungen

Krankheitsbilder	Therapeutische Maßnahmen
Hypoventilation, Rechts-links-Shunt, Non-Perfusion-Areas, Diffusionsstörungen, Atelektase, Pneumothorax, Pleuraerguss, Lungenödem, COPD, Aspiration, Pneumonie, ARDS	Sauerstoffgabe, ggf. Beatmung, Ursachenbehebung mit evtl. Absaugung bzw. Fremdkörperentfernung, Physiotherapie, Drainage oder Ausschwemmung, Pleurapunktion, Antibiotika, ggf. Sedierung, Analgesie, Relaxierung

2

2.2.5 Kardiovaskuläre Störungen

Ätiopathogenese. Kardiovaskuläre Störungen können durch Pumpfunktionsstörungen, Blutvolumen- oder Gefäßtonusveränderungen hervorgerufen werden.

- Für Störungen der **Pumpfunktion** können ein Herzinfarkt, Angina pectoris bei KHK, Herzinsuffizienz, Rhythmusstörungen die Ursache sein.
- **Blutvolumenänderungen** können hypo- oder hypervolämisch sein (Band Querschnittsfächer, ▶ Kap. Notfallmedizin). Zur Hypervolämie kann es vor allem bei Intensivpatienten durch übermäßige Flüssigkeitszufuhr kommen.
- Der **Gefäßtonus** wird bei anaphylaktischem, septischem oder neurogenem Schock erniedrigt. Sowohl die Vor- als auch die Nachlast werden gesenkt. Zur Erhöhung der Nachlast kommt es u. a. durch Blutviskositätssteigerung bzw. Widerstandserhöhung der Ausflussbahn eines Ventrikels oder peripherer Gefäße.

Therapie. Bei Störungen der **Pumpfunktion:** O_2-Gabe, evtl. Katecholamine zur Unterstützung der Pumpfunktion bei Hypotonie und im kardiogenen Schock (Dobutamin und oder Adrenalin)

Bei **Blutvolumenveränderungen:** Infusions-/Hämotherapie, Elektrolytkontrolle. Sowohl die Einfuhr jeglicher Flüssigkeiten als auch die Ausfuhr muss bei Intensivpatienten genau bilanziert werden (auch durch Körpergewichtskontrolle), um ungewollte Volumenveränderungen zu vermeiden.

Bei **Gefäßtonusveränderungen**: Adrenalin und Antihistaminika, evtl. Cortison.

2.2.6 Nierenversagen

Ätiopathogenese. Beim Nierenversagen kommt es zum Anstieg des Plasmakreatinins, 1–30 Tage anhaltender Oligo-/Anurie und nachfolgender, ggf. wochenlanger Polyurie. Das **akute** Nierenversagen tritt rasch auf, betrifft meist primär gesunde Nieren und ist in aller Regel reversibel.

> ❯ Prognostisch weniger günstig ist das **subakute** oder **chronische** Nierenversagen bei bereits bekannter Niereninsuffizienz mit akuter Dekompensation.

Beim akuten Nierenversagen werden unterschieden:

- Dem **prärenalen** bzw. funktionellen Nierenversagen liegt eine Hypovolämie oder Linksherzversagen zugrunde.
- Das **postrenale** Nierenversagen wird durch beidseitige Harnleitersteine, Prostataadenome, Blasentumore oder retroperitoneale Hämatome hervorgerufen. Es liegt also eine Obstruktion der ableitenden Harnwege vor.
- Das **renale** bzw. organische Nierenversagen, entsteht durch nephrotoxische Stoffe, zirkulatorische und somit ischämische Störungen.

Therapie. Beim akuten Nierenversagen erfolgen intensivmedizinisch stündliche Messungen der Ausscheidung, Kontrollen des Hydratationszustandes (ZVD) und regelmäßige Kontrollen von Natrium, Kalium, Kreatinin, Harnstoff, Osmolalität von Serum und Urin, Blutgasanalysen kleines Blutbild, Kalzium, Gesamteiweiß, Urinstatus, Urinsediment und Kulturen.

Die eigentliche Therapie beruht auf Wasserrestriktion bzw. beim prärenalen Nierenversagen auf Flüssigkeits- und Elektrolytsubstitution, EKG-Monitoring und Einsatz eines Blasenkatheters zur genauen Ausfuhrkontrolle, ggf. Dialyse oder Hämofiltration.

In Kürze

Kardiovaskuläre Störungen und Nierenversagen

Krankheitsbilder	Therapeutische Maßnahmen
Kardiovaskuläre Störungen: Störungen der Pumpfunktion, des Blutvolumens, des Gefäßtonus	Sauerstoff, evtl. Katecholamingabe, Infusions-/Hämotherapie, Bilanzierung, Elektrolytkontrolle, Adrenalin, ggf. Antihistaminika, Kortison
Nierenversagen: prärenal, renal, postrenal	Kausale Behandlung, Bilanzierung, Elektrolytsubstitution, ZVD, Blasenkatheter, ggf. Dialyse, Hämofiltration

2.2.7 Störungen des Wasser- und Elektrolythaushaltes

Definition. Die Störungen beruhen auf pathologischen Volumenänderungen, vorliegen kann eine Hyper- oder eine Dehydratation. Diese können hyper-, iso- oder hypoton sein (▶ Band Innere Medizin, ▶ Kap. 6.8).

Der Wasserhaushalt in Kombination mit den Elektrolyten sollte jedoch nur unter kontrollierten Bedingungen ausgeglichen werden. Hierzu gehören regelmäßige Analysen der Blutgase (mindestens alle 3–6 h), Kontrolle der Osmolalität, Natrium, Kalium und Chlorid sowohl im Plasma als auch im Urin.

Hypertone Hyperhydratation

Ätiopathogenese. Überschuss an Natriumchlorid hervorgerufen durch:
- Kortikosteroidtherapie
- Morbus Conn
- Morbus Cushing
- Übermäßige Kochsalzzufuhr
- Übermäßige Zufuhr hypertoner Infusionen

Therapie. Kochsalz- und Flüssigkeitsrestriktion, Gabe von Saluretika.

Hypertone Dehydratation

Ätiopathogenese. Mangel an freiem Wasser und gleichzeitig erhöhte Serumosmolalität durch:
- Diabetes insipidus
- Diarrhö
- Exsikkose
- Lang anhaltendes Erbrechen
- Lang anhaltendes Fieber

Therapie. Halb- oder Zweidrittelelektrolytlösung. Zur Verhinderung eines Dysäquilibriumsyndroms sollte die erhöhte Serumnatriumkonzentration nur langsam gesenkt werden.

Hypotone Hyperhydratation

Ätiopathogenese. Extra- und intrazellulärer Wasserüberschuss mit erniedrigter Serumosmolalität und Natriumkonzentration durch:
- Herzinsuffizienz
- Leberzirrhose
- Überdosierung natriumfreier Infusion

Therapie. Kontrollierte Ausschwemmung.

Hypotone Dehydratation

Ätiopathogenese. Intravasale Hypovolämie durch Kochsalzmangel durch:

- Kochsalzmangel
- Lang anhaltendes Erbrechen
- Starker Schweißverlust

Therapie. Infusion isotoner Kochsalzlösung.

Isotone Hyperhydratation

Ätiopathogenese. Wasser- und Natriumchloridüberschuss durch isotone Flüssigkeitsverluste bei:
- Ödeme bei: Herzinsuffizienz, nephrotischem Syndrom, dekompensierter Leberzirrhose, akuter Glomerulonephritis, chronischer Urämie
- Übermäßige Flüssigkeitszufuhr isotoner Lösungen

Therapie. Flüssigkeits- und Natriumrestriktion, ggf. Diuretikagabe.

Isotone Dehydratation

Ätiopathogenese. Wasser- und Natriumchloridmangel durch:
- Diarrhö
- Diuretikatherapie
- Erbrechen
- Verbrennungen

Hypernatriämie

Ätiopathogenese. Hervorgerufen durch:
- Hypertone Dehydratation
- Verlust von Körperflüssigkeiten (längeres Erbrechen, Durchfall etc.)
- Seltener hypertone Hyperhydratation

Therapie. Bei Dehydratation: Flüssigkeitssubstitution mit isotoner NaCl-Lösung

 Cave

Bei Dehydratation Gefahr des Hirnödems.

Hyponatriämie

Ätiopathogenese. Hervorgerufen durch:
- Aggressive Diuretikatherapie
- Verdünnungshyponatriämie (Überwässerung)
- Chronisch (oft symptomlos)

Therapie. Flüssigkeitsrestriktion (bei symptomloser Hyponatriämie), Anheben des Serumnatriums in den ersten 4 h um 1–2 mmol/l/h, jedoch in 24 h nicht mehr als um 12 mmol/l. Berechnung des Natriumdefizites: Na^+-Defizit = (135 mmol/l – Na^+ IST) × 0,3 × kg

2

> ❗ **Cave**
> Bei zu schnellem Anheben des Natriumsspiegels Gefahr der zentralen pontinen Myelinolyse. Kalium und Kalzium sollten nur unter kontrollierten Bedingungen und Monitoring ausgeglichen werden.

Hyperkaliämie

Ätiopathogenese. Hervorgerufen durch:
- Erhöhte parenterale Zufuhr
- Gewebsnekrosen
- Hämolyse
- Morbus Addison (Nebennierenrindeninsuffizienz)
- Verbrennungen
- Verminderte renale Ausscheidung bei Niereninsuffizienz, Tubulopathie
- Aldosteronantagonistentherapie
- Verteilungsstörungen bei Azidose

Therapie. Monitoring, Kaliumzufuhr unterbrechen, Kaliumausscheidung durch forcierte Diurese, zelluläre Aufnahme erhöhen durch Glukose und Insulin, kontrollierter Azidoseausgleich mit Biarbonat, Kaliumelimination mit Kationenaustauschern, ggf. Dialyse.

Hypokaliämie

Ätiopathogenese. Hervorgerufen durch:
- Alkalose
- Adrenogenitales Syndrom
- Conn-Syndrom
- Diarrhö
- Diuretikatherapie
- Insulintherapie
- Morbus Cushing
- Steroidtherapie
- Tubulopathie
- Zufuhr erniedrigt

Therapie. Monitoring, Ursachenbehebung, kontrollierte Kaliumzufuhr.

Hyperkalzämie

Ätiopathogenese. Hervorgerufen durch:
- Hyperparathyreoidismus
- Osteolyse

Therapie. Monitoring, Forcierte Ca^{2+}-Ausscheidung (forciert durch Glukose und isotone Natriumsulfatlösung), Diuretikagabe.

Hypokalzämie

Ätiopathogenese. Hervorgerufen durch:
- Akute Pankreatitis
- Zitratbluttransfusion

- Hypoparathyreoidismus
- Niereninsuffizienz
- Vitamin-D-Mangel

Therapie. Monitoring, Kalziumglukonat- oder Kalziumchloridgabe.

2.2.8 Störungen des Säure-Basen-Haushaltes

> ❯ ■ **Azidose**: pH <7,36
> ■ **Alkalose**: pH >7,44

Die respiratorische Kompensation von Säure-Basen-Störungen (Band Innere Medizin, ▶ Kap. 6.9) dauert nur einige Minuten, während die metabolische Kompensation mehrere Stunden bis Tage dauern kann.

Respiratorische Azidose

Ätiopathogenese. Entsteht durch Atemstörungen (alveoläre Hypoventilation). Der Körper versucht diese Störung durch renale HCO_3-Rückresorption zu kompensieren.

Therapie. Aufhebung der Ursache und Steigerung der alveolären Ventilation, ggf. Beatmung.

Metabolische Azidose

Ätiopathogenese. Es besteht ein Basendefizit entweder mit normaler oder erhöhter Anionenlücke (nicht messbare Anionen wie Phosphat, Sulfat, organische Säuren und Proteinat).

> ❯ Anionenlücke = $Na^+ - (HCO_3^- + Cl^-)$ (Normalwert: 8–16 mmol/l)

Eine metabolische Azidose mit erhöhter Anionenlücke wird hervorgerufen durch:
- Erhöhte Zufuhr von Salizylat, Methanol oder Ethylenglykol
- Ketosäuren
- Laktat
- Urämie (mangelnde Anionenausscheidung)

Eine metabolische Azidose mit normaler Anionenlücke entsteht durch Bikarbonatverlust.

Therapie. Ursachenbeseitigung, Hyperventilation (kompensatorisch), kontrolliert Natriumbikarbonat.

Respiratorische Alkalose

Ätiopathogenese. Entsteht bei Atemstörungen, insbesondere Hyperventilation, die eine gesteigerte alveoläre Ventilation und damit vermehrte CO_2-Ausatmung zur Folge hat.

Therapie. Bei Hyperventilation den Patienten beruhigen (ggf. Benzodiazpin u. a.) und durch Atmen in eine Tüte CO_2 (Rückatmung) zurückatmen lassen.

Metabolische Alkalose

Ätiopathogenese. H^+-Verminderung, hervorgerufen durch renalen bzw. gastrointestinalen Verlust (z. B. Diarrhö und Erbrechen) oder durch Bikarbonat- oder Zitratüberdosierung.

Therapie. Bikarbonatausscheidung steigern, HCl-Infusion (beides unter kontrollierten Bedingungen), Hypoventilation.

2.2.9　Leberversagen

Definition. Das akute Leberversagen (Leberzerfallskoma, hepatozelluläres Versagen) entwickelt sich innerhalb von Tagen bis Wochen und geht meist mit einer Enzephalopathie und Gerinnungsstörung einher (▶ Band Innere Medizin, ▶ Kap. 5.2.8).

Ätiopathogenese. Verursacht wird es durch Viren (Hepatitis A–E), Toxine, Medikamente, durch ischämische oder hypoxische Vorgänge, durch unklare Genese, Parenchymmangel (z. B. nach großen Leberresektionen) oder in Zusammenhang mit Syndromen einer Sepsis.

Symptomatik. Klinisch sind primär der Ikterus, der Foetor hepaticus und Aszites auffällig, des weiteren Zeichen der Gerinnungsstörung und die beginnende Enzephalopathie mit ihren 4 Stadien.

Stadien der Enzephalopathie

- Stadium 1: Verlangsamung, verwaschene Sprache und Müdigkeit
- Stadium 2: wie Stadium 1 plus zusätzliche Schläfrigkeit, Flapping-Tremor und Desorientierung
- Stadium 3: zusätzliche Symptome wie Verwirrtheit und Stupor
- Stadium 4: tiefes Koma mit eventueller Erweckbarkeit durch Schmerzreize

---

Als mögliche Komplikationen können akutes Nierenversagen, Herz-Kreislauf-Störungen, respiratorische Störungen und Infekte auftreten. Aszites bei akutem Leberversagen entsteht durch Ausbildung eines portalen Hochdruckes und somit Kapillarfiltrationsanstieg und durch Sinken des onkotischen Druckes bei Serumalbuminabfall. Eine diagnostische Aszitespunktion ist bei neu aufgetretenem obligat, aber auch bei länger bestehendem Aszites und Infektparametern sollte eine spontane bakterielle Peritonitis ausgeschlossen werden.

Diagnostik. Intensivmedizinisch müssen bei akutem Leberversagen Transaminasen, Bilirubin, Gerinnungsfaktoren, AP, γ-GT, Elektrolyte, Nierenwerte, Glukose, GLDH und Blutgase analysiert bzw. kontrolliert werden.

❗ Cave

Auf keinen Fall darf die Kontrolle des Blutzuckers vergessen werden. Da von der Leber vermindert Insulin abgebaut wird und auch die Glukoneogenese vermindert ist, können Hypoglykämien sehr schnell auftreten.

Therapie. Stabilisierung und Erhöhung der Leberfunktion, Vermeidung von sekundären Komplikationen:

- Einem **Hirnödem** sollte mittels vasopressorischen Substanzen oder Osmodiuretika entgegen gewirkt werden.
- Aldosteronantagonisten und Schleifendiuretika werden eingesetzt gegen den immer wieder entstehenden **Aszites**.
- Die **renalen Funktionsstörungen** sind bei akutem Leberversagen meist reversibel und können übergangsweise durch Dialyse ersetzt werden. Bei schwerer Leberzellschädigung kann es jedoch zum hepatorenalen Syndrom (HRS) kommen, das zum progressiven, oligurischen Nierenversagen führt. Zu Vasokonstriktion mit verminderter GFR und Minderperfusion der Nierenrinde kommt es bei ausgeprägter Wasser- und Na^+-Retention ohne Verbesserung bei Volumengabe. Es sollte, wenn möglich auf Diuretika verzichtet werden. Als unterstützende Therapie bei Hypotonie kann Noradrenalin eingesetzt werden.
- Die Konzentration von **Ammoniak** im Blut, von Darmbakterien produziert, kann durch Gabe von Laktulose vermindert werden, da Laktulose die Fäzesausscheidung steigert.
- Bei **toxischem Leberversagen** sollte möglichst schnell das entsprechende Antidot gegeben werden oder in seltenen Fällen mittels MARS (»molecular absorbents recirculating system«) kurzzeitig überbrückt werden.

2

> Einzig kausale Therapie und von guter Prognose bei akutem Leberversagen des Stadiums IV ist die Lebertransplantation.

Die Letalität ohne Transplantation beträgt 90–100%, aber auch danach treten häufig Probleme auf.

In Kürze	
Leberversagen	
Krankheitsbild	Therapeutische Maßnahmen
Leberversagen	Aldosteronantagonisten, Schleifendiuretika bei Aszites, ggf. Dialyse bei renalen Komplikationen, Noradrenalin bei Hypotonie, Laktulose zur Senkung des Ammoniakspiegels, ggf. Antidot bei Toxinen, Lebertransplantation

2.2.10 Störungen der Hämostase, Hämotherapie

Verbrauchskoagulopathie

Synonym. »Disseminated intravasal coagulation«, DIC.

Ätiopathogenese. Die Verbrauchskoagulopathie tritt als Komplikation folgender Erkrankungen auf:
- Schwere Unfällen (Polytraumen)
- Schock
- Sepsis
- Seltener bei Geburten oder Operationen
- Hitzschlag
- Morbus Cushing
- Schlangenbiss

Das Gerinnungssystem wird intravasal aktiviert, wodurch es zu disseminierten Mikrothromben kommt. Durch den Verbrauch von Gerinnungsfaktoren und Thrombozyten kommt es zu einer hämorrhagischen Diathese und zur sekundären Hyperfibrinolyse.

> Vermeidung einer überschießenden Gerinnung durch unfraktioniertes Heparin bei gefährdeten Patienten.

Therapie. Schnellstmöglicher Ersatz von Thrombozyten und Gerinnungsfaktoren (Frischplasma) kann unter Umständen die Entstehung bzw. den schwereren Verlauf einer DIC verhindern bzw. unterbrechen.

Heparininduzierte Thrombozytopenie (HIT)

Ätiopathogenese. Unterschieden werden:
- **Typ I**: Abfall der Blutplättchenzahl durch direkte Aktivierung der Thrombozyten in den ersten Tagen der Behandlung mit Heparin.
- **Typ II**: Antikörperbildung gegen Heparin-Protein-Komplexe. Genauer wird ein Komplex aus Heparin und dem Plättchenfaktor 4 gebildet. Gegen diesen Komplex bilden sich Antigene gegen die einige Patienten Antikörper entwickeln. Nach Komplexbindung binden die AK mit dem Fc-Teil an Thrombozytenrezeptoren, wodurch eine Verklumpung entsteht. Dies wiederum führt zu Thrombosen im venösen und arteriellen System. Selten tritt das Gegenteil auf, eine Inaktivierung der Gerinnung mit folgenden Blutungen. Längerkettiges unfraktioniertes Heparin hat ein höheres Risiko für eine HIT Typ II als niedermolekulares, da pro Molekül mehr Plättchenfaktoren gebunden werden können. Die HIT Typ II tritt fast nur nach einer Heparinisierung länger als 5 Tage auf.

Therapie. Die **HIT Typ I** bildet sich nach einigen Tagen ohne weitere Therapie zurück. Schon bei dem Verdacht auf **HIT Typ II** sollte Heparin sofort abgesetzt werden. Um aber weiterhin die Gerinnungshemmung zu erreichen, werden Hirudin (Mittel der Wahl) oder Danaparoid (möglicherweise Kreuzreaktion, da ähnliche Struktur wie Heparin) eingesetzt.

 Cave
Vitamin-K-Antagonisten dürfen keinesfalls angewendet werden, da sie bei HIT Typ II zu nekrotischen Störungen führen können.

Azetylsalizylsäure zeigt keine entscheidende Wirksamkeit.

> Die Letalität der HIT Typ II liegt bei ca. 30% und sollte daher sehr ernst genommen werden.

Transfusion

Bluttransfusion, Blutgruppenbestimmung
Allgemeine Grundsätze, Organisation und Verfahren der blutgruppenserologischen Untersuchungen, der Blutspende, Spendetauglichkeit, Herstellung, Lagerung und der Transfusion selbst sind im Arzneimittelgesetz über Blutzubereitungen durch die Bundesärztekammer und das Transfusionsgesetz geregelt.

Eine ärztliche Aufklärung vor jeder Transfusion ist verpflichtend, auf die autologe Transfusion sollte hingewiesen werden.

Die Blutentnahme (Blutgruppenbestimmung und Identitätssicherung des Patienten) unterliegt der ärztlichen Aufsichtspflicht.

> ❗ **Cave**
> Die Identität des Empfängers, der Blutprobe und der Konserve müssen in jedem Fall (auch im Notfall) geprüft werden.

Der Blutgruppenbefund des Patienten und der Konserve muss immer verglichen werden. Abschließend muss vor der Transfusion der sog. **AB0-Bedside-Test** durchgeführt werden. Hierbei werden die Erythrozytenmerkmale des Patienten- und des Konservenblutes mit Anti-A- und Anti-B-Testseren zum Zwecke der Überprüfung der **A0**-Verträglichkeit überprüft.

Falls es doch zu Transfusionsreaktionen kommen sollte, ist eine engmaschige Überwachung notwendig, bei schwerer Transfusionsreaktion das gleiche Vorgehen wie beim Schock.

> ❯ Bei schwerer intravasaler Hämolyse muss eine rechtzeitige Austauschtransfusion erfolgen.

In Kürze

Hämostasestörungen

Krankheitsbilder	Therapeutische Maßnahmen
DIC (»disseminated intravasal coagulation«)	Ersatz von Thrombozyten und Gerinnungsfaktoren
HIT (heparininduzierte Thrombozytopenie)	Typ I: keine Therapie Typ II: Heparin absetzen, Hirudingabe
Transfusionszwischenfall	Engmaschige Überwachung, ggf. Austauschtransfusion

---

2.2.11 Multiorganversagen (MOV)

Definition. Gleichzeitiges Versagen von mindestens 2 vital wichtigen Organsystemen oder die massive Funktionseinschränkung mehrerer lebenswichtiger Organe.

Ätiopathogenese. Als Ursache eines Multiorganversagens können eine Sepsis, ein Polytrauma, Schock jeglicher Genese oder eine Dekompensation anderer internistischer Krankheitsbilder verantwortlich sein.

Zu den Erkrankungen, die im Rahmen des Multiorganversagens vorkommen, gehören ARDS, Kreislaufinsuffizienz, Nierenversagen, Leberversagen, ZNS-Versagen, gastrointestinales Versagen und eine DIC (disseminierte intravasale Gerinnungsstörung).

Therapie. Intensivmedizinische Überwachung, Stabilisierung der Organfunktionen. Abhängig davon wie viele Organe betroffen sind, ist das MOV mit einer hohen Letalität verbunden.

2.2.12 Postaggressionsstoffwechsel

Definition. Hypermetabolische Stoffwechselsituation, die nach größeren Operationen, Traumen, generalisierten Infektionen, großflächigen Verbrennungen oder anderen schweren Erkrankungen auftreten kann.

Ätiopathogenese. In dieser Stress-Situation erhöht sich die Sympathikusaktivität, und es kommt zu einer Veränderung der Hypothalamus-Hypophysen-Achse, was zur vermehrten Freisetzung kataboler Hormone (z. B. Adrenalin, Kortisol, Glukagon etc.) führt. Diese wiederum bedingen eine gesteigerte Glukoneogenese, vermehrten Harnstoffanfall, gesteigerte Lipolyse, Ketonämie bis hin zur Ketoazidose. Durch diese Umstellung kommt es zwar zur Hyperinsulinämie, aber auch zur peripheren Insulinresistenz, was zu einer Blutzuckerspiegelerhöhung führt.

2

2.2.13 Infektionen in der Intensivmedizin

Hygiene

Unterschieden werden **Kolonisation** und **Infektion**:

- **Kolonisation** tritt bei ca. 20% der Patienten schon nach 1 Tag eines Krankenhausaufenthaltes auf, bei ca. 45% der Patienten nach 4 Tagen. Hierbei sind pathologische Keime nachweisbar, aber die klinischen Infektionszeichen wie Fieber und laborchemischer Entzündungsparameteranstieg fehlen.
- Bei einer **Infektion** sind dagegen klinische Symptome vorhanden und die Keimzahl ist größer 10^5/ml.

Kolonisation und Infektion wird regelmäßig durch Absaugung mit Sekretanalyse, Urinbakteriologie, Wund-, Rachen-, Rectum- und Vaginalabstriche überwacht.

> Das Infektionsrisiko (nosokomiale Infektion) auf einer Intensivstation liegt bei nur fünftägiger Behandlungsdauer schon bei 25% (bzw. 30% bei chirurgischen Intensivstationen).

Häufige Infektionsquellen sind katheterinduzierte oder -assoziierte Infektionen (Staphylococcus epidermidis und aureus).

> Generell, besonders aber auf einer Intensivstation sollte hygienisch und auch antiseptisch gearbeitet werden.

Infektionsprophylaxe

Infektionsprophylaxe dient der Vermeidung von Krankheiten, Eindämmung von Krankheitsverbreitung (z. B. Patientenisolation, Tragen von Schutzkleidung) und der Reduktion von Krankheitsauswirkungen.

Unterschieden werden:

- **Primäre Prophylaxe**: Dient der Verhinderung von Infektionskrankheiten z. B. durch Impfungen (Impfempfehlungen der STIKO), präoperative oder operative Antibiotikagabe oder auch die medikamentöse (antimykotisch, antiviral, antibiotisch) Prophylaxe immunsupprimierter Patienten (z. B. nach Transplantation, HIV-Infektion)
- **Sekundäre Prophylaxe**: Beinhaltet die frühzeitige Erkennung von Krankheiten und somit schnellen Therapiebeginn und geringere Auswirkung der Krankheiten (Screening)
- **Tertiäre Prophylaxe**: Dient der Vorbeugung von Krankheitsrückfällen, langsamerem Krankheitsverlauf und somit der Linderung und schnellerer Genese. Hierunter fällt z. B. die Physiotherapie.

Nosokomiale Infekte

Definition. Infektion durch Mikroorganismen, die im Rahmen eines Krankenhausaufenthaltes aufgetreten ist oder in direktem Zusammenhang mit diesem steht.

Durch lange Liegezeiten der Patienten, geschwächtes Immunsystem oder kompliziertere und schwierigere Operationen erhöht sich die Gefahr nosokomialer Infektionen. Als Eintrittspforte sind führend Beatmungsgeräte, Blasenkatheter, intravasale Katheter, 3-Wege-Hähne und Ansatzstücke sowie Hauteinstichstellen. Die Infektionen bedingen Pneumonien, Harnwegsinfektionen, Veneninfektionen, Sepsis.

Da gerade auf chirurgischen Intensivstationen vermehrt Antibiotika eingesetzt werden, steigt von Jahr zu Jahr die Zahl resistenter Keime, die wiederum die Behandlung nosokomialer Infektionen erschweren und die Letalität ansteigen lassen.

Unbedingt zu achten ist deshalb auf gründliche Hygiene und Pflege von Kathetern, deren Verweildauer so kurz wie möglich sein sollte. Hygienische Händedesinfektion muss eingehalten werden, um eine Keimverschleppung zu vermeiden.

Antibiotikatherapie

> Um Resistenzentwicklungen zu vermeiden, sollten Antibiotika besonders auf der Intensivstation nur bei Infektion und nicht schon bei Kolonisation angewendet werden.

Das entsprechende Antibiotikum sollte optimaler Weise erst nach Isolation, Identifikation und Empfindlichkeitstestung (Antibiogramm) eingesetzt werden.

Sehr oft muss jedoch die Antibiotikatherapie sofort, vor Eintreffen des Antibiogramms, eingeleitet werden, da der Patient sonst vital gefährdet ist. In diesem Fall müssen vor Therapiebeginn Blutkulturen, Bronchialsekret, Urin usw. zur Erregerbestimmung gewonnen werden, auf Verdacht wird mit einer Breitbandantibiose (oder Kombination von Antibiotika) begonnen, die nach Erhalt des Antibiogramms ggf. angepasst werden muss.

Problematisch sind Infektionen mit MRSA, VRE und auch EBSL, da aufgrund der hohen Antibiotikaresistenzen die Therapie nicht einfach ist.

Sepsis, SIRS
(»systemic inflammatory response syndrome«)

Definition. Sepsis: Ausbreitung von Erregern oder Toxinen über den Blutkreislauf mit konsekutivem Versagen des Immunsystems. SIRS: Allgemeinreaktion des Organismus auf eine immunologisch-entzündliche Provokation ohne infektiösen Fokus.

Ätiopathogenese. Bei der Sepsis liegen dem Eindringen von Toxinen meist Katheterinfektionen, Endokarditis, Urosepsis etc. zugrunde. Die bei einer Lokalinfektion auch auftretende Entzündungsreaktion (Schwellung, Durchblutungsstörung, Sauerstoffmangel) tritt bei der Sepsis im gesamten Körper auf. Lebenswichtige Organe sind davon schnell betroffen und limitieren das Überleben des Patienten.

> Auch wenn mit intensivmedizinischer Hilfe einzelne Organfunktionen vorübergehend ersetzt werden können, ist die Sepsis eine der schwersten Erkrankungen.

Symptomatik. Unterschieden werden Sepsis, schwere Sepsis und septischer Schock.
Kriterien sind:
- I: Mikrobiologischer Nachweis oder klinische Kriterien

- II: Körpertemperatur >38°C oder <36°C, Tachykardie, Tachypnoe, Leukozytose oder Leukopenie
- II: Enzephalopathie, Thrombozytopenie, Hypoxie, renale Insuffizienz, metabolische Azidose

Differenziert werden:
- Sepsis: Kriterien I und II (mindestens 2)
- Schwere Sepsis: Kriterien I, II (mindestens 2) und III (mindestens 1)
- Septischer Schock: Kriterien I und II und für mindestens 1 h Hypotonie, bestehend trotz adäquater Volumengabe und nicht anders erklärbar

Therapie. Die Therapie muss, um die Überlebenschance des Patienten zu erhöhen, möglichst früh eingeleitet werden: Volumengabe, Antibiotikagabe (zuerst Breitbandantibiose, dann nach Antibiogramm), Fokussanierung, ggf. Beatmung.

3 Arbeits- und Sozialmedizin

E. N. Cho

Die **Arbeitsmedizin** beschreibt die physische und psychische Beanspruchung des Menschen, die sich aus der Belastung durch die Arbeit und die Arbeitsumwelt ergibt.

Die **Sozialmedizin** bedient sich verschiedenster Methoden, um die gesundheitliche Situation der Bevölkerung direkt durch Maßnahmen im Gesundheitswesen und indirekt durch Eingriffe in die materiellen und immateriellen Umweltbedingungen zu verbessern. Sie hat keine eigene Methodik, wendet aber Biomathematik, Kenntnisse der klinischen Medizin, der medizinischen Grundlagenforschung, der Anthropologie, der Psychologie, der Wirtschaftswissenschaft, der Soziologie und der Rechtswissenschaft an.

3.1   Allgemeines

3.1.1   Einfluss von Arbeits- und Gesellschaftsstrukturen

Etwa 10% der Personen im erwerbsfähigen Alter bezeichnen sich als chronisch krank. Um chronisch Kranke kümmert sich in erster Linie der **Hausarzt.** Der **Betriebsarzt** unterstützt den Betrieb bei der Integration chronisch Kranker. Dies tut er durch eine Anpassung der gesamten Arbeitssituation an die verbliebene Leistungsfähigkeit und durch die Mitsteuerung des Arbeitseinsatzes.

> Beziehungen zwischen Arbeitsbedingungen und Krankheit werden primär von der Arbeitsmedizin untersucht und haben eine hohe sozialmedizinische Relevanz, denn ein Großteil der Lebenszeit wird im Beruf verbracht.

Die **Sozialanamnese** gibt oft wichtige Hinweise auf das Krankheitsgeschehen. Hier ist besonders der Hausarzt gefordert, der in der Regel das soziale Umfeld seiner Patienten genau kennt. Ein schlechtes soziales Umfeld kann ein Krankheitsgeschehen bedingen (z. B. Alkoholikerfamilien), ebenso kann eine intakte soziale Umwelt viele Krankheiten entscheidend positiv beeinflussen.

> Eine enge Abstimmung zwischen Hausarzt, Betriebsarzt und Betrieb ist ein wesentlicher Faktor für den Erhalt von Gesundheit und Prävention.

Einflüsse soziokulturell vermittelter Lebensstile

Inzidenz und Prävalenz vieler Krankheiten sind von soziokulturellen Verhaltensweisen in der Gesellschaft direkt abhängig (Ernährungsgewohnheiten, Werbung, Bewegungsmangel; Stress).

Einflüsse soziodemographischer Variablen

Im Berufsleben verzeichnet man eine Abnahme körperlich anstrengender Arbeiten zugunsten von sitzenden Tätigkeiten. Der Trend zu Fließbandarbeit und stark rationalisierten, d. h. oft gleichförmigen Arbeitsabläufen hält an, es werden immer mehr Arbeitnehmer leistungsorientiert bezahlt.

Soziale Unterschiede, insbesondere zwischen Arbeitern und Angestellten, sind beinahe verschwunden. Potenzielle Konflikte ergeben sich heute eher durch die Zuwanderung von Menschen aus anderen Ländern. Viele von ihnen haben einen anderen gesellschaftlichen Hintergrund; mangelnde Sprachkenntnisse kommen häufig erschwerend hinzu. Diese Menschen können in der Zukunft eine neue soziale Unterschicht bilden.

Bildungsunterschiede haben in den letzten 20 Jahren deutlich abgenommen. Trotzdem finden sich manche Krankheiten (z. B. Alkoholismus, degenerative Gelenkerkrankungen) häufiger in Familien mit niedrigerem Bildungsstand, deren Mitglieder körperlich hart arbeiten.

Unter **sozialer Mobilität** versteht man den Auf- oder Abstieg von einer sozialen Schicht in eine andere. Man unterscheidet Intergenerationenmobilität (z. B. Arbeitertochter wird Akademikerin) und Intragenerationenmobilität (z. B. Arbeiter wird auf zweitem Bildungsweg Ingenieur, Arzt wird durch Sucht zum Sozialhilfeempfänger). **Soziale Inkongruenz** ist gegeben, wenn z. B. Eheleute aus verschiedenen sozialen Schichten stammen; dadurch können sich soziale Konflikte ergeben.

Einflüsse des sozialen Wandels

Die Arbeitswelt lässt sich einteilen in:
- Primärbereich: land- und forstwirtschaftliche Produktion
- Sekundärbereich: Industrie- und Handwerk
- Tertiärbereich: Dienstleistungssektor

Im Moment befindet sich Deutschland in der sog. 2. industriellen Revolution, d. h. die Zahl der Beschäftigten verschiebt sich aus dem Primär- und Sekundärbereich zunehmend in den Dienstleistungssektor.

Probleme ergeben sich auch durch **Rationalisierung** (besonders ältere Arbeitnehmer werden entlassen, die aufgrund ihres Alters und ihrer Ausbildung kaum Chancen auf dem Arbeitsmarkt haben) und zunehmenden **Freizeitstress** (veränderte Freizeitgewohnheiten haben dazu geführt, dass viele Menschen sich in ihrer Freizeit völlig verausgaben).

3.1.2 Arbeits- und sozialmedizinische Aspekte von Krankheiten

Diabetes mellitus

Im Allgemeinen ist der eingestellte Diabetiker voll einsetzbar. Von Tätigkeiten mit Selbst- oder Fremdgefährdung, z. B. Fahr-, Steuer- und Überwachungstätigkeiten nach der Vorsorgeuntersuchung G 25 (Dienst mit Waffen, Arbeiten mit Absturzgefahr) oder Gefährdung der diabetischen Stoffwechsellage (Tätigkeiten in Küchen, unregelmäßige Arbeitszeiten wie Nacht- und Schichtarbeit) ist wegen der Hypoglykämiegefahr abzuraten.

Arterieller Hypertonus, koronare Herzerkrankung

> Der Bluthochdruck stellt die wichtigste zum Tode führende Einzelerkrankung dar.

Die Inzidenz nimmt in Europa von Norden nach Süden ab, ist sie bei Männern höher als bei Frauen und nimmt im Alter zu. **Soziale Risikofaktoren,** sog. Stressoren, sind Verstädterung, geographische und berufliche Mobilität, Arbeitsplatzsituation, Lebenskrisen, Trauer, Depression u. a. Der dadurch ausgelöste Stress führt zu physiologischen und biochemischen Reaktionsabläufen. Zur subjektiven Diagnostik eignet sich ein von der WHO empfohlener Fragebogen (Erfassung der Schmerzanamnese), zur objektiven das EKG und Laborparameter. Die Therapie umfasst symptomatische Verfahren (z. B. Entspannungstechniken), Antihypertensiva (▶ Kardiologie), Psychotherapie. Die Compliance der Hypertoniker schwankt zwischen 20 und 50%, was durch fehlenden Leidensdruck, Komplexität der Anordnungen, Länge der Behandlung und Nebenwirkungen bedingt ist.

Generell bestehen bei gut eingestelltem Hypertonus keine Einschränkungen. Bei schlechter Einstellung gilt ein Ausschluss für Fahr-, Steuer- und Überwachungstätigkeiten. Tätigkeiten mit Akkord, Nachtarbeit oder hoher psychischer Belastung sollten von Personen nach einem Herzinfarkt nicht ausgeübt werden.

Epilepsie

Patienten mit Epilepsie können nicht auf Arbeitsplätzen mit Eigen- oder Fremdgefährdung eingesetzt werden. Anfallsauslösende Einflüsse sollten vermieden werden.

Hepatopathie

Der chronisch leberkranke Arbeitnehmer ist vermindert körperlich leistungsfähig, daher sollten Tätigkeiten ohne schwere körperliche Belastung bevorzugt werden. Auf Schichtdienst und stoffwechselbelastende Faktoren wie Hitze und Kälte sollte verzichtet werden. Kontra-

indiziert sind Tätigkeiten, die mit einer Exposition hepatotoxischer Substanzen verbunden sind.

Chronische Niereninsuffizienz

Der Umgang mit nephrotoxischen Substanzen (Kadmium, üblichen Lösemitteln wie Alkohol, Halogenkohlenwasserstoffe, Benzol und seinen Derivaten, Nitro- und Aminoverbindungen, Schwefelkohlenstoff) ist zu meiden. Außerdem können Nässe und Kälte Nierenerkrankungen induzieren oder verschlimmern.

3.1.3 Erhebung arbeitsbedingter Beschwerden

3.1.3.1 Berufskrankheit, Berufskrankheitenverordnung

Oberbegriffe im Arbeitsschutzgesetz sind **arbeitsbedingte Gesundheitsstörungen** und **arbeitsbedingte Erkrankungen.**

> Der Arbeitnehmer hat bei einem Arbeitsunfall (▶ Kap. 3.6.4) oder bei einer Berufskrankheit Anspruch auf eine Entschädigung.

Als Berufskrankheit sind diejenigen Erkrankungen anzusehen, die auf berufliche Einwirkungen zurückzuführen sind und als solche durch die Gesetzgebung als entschädigungspflichtig anerkannt sind. Sie sind in der **Berufskrankheitenverordnung** aufgeführt.

> Die Generalklausel § 9 SGB VII (Öffnungsklausel) erlaubt es, auch eine neue »Nicht-Listen-Erkrankung« als Berufskrankheit zu behandeln.

Die Tatsache des Vorliegens einer Berufskrankheit ergibt sich für den Unfallversicherungsträger aus der gutachterlichen Feststellung einer kausalen Beziehung zwischen festgestellter Erkrankung und der beruflich versicherten Tätigkeit. Einschränkende Voraussetzungen müssen beachtet werden (▶ Kap. 3.6.9).

> Bei dem Verdacht des Vorliegens einer Berufskrankheit besteht Anzeigepflicht (ärztliche Anzeige über eine Berufskrankheit).

Adressat der Anzeige ist der jeweilige Träger der gesetzlichen Unfallversicherung oder der Staatliche Gewerbearzt. Die gutachterliche Abklärung eines Verdachtes erfolgt im Auftrag des Unfallversicherungsträgers unter Beachtung der Fragen der Kausalität und mit dem Ziel einer Festlegung der **Minderung der Erwerbsfähigkeit (MdE) in %.**

Das **Berufskrankheitenverfahren** beruht auf der Berufskrankheitenverordnung, in deren Anlage 1 die Berufkrankheiten aufgelistet sind. Weitere Aussagen betreffen z. B. den Arbeitsschutz, die Heilbehandlung und die Rentenleistung. Geeignete Mittel können sein: technische Schutzmaßnahmen, persönliche Schutzmaßnahmen, Heilbehandlung, Arbeitsplatzwechsel oder Berufshilfe sowie das Hautarztverfahren. Die Begutachtung, die von den Versicherungsträgern in Auftrag gegeben wird, erfolgt nach Abschluss der medizinischen Maßnahmen, spätestens 2 Jahre nach dem Unfall.

Eine **Entschädigung** beginnt ab einer MdE von 20%. Neben der **Dauerberentung** gibt es eine **Berentung auf Zeit** und die Möglichkeit einer Nachuntersuchung. Im Konfliktfall ist die Sozialgerichtsbarkeit zuständig.

3.1.3.2 Epidemiologie der Berufskrankheiten

Es finden sich deutliche Unterschiede zwischen der Zahl der angezeigten und der anerkannten Fälle. Dieses ist einerseits durch die engen versicherungsrechtlichen Rahmenbedingungen bestimmt, andererseits durch die Möglichkeiten der Therapie und Prävention, z. B. bei den Hautkrankheiten.

Bei den **angezeigten** Berufskrankheiten stehen die Erkrankungen durch physikalische Einwirkungen mit ca. 30.000 Fällen im Vordergrund, darunter sind ca. 18.000 Erkrankungen durch mechanische Einwirkungen und ca. 11.000 Erkrankungen durch Lärm. An zweiter Stelle folgen die Hauterkrankungen mit etwa 20.000 Fällen, an dritter Stelle die Erkrankungen der Atemwege und Lungen mit etwa 17.000 Fällen, darunter ca. 11.000 Pneumokoniosen und 6.000 obstruktive Atemwegserkrankungen.

Bei den **anerkannten** Berufskrankheiten führen die Erkrankungen durch physikalische Einwirkungen mit gut 7.000 Fällen, davon etwa 6.000 durch Lärm, vor den Erkrankungen der Atemwege mit knapp 7.000 Fällen, darunter fast 6.000 Pneumokoniosen. Die anerkannten Hautkrankheiten betragen nur ca. 1.500.

Von diesen neu anerkannten Berufskrankheiten wird nur ein Teil mit einer **Rentenzahlung** entschädigt.

Vorzeitige Berentung

Bei den Diagnosen für eine vorzeitige Berentung stehen jetzt die Erkrankungen der **Bewegungsorgane** mit 26% an der Spitze, der Prozentsatz hat sich in gut 20 Jahren verdoppelt. Die **Herz-Kreislauf**-Krankheiten sind mit knapp 17% auf 1/3 des früheren Wertes zurückgegangen. Die neurologisch-psychiatrischen Erkrankungen waren früher mit 7% vertreten, während jetzt die **psychiatrischen** Erkrankungen allein 20% der Diagnosen einnehmen.

Todesursachen

Herz- und Kreislauferkrankungen betreffen etwa die Hälfte aller Todesursachen. 25% der Todesursachen stellen **bösartige Neubildungen**. Man geht davon aus, dass etwa 1/3 aller Menschen die Diagnose eines Karzinoms überleben werden. Bei den Männern sind 20% der Karzinome in den Atemwegen und Lungen lokalisiert, 20% in Ösophagus, Magen und Darm und weitere 20% in Nieren, Harnwegen und Prostata. Bei Frauen betreffen 35% aller Karzinome das gynäkologische Fachgebiet, ca. 20% sind in Ösophagus, Magen und Darm lokalisiert. Schätzungen zufolge sind 35% aller Karzinome durch die ernährungsbedingt, 30% durch das Rauchen und 3% durch Alkohol.

 2/3 aller Krebserkrankungen wären somit das Ergebnis eines Lebenstils und damit vermeidbar.

Die **beruflich verursachten Krebserkrankungen**, die auf ca. 5% geschätzt werden und bei denen eine zusätzliche, nicht diagnostizierte Zahl anzunehmen ist, wurden in den letzten 20 Jahren etwa zur Hälfte durch Asbest verursacht und zu etwa 1/4 durch ionisierende Strahlen. Etwa die Hälfte aller Todesfälle bei Patienten mit anerkannten Berufskrankheiten ist ebenfalls durch Asbest bedingt. Der Gipfel der Tumorfälle durch Asbest ist jedoch erst in 15–20 Jahren zu erwarten.

3.1.3.3 Unspezifische Arbeitsplatzeinflüsse als Mitursache berufsunabhängiger Erkrankungen

Tätigkeitsbezogene (»work related«) Erkrankungen fallen nicht unter das Berufskrankheitenrecht. Sie sind ätiologisch multifaktoriell bedingt und stehen nicht notwendigerweise in ursächlichem Zusammenhang zur Arbeit (z. B. unspezifisches respiratorisches Syndrom im Zusammenhang mit Kälte). Definition und rechtliche Einordnung der arbeitsbedingten Erkrankungen werden heftig diskutiert, zumal das Berufskrankheitenrecht international unterschiedlich gestaltet ist. Epidemiologische Untersuchungen sind erforderlich.

Der sog. »**healthy worker effect**« beschreibt das Phänomen, dass Personen im Arbeitsverhältnis, also eine selektierte prinzipiell arbeitsfähige Personengruppe, in der Statistik gesünder erscheinen als die Gesamtpopulation (mit aus gesundheitlichen Gründen nicht arbeitenden Personen).

3.1.4 Prävention arbeitsbedingter Gesundheitsrisiken

> Bei mindestens 50% der Unfälle spielt menschliches Fehlverhalten eine wesentliche Rolle.

Zur Reduktion dieses Fehlverhaltens und zur weiteren Prävention müssen **Sicherheitsbeauftragte** benannt werden. **Kennzeichnungssysteme** (z. B. Plaketten, Schilder) dienen der Erkennung von Gefahren und geben Hinweise für das individuelle Verhalten. **Sicherheitschecklisten** und **Katastrophenpläne** müssen ausgearbeitet sein.

- **Technischer Arbeitsschutz**: z. B. Zweihandbedienung, Absaugung, Kapselung, Ersatz schädlicher Arbeitsstoffe. Der technische hat Vorrang vor dem persönlichen Arbeitsschutz.
- **Persönlicher Arbeitsschutz**: z. B. Einsatz von Körperschutzmitteln. Er bedeutet oft eine Erschwernis (z. B. das Tragen von Atemschutzgerät oder Lärmschutz). Ständige Motivation und Kontrolle sind erforderlich.

3.1.5 Arbeitsmedizinische Untersuchungen, spezielle Diagnostik

Allgemeine Vorsorgeuntersuchungen

Unterschieden wird zwischen der Einstellungsuntersuchung auf Verlangen des Arbeitgebers und den Eignungs-, besser Vorsorgeuntersuchungen:

- Die auf Verlangen des Arbeitgebers durchzuführende **Einstellungsuntersuchung** soll das Risiko für ihn mindern. Nach § 7 des BAT ist dieses Verlangen des Arbeitgebers an den Stellenbewerber zulässig, wobei auch hier die ärztliche Schweigepflicht gilt. Dabei unterliegt der Stellenbewerber der Pflicht umfassende Angaben über seine Vorerkrankungen zu leisten. Verschweigt er nachweislich bekannte Erkrankungen, macht sich der Stellenbewerber strafbar und für den Arbeitgeber besteht das Recht zur fristlosen Kündigung.
- **Arbeitsmedizinische Vorsorgeuntersuchungen**, im Hinblick auf eine bestimmte Tätigkeit, sind in vielen Bereichen Voraussetzung für die Aufnahme der Arbeit.

Spezielle Vorsorgeuntersuchungen

Es gibt einen Katalog rechtlich vorgeschriebener Vorsorgeuntersuchungen. Die VBG 100 und die Gefahrstoff-VO führen diese für folgende Personen bzw. Tätigkeiten auf:

- Druckluftarbeiten
- Jugendliche über 18 Jahren
- Umgang mit radioaktiven Stoffen
- Umgang mit Röntgenstrahlen

Neben den staatlichen Vorschriften haben die Unfallversicherungsträger ein eigenes System aufgebaut.

> Für den untersuchenden Arzt stellen die erarbeiteten sog. Grundsätze Hinweise dar, die die Entscheidungsmöglichkeit im Einzelfall jedoch nicht einschränken sollen.

Eine Ermächtigung für diese Vorsorgeuntersuchungen erteilen die Berufsgenossenschaften bzw. der Staatliche Gewerbearzt, wenn Fachkenntnisse und eine entsprechende Ausrüstung vorhanden sind. Erst-, Nach und nachgehende Untersuchungen werden durchgeführt, die ärztliche Schlussfolgerung wird in standardisierter Form mitgeteilt:

- Keine gesundheitliche Bedenken
- Keine gesundheitliche Bedenken unter bestimmten Voraussetzungen (z. B. das Tragen von Schutzausrüstung oder Ausschluss von Nachtschichtarbeit
- Befristete gesundheitliche Bedenken
- Dauernde gesundheitliche Bedenken

Befristete Bedenken werden z. B. bis zum Abklingen einer akuten Erkrankung geäußert.

Häufige Vorsorgeuntersuchungen sind solche bei Lärmexposition, bei Fahr-, Steuer- und Überwachungstätigkeiten, bei der Notwendigkeit, Atemschutz zu tragen, und auch die vor Aufnahme einer Bildschirmtätigkeit. Grundlage ist jedoch immer eine allgemeine Untersuchung mit Feststellung der allgemeinen sowie der Arbeitsanamnese.

3.2 Atemwegs- und Lungenerkrankungen

Luftreinigung

Das erste Hindernis für Staub ist die Nase, die als Filter fungiert:

- Teilchen größer als 10 µm werden zu 75% zurückgehalten.
- Teilchen kleiner als 1 µm passieren ungehindert.
- 30% der Partikel größer als 1 µm werden in Hauptbronchien (größere Teilchen) und Alveolen (kleinere Teilchen) deponiert.

Die Lungenreinigung durch Alveolarmakrophagen und Flimmerepithel entscheidet darüber wie viel eingeatmeter Staub in den Lungen verbleibt.

3.2.1 Pneumokoniosen infolge anorganischer Stäube

Definition. Pneumokoniosen sind Lungenerkrankungen infolge inhalativer Staubaufnahme. Von Pneumokoniosen im engeren Sinn spricht man, wenn es sich um anorganischen Staub handelt.

> Häufigste zur Invalidität führende Berufskrankheiten der Lunge sind Pneumokoniosen. Es besteht Meldepflicht.

Ätiopathogenese. Die Inhalation anorganischen Staubs führt durch pulmonale Umbauprozesse zur Herabsetzung der Lungendehnbarkeit.

Zu den häufigsten **anorganischen** Schadstoffen (☐ Tab. 3.1), die eine Pneumokoniose induzieren können gehören:
- Quarzhaltige mineralische Stäube
- Asbest
- Formaldehyd, Nitrosegase, Isozyanate, Halomethan
- Aluminium, Hartmetalle, Thomasphosphat
- Chrom, Cadmium, Mangan, Arsen, Beryllium, Nickel, Fluor
- Uran

Zu den häufigsten **organischen** Schadstoffen zählen:
- Mehle
- Flachs
- Heu
- Rohbaumwolle

Technische Schutzmaßnahmen (ggf. zusätzliche Staubmasken) sollten präventiv eingesetzt werden, um die Grenzwerte (MAK: maximale Arbeitsplatzkonzentration, ▶ Kap. 3.6.8.1; TRK: technische Richtkonzentration, ▶ Kap. 3.6.8.2) zu unterschreiten. Nachsorgeuntersuchungsfristen liegen zwischen 3 und 60 Monaten.

Symptomatik. Je nach Hauptangriffsort inhalierter Schadstoffe lassen sich Funktionsstörungen der Bronchien, des Lungenparenchyms oder beider feststellen:
- **Bronchopathien:** obstruktive Ventilationsstörungen
- **Pneumopathien:** restriktive Ventilationsstörungen
- Bronchopneumopathien: chronisches unspezifisches respiratorisches Syndrom (CURS)

☐ **Tab. 3.1.** Grundsätze für Vorsorgeuntersuchungen bei inhalativer Schadstoffaufnahme

Grundsätze	Schadstoffe
G 1.1	Quarz
G 1.2	Asbest
G 15	Chrom-VI-Verbindungen
G 23	Inhalation von Allergenen und chemisch irritativen Stoffen
G 27	Isozyanate
G 32	Cadmium oder seine Verbindungen
G 34	Fluor oder seine anorganischen Verbindungen
G 38	Nickel oder seine Verbindungen
G 39	Schweißrauche
G 40	Krebserzeugende Arbeitsstoffe, allgemein

Mögliche **Komplikationen** sind:
- Emphysem,
- Globalinsuffizienz des Gasaustausches mit Cor pulmonale.

Alle Lungenfunktionsstörungen führen zu einer **Rechtsherzbelastung.**

Diagnostik. Dazu gehören:
- Anamnese: Berufs- und Arbeitsplatzanamnese unter Nennung möglicher Schadstoffe
- **Thoraxröntgen:** Diagnoseweisend, folgt der Röntgenklassifikation der ILO (ILO = International Labour Office in Genf), erfasst die verschiedenen Schattenbildungen der Lunge und die Veränderungen der Pleura
- **Spirometrie:** Besser **Ganzkörperplethysmographie** bei obstruktiven Ventilationsstörungen, Bestimmung von Vitalkapazität und Atemgrenzwert bei restriktiven Ventilationsstörungen

Therapie. Symptomatisch: Infektbekämpfung, Spasmolytika, Sekretolyse, Atemgymnastik.

Prognose. Ein Fortschreiten der Erkrankung kann **nicht sicher verhindert** werden.

Gutartige Pneumokoniosen

Die Lungensiderose (z. B. bei Schweißern) ist eine gutartige Speicherkrankheit infolge Inhalation von Eisenoxid mit Rückbildungstendenz nach Expositionsstopp. Weitere Speicherkrankheiten werden verursacht durch Antimon, Baryt, Kaolin, eisenhaltigen Feldspat, Zinnoxid.

3.2.1.1 Asbestose

Synonym. Asbeststaublungenerkrankung, Talkumlunge, Kaolinlunge (Silikatosen).

Definition. Die Asbestose ist der Prototyp einer **diffusen Lungenerkrankung**.

Ätiopathogenese. Durch Korrosion werden Asbestfasern freigesetzt. Alveolargängige Asbestfasern haben eine Länge von unter 100 μm und einen Durchmesser von unter 3 μm. Histologisch sind Fremdkörperriesenzellen und Asbestkörperchen (subpleurale Akkumulation), fibrös verdickte Alveolarsepten und girlandenförmige Pleuraverkalkungen nachweisbar. Eine diffuse Lungen- und Pleurafibrose (Wabenlunge) mit Entwicklung einer restriktiven Lungenfunktionsstörung ist die Folge.

Entscheidend ist die Form, nicht die chemische Zusammensetzung der Faser.

Asbest ist eine Sammelbezeichnung für faserförmige Silikate. Man unterscheidet Weisasbest (Chrysolit) von dem außerordentlich **kanzerogenen Blauasbest** (Krokydolit). Vorkommen in:

- Asbestzementindustrie
- Herstellung und Verarbeitung von Bremsbelägen, Dichtungen, Filtern und Isolationsmaterial (z. B. auch im Dachbau, Dachdecker!)
- Kunststoff- und Textilindustrie

 Seit dem vollständigen Verwendungsverbot von Asbest sind ausschließlich Sanierer gefährdet.

Zur **Primärprävention** gehört das Verbot asbesthaltiger Arbeitsstoffe, zur **Sekundärprävention** bei unvermeidbarer Exposition ausreichende Staubbekämpfung, Arbeitsschutzanzug, Feinstaubfilter, außerdem arbeitsmedizinische Vorsorgeuntersuchungen.

Die zulässige Höchstkonzentration für Asbest in der Luft liegt bei maximal 0,1 mg/m² (TRK-Grenzwert: 250000 F/m³. Asbestfaser: Länge >5 μm, Durchmesser <3 μm, Länge : Durchmesser >3:1).

Die häufigste pleuropulmonale **Komplikation** in den ersten 20 Jahren nach Exposition ist die **Asbestpleuritis** mit rezidivierenden kleinen Pleuraergüssen, die schwartig ausheilt (Hyalinosis complicata). Es kommt zur Ausbildung von hyalinen oder verkalkten Pleuraplaques.

❗ Cave

50% aller Betroffenen versterben an einem Bronchialkarzinom oder einem Mesotheliom von Pleura, Peritoneum oder selten Perikard.

Das Risiko nach Asbestexposition an einem Bronchialkarzinom und Pleuramesotheliom zu erkranken, erhöht sich zusätzlich bei **Rauchern**. Ein **Mesotheliom** ohne Asbesteinwirkung ist extrem selten, so dieser Tumor als sog. Signaltumor einer Asbestexposition angesehen wird.

Zur Risikoabschätzung einer Malignomentwicklung dient der Begriff der **Faserjahre**, der die Expositionsjahre und die Faserkonzentration der Atemluft berücksichtigt: 1 Faserjahr = 1×10^6 [Fasern/m³ × 1 Jahr]. Das Tumorrisiko verdoppelt sich für ein Bronchialkarzinom bei etwa 25 Faserjahren, für ein Mesotheliom bei weniger als einem Faserjahr. Die Latenzzeit zur Entwicklung eines Malignoms beträgt 10–50 Jahre.

 Für die Anerkennung als Berufskrankheit müssen eine Minimalasbestose und 25 Faserjahre nachweisbar sein.

Die Zahl der Asbestose-BK-Anzeigen steigt laufend an. Bei einer MdE ab 20% müssen Funktionsausfälle der Lunge nachgewiesen werden. Durch Asbest verursachte Bronchialkarzinom und Mesotheliome werden als **eigenständige Berufskrankheiten** behandelt.

Symptomatik. Belastungsdyspnoe, Tachypnoe, Rechtsherzbelastung, Reizhusten, Knisterrasseln. Beeinträchtigungen der Lungenfunktion treten relativ spät auf.

Diagnostik. Dazu gehören:

- Berufsanamnese
- Lungenfunktion: oft restriktive Lungenfunktionsstörung, meist ohne Obstruktion
- Thoraxröntgen (ILO-Klassifikation)
- CT des Thorax
- Bronchoalveoläre Lavage (BAL):Nachweis von Asbestfasern und Alveolitis
- Ergusszytologie
- Bronchoskopie, Thorakoskopie, Laparoskopie mit Biopsie/Histologie bei Malignomverdacht

Radiologische Zeichen einer Asbestose:

- Diffuse feinstreifige Netzzeichnung v. a. der Mittel- und Unterfelder

- Zunehmende Unschärfe der Herz- und Zwerchfell-konturen
- Diffuse/girlandenförmige Pleuraverdickungen und -verkalkungen, Fibrose

Therapie. Expositionsprophylaxe. **Nichtrauchen**, keine Immunsuppression! In Frühstadien des Mesothelioms Interferontherapie, palliativer Versuch mit Cisplatin und Alimta.

3.2.1.2 Silikose

Synonym. Quarzstaublungenerkrankung. Als **Caplan-Syndrom** bezeichnet man die Kombination einer Silikose mit einer primär chronischen Polyarthritis.

Definition. Durch kristallinen Quarz mit einer Korngröße <7 μm (erreichen Alveolen) hervorgerufen.

Ätiopathogenese. In der Regel liegt eine Mischpneumokoniose vor. Auftreten meist nach jahrelanger Exposition im Kohle-, Erzbergbau, Steinbruch und als Steinmetze, in der Keramikindustrie, im Baugewerbe (Sandstrahlen) oder Gießereien.

> Im Rahmen der Prävention sind die MAK-Werte (allgemeiner Staubgrenzwert, Gesamtstaub: 4,0 mg/m³, alveolargängiger Anteil, Feinstaub: 1,5 mg/m³) einzuhalten. Vorsorgeuntersuchungen beinhalten Thoraxröntgen und Lungenfunktionsprüfung. Nachuntersuchungen sind zunächst in dreijährigem Abstand vorgesehen.

Der röntgenologische eindeutige Befund ist erste Grundlage für die Meldung und die Beurteilung des Vorliegens einer Berufskrankheit (BK Nr. 4101). Sie kann damit dem Grunde nach anerkannt werden. Eine Rentenleistung gibt es jedoch auch hier erst ab einer MdE von 20%.

Symptomatik. Lungenfibrose, -schwielen, Narbenemphysem. Restriktive Lungenfunktionsstörung, im Verlauf mit Obstruktion. Bronchopulmonale Infektanfälligkeit.

! Cave
10% aller Betroffenen entwickeln eine Tuberkulose (Silikotuberkulose).

Diagnostik. Die Diagnostik umfasst:
- Berufsanamnese
- Thoraxröntgen: Narbenemphysem, Verschattungen v. a. in den Mittelfeldern

- Lungenfunktion: restriktive und obstruktive Ventilationsstörungen mit begleitender chronisch-obstruktiver Bronchitis
- BGA: dient zur Einschätzung des Behinderungsgrades, auch nach Belastung
- Histologie: vernarbte Granulome

Radiologische Zeichen einer Silikose:
- Maschenförmige Verstärkung der Lungenzeichnung (Stadium I)
- Kleine rundliche Fleckschatten
- Eierschalenartige Verkalkung der mediastinalen Lymphknoten
- Schneegestöber und Schrotkornlunge (Stadium II)
- Größere Verschattungen (Stadium III)
- Lungenschwielen
- Schrumpfungszeichen (Regenstraßen) (Stadium III)
- Ggf. Pneumonie oder Tuberkulose

Die Silikose kann nur als Ursache eines **Bronchialkarzinoms** angesehen werden, wenn bei der Autopsie als Ausgangspunkt des Tumors eine silikotische Schwiele oder Kaverne oder ein Lungenbezirk mit reichlich silikotischen Knötchen festgestellt werden kann.

Therapie. Expositionsprophylaxe, symptomatische Therapie von Atemwegsobstruktionen und respiratorischer Insuffizienz, keine Immunsuppression!

Prognose. Die Komplikationen bestimmen die Prognose: erhöhte Infektanfälligkeit, chronisch-obstruktive Bronchitis, Asthma. 10% aller Betroffenen entwickeln eine Silikotuberkulose, die als Berufskrankheit anerkannt ist.

Beryllium, andere Metallstäube
Nach langer Einwirkung von Beryllium kann sich eine Lungenfibrose (Berylliose) entwickeln. Beryllium findet u. a. in der Elektroindustrie Anwendung. Die Berylliose ist eine äußerst seltene Berufserkrankung. In der Hartmetallverarbeitung können sich nach chronischer Aufnahme von Kohlenstoff, Kobalt, Chrom, Wolfram und Titan Pneumokoniosen entwickeln.

Bei akuter inhalativer Aufnahme kann es zu Hautreizungen, Metallfieber und einer Berylliumpneumonie mit rostbraunem Auswurf kommen. Röntgenologisch finden sich unregelmäßige lineare als auch rundliche Schatten, bevorzugt in den Mittel- und Oberfeldern. Die Therapie bleibt symptomatisch.

Pneumokoniosen infolge anorganischer Stäube

Asbestose
- Symptomatik: Dyspnoe, Knistern, Husten, Tachypnoe, Rechtsherzbelastung, Fibrose, Ventilationsstörung; Asbestpleuritis, Pleuraergüsse, Pleuraplaques. Bronchialkarzinom, Mesotheliom (50% Letalität)
- Ätiologie: Zementindustrie, Bremsbelagherstellung, Isolationsmaterial (Dachdecker!), Kunststoff-, Textilindustrie
- Diagnostik: Anamnese, Lungenfunktion, Thoraxröntgen, CT, Bronchoskopie (bronchoalveoläre Lavage, Nachweis von Asbestfasern), Ergusszytologie, Thorakoskopie, Laparoskopie, Biopsie/Histologie
- Therapie: Expositionsprophylaxe, Nichtrauchen, symptomatische Therapie: Mesotheliom: bei Frühstadien Interferontherapie; palliativ: Cisplatin, Alimta
- Prävention:
- Primärprävention: Verbot asbesthaltiger Arbeitsstoffe
- Sekundärprävention: bei unvermeidbarer Exposition: Staubbekämpfung, Arbeitsschutzanzug, Feinstaubfilter, arbeitsmedizinische Vorsorgeuntersuchungen. Einhaltung der Höchstkonzentration für Asbest in der Luft maximal 0,1 mg/m²

Silikose
- Symptomatik: leichte Silikose meist symptomlos, vermehrte bronchopulmonale Infekte
- Ätiologie: Inhalation von Quarzstäuben, Exposition im Kohle-, Erzbergbau, Steinbruch, als Steinmetz, Keramikindustrie, Baugewerbe (Sandstrahlen), Gießerei
- Diagnostik: Anamnese, Thoraxröntgen (Lungenschwielen, Narbenemphysem, Verschattungen v. a. der Mittelfelder), Lungenfunktion (restriktive und obstruktive Ventilationsstörungen, begleitende chronisch-obstruktiver Bronchitis), BGA, Histologie (vernarbte Granulome)
- Therapie: Expositionsprophylaxe, symptomatisch bei Obstruktionen und respiratorischer Insuffizienz, keine Immunsuppression!
- Prävention: Nichtrauchen; Expositionsprophylaxe

3.2.2 Pneumokoniosen infolge organischer Stäube

3.2.2.1 Exogen-allergische Alveolitis

Synonym. »Hypersensitivity pneumonitis«, EAA.

Definition. Typ-III-Allergie gegen organische Stäube <1–5 µm (◻ Tab. 3.2).

Ätiopathogenese. In erster Linie findet sich eine gewebelokalisierte Immunreaktion vom Arthus-Typ (Typ III) mit Ausbildung präzipitierender Antikörper vom Typ IgG. Auch Typ-I-Sofortreaktion und Typ-IV-Spätreaktion kommen vor. Betroffen sind vor allem Berufe wie Landwirt, Baumwollarbeiter.

> Vogelhalter haben ein erhöhtes Erkrankungsrisiko.

Präventiv greifen Maßnahmen zur Vermeidung der Schimmelpilzentstehung, Wartung von Befeuchtungsanlagen, Tragen von Atemschutz(-geräten), arbeitsmedizinische Vorsorgeuntersuchungen.

Isozyanate verursachen häufiger ein allergisches Asthma als eine exogen-allergische Alveolitis (▶ Kap. 3.2.3).

Symptomatik. Fieber, Husten, Auswurf, Belastungsdyspnoe 6–8 h nach Antigenkontakt. Evtl. Zeichen einer respiratorischen Insuffizienz, Giemen, feinblasige Rasselgeräusche über beiden Lungen, vor allem in den Unterlappen.

Diagnostik. Die Diagnostik umfasst:
- Berufsanamnese
- Thoraxröntgen: vermehrte, streifige, z. T. fleckige Lungenzeichnung v. a. in den Mittelfeldern; durch Schrumpfungsprozesse kann sich das Bild einer Wabenlunge zeigen
- Labor: Immundiffusions-Test zeigt präzipitierende Antikörper (IgG) gegen das verdächtige Antigen

3

▫ Tab. 3.2. Berufsbedingte Respirationsallergosen

Staub	Allergose	Erreger
Thermophile Aktino-myzeten	— Farmerlunge: feuchtes, schimmeliges Material, wie Heu, Ge-müse, Komposterde, Differenzialdiagnose: Silofüllkrankheit: nicht-allergische Erkrankung ausgelöst durch Stickoxide — Befeuchterlunge: Luftbefeuchter (Bacillus cereus) — Pilzarbeiterlunge: Kompost der Pilzkulturen	
Pilzsporenantigene	Malz- und Müllarbeiterlunge	Aspergillus
	Papier- und Sägearbeiterlunge	Schimmelpilze
	Käsewäscher- und Obstbauernlunge	Penicillium
	Spätleselunge	Botrytis cinerea
Baumwolle, Rohflachs- oder Rohhanfstaub	Byssinose: Fieber, Symptomatik v. a. nach arbeitsfreien Tagen, sog. Montagsdyspnoe	
Eichen- oder Buchen-holzstaub	Gehäuftes Auftreten von Adenokarzinomen der Nasenhöhlen bei Beschäftigen der Holz-industrie	
Vogelexkremente, Federnstaub	Vogelzüchterlunge u. a.	
Chemikalien (Isozyanate)	Isozyanat-Alveolitis: Polyurethanherstellung, Isozyanatkleber und -lacke	

(auch bei gesunden, symptomlosen Personen, z. B. 40% aller Taubenzüchter), Leukozytose, erhöhte BSG, inhalativer Provokationstest
— Bei unklaren Fällen: bronchoalveoläre Lavage (lym-phozytäre Alveolitis mit erniedrigtem CD4/CD8-Quotienten), Lungenbiopsie

Differenzialdiagnose. Im akuten Stadium: bronchopul-monale Infekte, unklare Pneumonien, Asthma bron-chiale, Metallrauchfieber, toxisches Lungenödem, »or-ganic dust toxic syndrome« (ODTS, Drescherfieber durch Dreschstaub in der Landwirtschaft oder andere eingeatmete toxische Komponenten, evtl. schwer von der Farmerlunge abgrenzbar). Im chronischen Stadi-um: Lungenfibrose anderer Genese.

Therapie. Antigenkarenz, Glukokortikoide, evtl. Im-munsuppression (z. B. Azathioprin). Symptomatische Therapie von Infektionen, Obstruktion, respirato-rischer Insuffizienz und Rechtherzinsuffizienz.

Prognose. Im akuten Stadium gut. Bei wiederholter Antigenexposition Vaskulitis, obliterierende Bronchio-litis und Entstehung von Granulomen. Aus der akuten Entzündung der Alveolen und des Interstitiums kann langfristig eine Lungenfibrose resultieren.

3.2.2.2 Obstruktive Lungenerkrankungen durch allergisierende Arbeitsstoffe

Definition. In der Regel allergische Sofortreaktion (Typ I, weniger Typ III) mit Bronchospasmus.

Ätiopathogenese. Mehle, Holzstäube, pflanzliche Nah-rungs- und Futtermittel, Tulpenzwiebeln sowie Tier-haare und Federn, Antibiotika und Fermente können allergisch bedingte obstruktive Atemwegserkrankun-gen verursachen. Prototyp ist das **Bäckerasthma.**

Zu den **präventiven** Maßnahmen gehören Staub-schutzmaßnahmen, arbeitsmedizinische Vorsorgeun-tersuchungen nach G23 (Abhusteversuch, Thoraxrönt-gen, Messung der Resistance).

❯ Atopisch Prädisponierte und chronisch Lungen-kranke sollten eine andere Berufswahl nahegelegt werden.

Symptomatik. Unterschieden werden 2 Phasen:
— 1. Phase: **Rhinopathie** mit Nießsalven bereits nach wenigen Berufsjahren, Fließschnupfen und Schwel-lung der Nasenschleimhäute. 50% der Betroffenen durchlaufen diese Phase innerhalb der ersten 5 Be-rufsjahre.

■ 2. Phase: **Asthma bronchiale** mit anfallsweise auftretenden Bronchospasmus.

❯ Der sog. Etagenwechsel führt zur obstruktiven Ventilationsstörung.

Als sekundäre **Komplikation** kann sich eine unspezifische Hyperreagibilität des Bronchialsystems entwickeln mit der Folge des CURS (chronisches unspezifisches respiratorisches Syndrom).

Diagnostik. Neben der Berufsanamnese sind inhalative Provokationstests und der Nachweis spezifischer Antikörper mittels Radio-Allergo-Sorbens-Test (RAST) hilfreich.

Therapie. Symptomatische Behandlung nach Meiden des Allergens.

❯ Ein Rentenanspruch wird nur verwirklicht, wenn der Erkrankte den Umgang mit dem allergisierenden Arbeitsstoff tatsächlich gemieden hat.

Prognose. Da die Hälfte der Fälle Personen unter 30 Jahren sind, spielt die **berufliche Rehabilitation** eine große Rolle.

In Kürze

Pneumokoniosen infolge organischer Stoffe

Exogen-allergische Alveolitis (EAA, »hypersensitivity pneumonitis«):
■ Farmerlunge
■ Byssinose (»monday fever«)

■ Symptomatik: Fieber, Husten, Auswurf, Belastungsdyspnoe 6–8 h nach Antigenkontakt, respiratorische Insuffizienz, Giemen, feinblasige Rasselgeräusche (Unterlappen), Wabenlunge
■ Ätiologie: Typ-III-Allergie, betroffen Landwirte (thermophile Aktinomyceten), Baumwollarbeiter, Vogelhalter
■ Diagnostik: Anamnese, bronchoalveoläre Lavage (lymphozytäre Alveolitis), Labor (Leukozytose, erhöhte BSG, Immundiffusions-Test: präzipitierende Antikörper), Thoraxröntgen (streifige, z. T. fleckige Lungenzeichnung), Lungenfunktion (restriktive Ventilationsstörung, Vitalkapazität ↓, Totalkapazität ↓, Compliance ↓, Diffusionskapazität ↓, (Belastungs-)Hypoxämie)
■ Therapie: Antigenkarenz, Glukokortikoide, evtl. Immunsuppression. Symptomatische Therapie bei Infektionen, Obstruktion, respiratorischer Insuffizienz, Rechtsherzinsuffizienz
■ Prävention: Vermeidung von Schimmelpilzentstehung, Wartung von Befeuchtungsanlagen, Atemschutz(-geräte), arbeitsmedizinische Vorsorgeuntersuchungen

Obstruktive Lungenerkrankungen durch allergisierende Arbeitsstoffe

■ Symptomatik: 1. Rhinopathie, 2. Asthma bronchiale, sekundär spezifische Hyperreagibilität
■ Ätiologie: Allergie vom Soforttyp, Bäckerasthma bei Holzstaub, pflanzlichen Nahrungs- und Futtermittel, Antibiotika, Tierhaaren
■ Diagnostik: Anamnese, inhalativer Provokationstest unter Berufsbedingungen, RAST
■ Therapie: symptomatische Behandlung, Meiden des Allergens
■ Prävention: Staubschutzmaßnahmen, Vorsorgeuntersuchungen (Abhusteversuch, Thoraxröntgen, Messung der Resistance); andere Berufswahl bei atopisch Prädisponierten, chronisch Lungenkranken; berufliche Rehabilitation

3.2.3 Lungenerkrankungen bei chemisch-irritativ oder toxisch wirkenden Arbeitsstoffen

Definition. Durch chemisch-irritativ oder toxisch wirkende Stoffe verursachte obstruktive Atemwegserkrankungen, die zur Unterlassung aller Tätigkeiten zwingen, die für die Entstehung, die Verschlimmerung der Krankheit ursächlich sind oder sein könnten. Prototyp dieser Erkrankungsgruppe ist das **Isozyanatasthma** (◘ Tab. 3.3).

Ätiopathogenese. Der Angriffsort der Noxe im Respirationstrakt richtet sich nach der Wasserlöslichkeit der Substanz. Je geringer die Wasserlöslichkeit ist, desto höher ist die Lipophilie und umso tiefer liegt der Angriffspunkt im Respirationstrakt.

Metalldampffieber
Krankheitsbild hervorgerufen durch Metalldämpfe (z. B. Zink-, Kupfer-, Magnesiumstäube) ähnlich einer Grippe mit allgemeinen Krankheitsgefühl, Fieber und Schüttelfrost, Kopf- und Gliederschmerzen. Charakteristisch ist ein Einsetzen mit einer Latenzzeit von einigen Stunden. Das Metalldampffieber gilt nicht als Berufskrankheit.

Symptomatik. Tab. 3.4.

❗ Cave
Ein toxisches Lungenödem kann sich nach Exposition noch mit einer Latenzzeit von vielen Stunden ausbilden.

Diagnostik. Anamnese, Nachweis einer Obstruktion (Bodyplethysmographie, Rhinomanometrie, Nachweis

---

◘ Tab. 3.3. Auslöser von obstruktiven Lungenerkrankungen (Berufsasthma)

Auslöser	Anorganisch	Organisch
Schwer flüchtige Gefahrstoffe	Beryllium Kadmiumoxid Vanadiumpentoxid Persulfat Zinkoxid	Isozyanate Maleinsäureanhydrid Naphthochinon Phtalsäureanhydrid p-Phenylendiamin
Leicht flüchtige Gefahrstoffe	Nitrosegase Schwefeldioxide Phosphorchloride Ozon Chlordioxid Phosgen	Aldehyde (Formalaldehyd, Acrolein) Chlorameisensäureethylester Ethylenimin

---

◘ Tab. 3.4. Inhalative Reizgase und Wirkungsgrad in Abhängigkeit von ihrer Wasserlöslichkeit

Arbeitsstoffe	Wasserlöslichkeit	Angriffsort	Symptomatik
Ammoniak, Formaldehyd, elementares Fluor, Säuredämpfe	Hoch	Oberer Respirationstrakt	Tracheitis, Glottisödem, Konjunktivitis
Elementares Brom und Chlor, Isozyanate, Schwefeldioxid	Mittel	Mittlerer Atemtrakt	Husten, Pneumonie, Bronchokonstriktion
Phosgen, Stickstoffoxide (Nitrosegase), Ozon, Nickelcarbonyl, Kadmiumoxid, Ethylenimin, Dimethylsulfat, Fluorwasserstoff, Phosphorwasserstoff	Gering	Alveolen	Permeabilitätssteigerung der Alveolarkapillaren, toxisches Lungenödem

der Reversibilität, unspezifische bronchiale Hyperreagibilität), Nachweis der arbeitsplatzbezogenen Bronchokonstruktion (serielle Messung der Peak-flow-Werte/PEF, serielle Messung der unspezifischen bronchialen Reaktionsbereitschaft), Nachweis der Sensibilisierung durch Arbeitsstoffe (Hauttestungen, In-vitro-Tests, spezifisches IgG, IgE), Nachweis der kausalen Rolle der Berufsstoffe.

Therapie. Die Behandlung umfasst:
- **Akute Reizgasinhalation:** symptomatische Therapie
  - Antitussiva (z. B. Codeinum phosphoricum)
  - Bronchodilatatoren (Sympathikomimetika, Theophylline)
  - Sedierung (Beruhigung, Aufklärung, ggf. Benzodiazepine)
  - Kamillen-Inhalationen
  - Ggf. Sauerstoffatmung
  - Ggf. Antibiotika

- **Therapie des oberen Syndroms:**
  - Sauerstoffgabe
  - Hustenstillung (z. B. Codeinum phosphoricum Tbl.)
  - Kortikoid-Spray ohne Inhalationshilfe (z. B. initial 3 Hübe, alle 15–30 min erneut 3 Hübe)
- **Therapie des unteren Syndroms:**
  - Drohendes Lungenödem:
    - Kortikoid-Spray, 4 Hübe initial, weiter alle 5–10 min 2 Hübe mit Inhalationshilfe
    - Kortison i.v. (z. B. 250 mg Solu-Decortin H i.v., evtl. wiederholt)
  - Manifestes Lungenödem:
    - Kortikoid-Spray wie oben, ggf. über Tubus
    - Kortison i.v. (z. B. 500–1000 mg Solu-Decortin H i.v., evtl. wiederholt)
    - Intubation, Absaugung, Überdruckbeatmung

> Die Prävention über die Einhaltung des MAK-Wertes hilft nicht, wenn Gemische einwirken.

In Kürze

Chemisch-irritativ oder toxisch wirkende Arbeitsstoffe

Lungenerkrankungen	▬ Symptomatik: Tracheitis, Glottisödem, Konjunktivitis, Husten, Pneumonie, Bronchokonstruktion, toxisches Lungenödem
	▬ Ätiologie: geringe Wasserlöslichkeit und erhöhte Lipophilie der Noxen
	▬ Diagnostik: Nachweis von Obstruktion, Bronchokonstruktion und Sensibilisierung durch Arbeitsstoffe
	▬ Therapie: symptomatisch, Sauerstoff, Kortikoide

3.3 Physikalisch bedingte Erkrankungen

3.1.1 Lärm am Arbeitsplatz

Definition. Lärm kann als unangenehm empfundener **Schalldruck** (physikalische Einheit: Pa, Pascal) definiert werden.
- **Schalleistung**: Leistung eines Schallsenders zum Aussenden von Schallwellen
- **Schallintensität**: Leistung pro Flächeneinheit (W/m^2)
- **Schalldruckpegel**: Maß der Lautstärke gemessen in dB
- **Schallempfindungsskala**: beginnt mit 0 dB bei 1000 Hz

> Die Lautstärke wird vom Schalldruck bestimmt und als Schalldruckpegel in dB ausgedrückt.

Eine Reduktion der Schallintensität auf die Hälfte bedeutet eine Reduktion des Schalldruckpegels um 3 dB.

> Die Schmerzgrenze liegt bei 120–130 dB.

Lärmmessung
Die Lautstärkeempfindung des menschlichen Ohres folgt nicht dem physikalisch messbaren Schallpegel. Messungen müssen also bewertet bzw. gefiltert werden. Der sog. A-Filter, der insbesondere die höheren Frequenzen herausgefiltert, hat die größte Bedeutung, die Messgröße wird in dB(A) angegeben.

▼

Mittelungskegel

Der Mittelungskegel (äquivalenter Dauerschalldruckpegel) gilt für die 8-h-Arbeitszeit. Bei seiner Berechnung werden Phasen höherer Lärmbelastung ebenfalls bewertet.

Impulslärm

Kurzfristige Lärmimpulse, auf die sich das Ohr nicht durch Impendanzerhöhung einstellen kann, werden ebenfalls gesondert bewertet.

Lärmschutz beginnt bei der Planung von Anlagen. Persönliche Gehörschutzmaßnahmen (Gehörgangsstöpsel, Gehörschutzkapseln, Schallschutzhelme, Schallschutzanzüge) stehen an zweiter Stelle.

> Nach der Unfallverhütungsvorschrift »Lärm« müssen die Unternehmer bei einem Bezugsschalldruckpegel von über 85 dB(A) Gehörschutz zur Verfügung stellen. Bei Pegeln über 90 dB(A) sind die Arbeitnehmer nach dieser Vorschrift der Berufsgenossenschaft verpflichtet, Lärmschutz zu tragen.

3.3.1.1 Lärmschwerhörigkeit

Definition. Die Lärmschwerhörigkeit ist eine **irreversible Innenohrschwerhörigkeit** (Degeneration der Haarzellen). Vorstadien sind **Hörermüdung** und **Hörerschöpfung**.

Ätiopathogenese. Hohe Schalldruckpegel (über 90 dB) führen zu einer irreversiblen Degeneration der äußeren Haarzellen des Corti-Organs, v. a. im Frequenzbereich des 5-gestrichenen C (um 4 kHz) und benachbarter Frequenzbereiche. Der Beginn der Lärmschwerhörigkeit liegt somit nicht im Sprachfeld (1–3 kHz).

> Versicherungsrechtlich entschädigungswürdig ist ein erheblicher Hörverlust, d. h. wenn die Kommunikation deutlich behindert ist, entsprechend einem alterskorrigierten Hörverlust des besser hörenden Ohres 40 dB(A) bei 2000 Hz beträgt.

Präventive Maßnahmen sind in der UVV »Lärm« vorgeschrieben. Neben einer Geräuschminderung der Schallquellen müssen die Lärmbereiche gekennzeichnet werden. Ab Beurteilungspegeln von 85 dB(A) müssen Vorsorgeuntersuchungen (BG-Grundsatz 20) durchgeführt werden. Nach der Erstuntersuchung vor Beschäftigungsbeginn hat eine erste Nachuntersuchung vor Ablauf eines Jahres zu erfolgen, um eine erhöhte individuelle Empfindlichkeit erkennen zu können. Weitere Untersuchungen erfolgen in dreijährigem Abstand.

Beschäftigungsverbote in Lärmbereichen gelten für **Jugendliche** sowie für **werdende** und **stillende Mütter**. Die Arbeitsstättenverordnung nennt 55 dB(A) als Obergrenze für überwiegend geistige, 70 dB(A) bei einfachen und überwiegend mechanischen und 85 dB(A) bei allen anderen Tätigkeiten.

> Arbeitsmedizinische Vorsorgeuntersuchungen (nach BG-Grundsatz 20): Für alle Beschäftigten vorgeschrieben, die in sog. Lärmbereichen arbeiten, d. h. mit einem Beurteilungspegel von 90 dB(A) und mehr.

Vorsorgeuntersuchungen von in Lärmbereichen Beschäftigter umfasst im Siebtest:
- Hörtest
- Ärztliche Untersuchung des äußeren Ohres

> Ein bestehender Gehörschaden kann einen Ausschlussgrund für die Beschäftigung im Lärmbereich darstellen.

Symptomatik. Der **Hochtonverlust** entwickelt sich langsam und bleibt oft unbemerkt. Nach einigen Jahren breitet sich der Hörverlust auf den **mittelfrequenten Bereich** mit Kommunikationsbehinderung aus, der bei Hintergrundgeräuschen besonders deutlich wird. Flüstersprache wird besser als Normallaute wahrgenommen, wobei eine große Wahrnehmungsdifferenz besteht. Typisch ist eine Ausbildung mittelgradiger Schwerhörigkeit.

Extraaurale Auswirkungen sind vorwiegend Konzentrationsschwierigkeiten, Blutdruckerhöhung, Zunahme der Herzfrequenz, Abnahme der Magensekretion und der Hautdurchblutung sowie eine Zunahme der Schweißsekretion.

Diagnostik. Standardisierte **Reintonaudiometrie:** Hörschwellenkurven für Luft- und Knochenleitung verlaufen parallel (Schallempfindungsstörung = reine Innenohrschwerhörigkeit). Im **Sprachaudiogramm** zeigt sich ein Hörverlust für das Zahlen- und Einwortsilbenverständnis erst bei höhergradigen Schädigungen. Im **Tonschwellenaudiogramm** ist ein Hörverlust in Form der sog. C5-Senke (4096 Hz) charakteristisch. Eine Ausdehnung des Verlustes auf benachbarte Frequenzen zeigt eine zunehmende Verbreiterung der initial spitzwinkligen Senke. Der **SISI-Test**, die Langenbeck-Geräusch- und die Stapediusreflexaudiometrie werden zum Nachweis des Lautheitsausgleichs (Recruitment) durchgeführt.

> Zwischen Luft- und Knochenleitung bestehen keine Unterschiede, da es sich um eine Innenohr- und keine Mittelohrschwerhörigkeit handelt.

Ton C

Das Symbol C wird in der Musik für die Angabe der Tonhöhe (Frequenz in Hz) benutzt. Das Intervall einer Oktave entspricht einer Verdoppelung der Tonhöhe in Hz; C1 entspricht 256 Hz, das 4 Oktaven höhere C5 4096 Hz. Der Beginn der Lärmschwerhörigkeit liegt damit nicht im Sprachfeld, das etwa von 1000–3000 Hz reicht.

Therapie. Ggf. Grund für Ausschluss einer Beschäftigung im Lärmbereich.

In Kürze

Lärm am Arbeitplatz

Lärmschwerhörigkeit
- Symptomatik: irreversible Innenohrschwerhörigkeit, Vorstadien sind Hörermüdung, Hörerschöpfung. Nach einigen Jahren Hörverlust im mittelfrequenten Bereich mit Kommunikationsbehinderung, bei Hintergrundgeräuschen besonders deutlich. Flüstersprache wird besser als Normallaute wahrgenommen. Typisch Ausbildung mittelgradiger Schwerhörigkeit. Extraaurale Auswirkungen: Konzentrationsschwierigkeiten, Blutdruckerhöhung, Zunahme der Herzfrequenz, Abnahme der Magensekretion und der Hautdurchblutung, Zunahme der Schweißsekretion
- Ätiologie: hohe Schalldruckpegel (>90 dB) führen zur irreversiblen Degeneration der äußeren Haarzellen des Corti-Organs (Innenohrschwerhörigkeit, v. a. um 4 kHz. Häufige Discobesuche
- Diagnostik: Vorsorgeuntersuchungen (ab 85 dB(A)), Reintonaudiometrie, Tonschwellenaudiogramm (Hörverlust mit sog. C5-Senke, 4096 Hz), SISI-Test, Langenbeck-Geräusch- und Stapediusreflexaudiometrie (Nachweis des Lautheitsausgleichs, Recruitment)
- Therapie: ggf. Ausschluss einer Beschäftigung im Lärmbereich
- Prävention: Vorsorgeuntersuchungen (ab 85 dB(A)), Beschäftigungsverbote im Lärmbereich für Jugendliche, werdende und stillende Mütter

---

3.3.2 Erkrankungen des Bewegungsapparates

Erkrankungen des Bewegungsapparates sind mit der Schwere der zu verrichtenden Tätigkeit verknüpft, wegen geringerer kardiopulmonaler Leistungsfähigkeit und geringerer Muskelmasse werden Frauen körperlich schwerer belastet als Männer. Diese Unterschiede sind jedoch aufgrund der Mechanisierung und Automatisierung nur noch an wenigen Arbeitsplätzen relevant.

3.3.2.1 Sehnenscheidenentzündung

Synonym. Tendovaginitis crepitans.

Definition. Entzündung der Sehnenscheide bei zu starker Beanspruchung.

Ätiopathogenese. Die einseitige Belastung beeinträchtigt die Gleitfähigkeit der Sehnen. Die Erkrankung tritt bei allen Tätigkeiten mit einseitiger, langdauernder mechanischer Beanspruchung auf, z. B. bei Straßenbauarbeitern, Sekretärinnen mit häufiger PC-Maus-Benutzung. Als Berufskrankheit nur anerkannt, wenn sie »zur Unterlassung aller Tätigkeiten gezwungen hat«. Daher wird die Erkrankung nur sehr selten entschädigt.

Präventive Maßnahmen umfassen Automatisierung, Mechanisierung, dosierte Belastungssteigerung bei der Einarbeitung und wechselnde Tätigkeit.

Symptomatik. Betroffen ist fast ausschließlich das Handgelenk und der Unterarm. Typisch sind örtlich umschriebene Belastungsschmerzen und druckempfindliche Schwellungen über den betroffen Sehnen.

Diagnostik. Druckempfindliche Schwellungen; bei Bewegungen ist schneeballartiges Knirschen fühlbar.

> Einseitige Belastungen kommen bei zahlreichen Freizeitaktivitäten vor (Heimwerken, Musizieren, Sport) und sind daher in der Anamnese besonders zu berücksichtigen.

Therapie. Ruhigstellung. Symptomatisch.

Prognose. Nach wenigen Wochen Ruhigstellung bilden sich die Veränderungen zurück; in einigen Fällen ist nach der Wiederaufnahme der Arbeit mit einem Rezidiv zu rechnen.

3.3.2.2 Meniskusschäden

Definition. Verletzung von einer der beiden Knorpelscheiben (Menisken) zwischen Oberschenkel- und Schienbeinknochen (Meniskusläsion, Meniskusriss).

Ätiopathogenese. Die Elastizität der Menisken, insbesondere der Innenmenisken, nimmt bei andauernder oder wiederholt unphysiologischer Belastung ab (maximale Beugung bei gleichzeitiger Außenrotation). Im fortgeschrittenen Stadium können die Menisken bei einer relativ geringfügigen Belastung reißen. Wegen Tätigkeiten mit extremer Belastung der Kniegelenke werden Meniskusschäden v. a. bei Bergleuten, Fliesen- und Parkettlegern als Berufskrankheit anerkannt.

Im Rahmen der **Prävention** sollten unphysiologische Belastungen vermieden werden bzw. Personen mit bereits bestehenden Kniegelenkschäden ausgeschlossen werden.

Symptomatik. Die Erkrankung wird oft erst bemerkt, wenn die Menisken unter heftigen Schmerzen reißen. Das Kniegelenk ist dann geschwollen, druckschmerzempfindlich und kann häufig nicht mehr bewegt werden (Gelenksperre).

Diagnostik. Prüfung spezieller Meniskuszeichen mit Standardtests, z. B. nach Steinmann, Apley-Grinding, Böhler, McMurray und Payr. Der Standardtest nach Payr deutet bei Auftritt von Schmerzen auf eine Verletzung im Hinterhornbereiches des Innenmeniskus hin.

Kernspintomographie (MRT) v. a. bei frischen Meniskusrissen, Röntgenuntersuchung bei chronischen degenerativem Meniskusverschleiß, Sonographie, Arthroskopie. Histologisch sind Vernarbungen und Kapillarsprossungen nachweisbar.

Therapie. Bei akutem Riss und bestehender guter Kapillarisierung konservative Therapie mit Schienenlagerung und abschwellenden Maßnahmen für einige Tage möglich. Teilresektion (= Teilmeniskektomie) oder Meniskektomie.

Prognose. Bei reinen Meniskusteilentfernungen erreicht der Patient in der Regel rasch (nach 3–6 Wochen) wieder seine ehemalige Arbeits- und Sportfähigkeit. Nach Meniskusnähten beginnt die Sportfähigkeit nicht vor 12–16 Wochen postoperativ, besser 6 Monate. Die Arbeitsfähigkeit richtet sich nach den Beanspru-

chungen im Beruf. Erhöhtes Risiko für das Entstehen einer Kniegelenkarthrose bei Meniskektomie.

3.3.2.3 Bursitis praepatellaris

Definition. Schleimbeutelentzündung vor der Kniescheibe mit Erguss.

Ätiopathogenese. Mechanische Reize (Fremdkörper, Druck, Verletzung), andere physikalische Faktoren (ionisierende Strahlen, UV-Licht, Wärme, Kälte), chemische Stoffe (Laugen, Säuren, Schwermetalle), bakterielle Toxine, Allergene, Immunkomplexe, krankhafte Stoffwechselprodukte, entgleiste Enzyme, bösartige Tumoren.

Häufiges Auftreten der Bursitis praepatellaris nach Belastungen des Kniegelenks in gebeugter Stellung, die mit einem hohen Anpressdruck der Patellarsehne einhergehen. Typische Auslöser sind längere Arbeiten im Knien (Fliesenlegen o. ä.), aber auch Auftreten bei Sportlern, v. a. Volleyballspielern, bei chronischer Polyarthritis oder seronegativer Spondartritiden auch ohne äußere Einwirkung.

Symptomatik. Zunächst dezentes reibendes, brennendes Gefühl lokal, bei weiteren Belastungen schmerzhafte Schwellung. Selten evtl. nur durch Ultraschall sichtbare Entzündung ohne Schmerzen und Schwellung.

Diagnostik. Klinik, Ultraschall.

Therapie. Zunächst Ruhigstellung im Verband, lokale Kühlung, Vermeiden direkten Drucks und unterstützend physikalische Maßnahmen (Ultraschall- und Gleichstromtherapie, Iontophorese, d. h. Einbringen von Arznei in die Haut mittels Strom). Bei Bedarf schmerzlindernde, entzündungshemmende Medikamente.

Ein relativ neuer invasiver Eingriff ist die **Bursoskopie**, bei der endoskopisch in das Bursakavum eingedrungen wird und das entzündete Stratum synoviale entfernt, die fibröse Schicht jedoch belassen wird. Die äußere Gleitschicht und damit die Funktion bleiben erhalten.

Bei chronischer, länger als 6 Monate bestehender Bursitis, wird eine kombinierte Schmerztherapie notwendig:

- Information über die Erkrankung
- Medikamentöse Behandlung, z. B. mit Analgetika, schmerzlindernden Psychopharmaka
- Therapeutische Lokalanästhesie (Infiltrationen, Nervenblockaden, kontinuierlich über Katheter)
- Akupunktur

— TENS-Therapie (schmerzlindernde elektrische Ströme, die von einem tragbaren Gerät abgegeben werden)
— Psychologische Therapieverfahren (Entspannungsverfahren, Schmerzbewältigungstraining)
— Physiotherapie (Krankengymnastik, Anwendungen)

Im Gegensatz zur akuten Bursitis geht die chronische mit einer Gefäßverengung einher. Ziel der Behandlung ist auch die Verbesserung der Durchblutungsverhältnisse. Bei Infiltrationen oder Nervenblockaden (N. femoralis) kommt es neben der Schmerzstillung auch zur Sympathikolyse (Blutgefäßerweiterung), optimal ist die kontinuierliche Therapie mittels Katheter mehrmals täglich, ggf. mit Pumpe.

In Kürze

Erkrankungen des Bewegungsapparates

Sehnenscheidenentzündung (Tendovaginitis crepitans)	— Symptomatik: vor allem Handgelenk, Unterarm. Lokal Belastungsschmerzen, druckempfindliche Schwellungen — Ätiologie: Einseitige, langdauernde Belastung beeinträchtigt die Gleitfähigkeit der Sehnen — Diagnostik: Druckempfindliche Schwellungen; bei Bewegungen schneeballartiges Knirschen fühlbar. Anamnestisch Freizeitaktivitäten (Heimwerken, Musizieren, Sport) berücksichtigen — Therapie: Ruhigstellung. Symptomatisch. Rezidive möglich — Prävention: Automatisierung, Mechanisierung, dosierte Belastungssteigerung, wechselnde Tätigkeit
Meniskusschäden	— Symptomatik: heftige Schmerzen bei Riss, Schwellung des Knies, Druckschmerz, häufig Gelenksperre — Ätiologie: Abnahme der Elastizität der (Innen-)Menisken bei andauernder oder wiederholt unphysiologischer Belastung, Tätigkeiten mit extremer Belastung der Kniegelenke (Bergleute, Fliesen- und Parkettleger) — Diagnostik: Meniskuszeichen. MRT, Röntgen, Sonographie, Arthroskopie — Therapie: Ruhigstellung bei frischer Verletzung; Teil- bzw. Meniskektomie — Prävention: Vermeiden unphysiologischer Belastung, Ausschluss von Personen mit bereits bestehenden Kniegelenkschäden
Bursitis praepatellaris	— Symptomatik: Schmerz, Schwellung — Ätiologie: Kniegelenksbelastung in Beugung — Diagnostik: körperliche Untersuchung, Ultraschall — Therapie: Analgetika, Lokalanästhesie — Prävention: Vermeidung unphysiologischer andauernder Belastungen, Ausschluss von Personen mit Kniegelenksschäden

---

3.3.3 Erkrankungen durch Arbeit in Druckluft, Unfälle

3.3.3.1 Barotrauma

Definition. Verletzungen aufgrund ungenügend raschen Druckausgleichs in den Organen beim Druckanstieg.

Ätiopathogenese. Unter Druckluft arbeiten Taucher, Caisson-Arbeiter und Beschäftigte im Tunnelbau, wenn ein Eindringen von Wasser verhindert werden soll.

Dank intensiver Überwachung relativ seltene Berufskrankheit.

Symptomatik. Blutungen, Einrisse an Membranen, seröse Ergüsse in Ohr, Nebenhöhlen, Abdominalbereich, Lunge (◘ Tab. 3.5).

Diagnostik. Sonographie, Röntgen; HNO-Konsil.

Therapie. Sofortige Rekompression (Wiedereinschleusung).

3

◘ **Tab. 3.5.** Symptomatik des Barotraumas bei zu schnellem Druckeinstieg

Organ	Symptome
Ohr	Trommelfellruptur, Hämatotympanon, Riss der Gehörknöchelchenkette, Ruptur von rundem/ovalem Fenster mit Menière-artigen Beschwerden
Nasennebenhöhlen	Schleimhautrisse, Blutungen
Lunge	Lungenödem, alveoläre Hämorrhagien
Zähne	Zahnschmerzen (Lufteinschlüsse unter Füllungen)

Dekompressionskrankheit (Caisson-Krankheit)
Bei zu schnellem Ausgleich zwischen Überdruck und Atmosphärendruck werden die Gase der Atemluft (v. a. Stickstoff) vermehrt in den Körperflüssigkeiten gelöst. Erhöhter Umgebungsdruck ist beim Tunnelbau, bei Überdruck (um das Eindringen von Wasser zu verhindern), den sog. Caissons (Senkkästen ähnlich einer Taucherglocke) und bei Tauchern vorhanden. Aufgrund zu rascher Dekompression geht der Stickstoff vermehrt von der gelösten zur gasförmigen Form über, es besteht die Gefahr der Gasblasenbildung (Stickstoffembolien) in Blut, Liquor und Gelenkflüssigkeiten, die durch Unterkühlung oder Adipositas (Ausschlusskriterium für Unterwasserarbeiten) noch erhöht wird. Pressluft reicht beim Tauchen nur bis zu einer Tiefe von 50 m, darunter droht eine Stickstoffintoxikation (Tiefenrausch = Atemgasintoxikation). In größeren Tiefen müssen Helium-Sauerstoff-Gemische verwandt werden. Zur Symptomatik gehören Taucherflöhe (Gasblasen im subkutanen Fett, Jucken und Marmorierung der Haut), Bends (Gasblasen in Gelenkhöhlen mit Knorpel- und Knochendestruktionen, als Spätfolge Arthrosis deformans), Chokes (Gasblasen in den Pulmonalgefäßen mit Husten, Dyspnoe), neurologische Schäden (Sehstörungen, Menière-artige Symptome wie bei Barotrauma, Krämpfe, irreversible Lähmungen), aseptische Knochennekrosen (auch nach mehreren Wochen v. a. in den langen Röhrenknochen durch Gasembolien in den Vasa nutriva). Die Diagnostik umfasst Anamnese (Tauchen), Klinik, Sonographie, Röntgen. Die Behandlung besteht in sofortiger Rekompression (Wiedereinschleusung), für die entsprechende Einrichtungen (Krankenschleuse) aufgesucht werden müssen, und Komplikationsbehandlung. Spätschäden betreffen die großen Gelenke, z. B. in Form von aseptischen Knochennekrosen.

Präventiv müssen die in der Druckluftverordnung und der Unfallverhütungsvorschrift (UVW) »Taucherarbeiten« (VBG 39) niedergelegten Schleusenzeiten beachtet werden. Die arbeitsmedizinische Vorsorge nach G31 stellt sehr hohe Anforderungen an die verschiedenen Leistungsparameter und an die Sinnesorgane der potenziellen Arbeitnehmer.

3.3.3.2 Cataracta traumatica
Definition. Katarakt durch Verletzungen (Augapfelprellung).

Ätiopathogenese. Unfall (Kontusion, Perforation).

Symptomatik. Sehverschlechterung. Die Prognose hängt von den weiteren Verletzungsfolgen (Netzhautschaden, Sekundärglaukom) ab.

Diagnostik. Anamnese, Augenuntersuchung, ggf. rosettenförmige Eintrübung.

Therapie. Kataraktoperation, Implantation einer Kunststofflinse.

In Kürze

Erkrankungen durch Arbeit in Druckluft, Unfälle

Barotrauma	▬ Symptomatik: Blutungen, Membraneinrisse, seröse Ergüsse in Ohr, Nebenhöhlen, Abdominalbereich, Lunge
	▬ Ätiologie: Verletzungen aufgrund ungenügend raschen Druckausgleichs in den Organen beim Druckanstieg
	▬ Diagnostik: Sonographie, Röntgen, HNO-Untersuchung
	▬ Therapie: sofortige Rekompression (Wiedereinschleusung)
Cataracta traumatica	▬ Symptomatik: Sehverschlechterung
	▬ Ätiologie: Unfall
	▬ Diagnostik: Anamnese, Augenuntersuchung
	▬ Therapie: Operation (Kunststofflinse)

3.4 Chemisch bedingte Berufskrankheiten

3.4.1 Schwermetalle und Metalloide

3.4.1.1 Blei

Anorganische Bleiverbindungen

Epidemiologie. Verhüttung von Bleierzen, Schmelzen von Blei, Verarbeitung bleihaltiger Altlasten, Entfernung bleihaltiger Anstriche (Bleifarben), Schweißen, Herstellung von Batterien und Glas.

Ätiopathogenese. Die Aufnahme erfolgt in Form von Stäuben und Dämpfen überwiegend inhalativ, bei einen geringen Anteil (10–40%, bei Kindern ist der Anteil akzidentell erhöht) über den Gastrointestinaltrakt. Zu etwa 90% wird das aufgenommene Blei locker an Erythrozyten gebunden, ohne jedoch den Sauerstofftransport zu beeinträchtigen, der Rest wird an Plasmaproteine gebundenen transportiert.

Präventive Maßnahmen umfassen auf der Einhaltung der MAK- und BAT-Werte sowie arbeitsmedizinischer Vorsorgeuntersuchungen nach berufsgenossenschaftlichen Grundsätzen. Zum biologischen Monitoring eignen sich die δ-ALA-Ausscheidung im Urin sowie die Bestimmung des Bleigehalts im Vollblut. Koproporphyrine sind unzureichend spezifisch, da sie auch bei Gesunden bzw. bei Porphyrie und Porphyrinurie vermehrt ausgeschieden werden können.

Symptomatik. Bläulich-schwarzer sog. **Bleisaum** am Zahnfleisch (Entstehung von Bleisulfid). **Störung der Hämsynthese** durch Freisetzung von Bleiionen als Enzyminhibitor über eine Hemmung der δ-Aminolävulinsäure-Dehydrogenase (δ-ALA-DH, wichtiges Enzym der Hämsynthese), der Ferrochelatase und der Koproporphyrin-Decarboxylase. Dadurch wird Koproporphyrin III im (braungefärbten) Urin sowie zur sideroachrestischen normo- bis hypochromen Anämie mit reaktiv gesteigerter Erythropoese mit vermehrten basophilen Erythroblasten im Knochenmark mit Erhöhung des Serumeisens (Hyperferrämie). Charakteristisch sind eine Tüpfelung peripherer Erythrozyten (Tüpfelzellen) sowie ein fahlgrau-gelbliches Hautkolorit (Bleikolorit). Eine **Radialisparese** (Fallhand) bzw. **Mononeuropathie** manifestiert sich als Degeneration peripherer afferenter Neurone meist an der Gebrauchshand.

Auch eine **Polyneuropathie** kann auftreten. Ein **chronisches Hirnödem** mit Vigilanzstörungen bis hin zu Koma, Delir, Tremor, Krampfanfälle (Encephalopathia saturnina) und Optikusatrophie. Die glatte Muskulatur des Magen-Darm-Traktes wird in Form von hartnäckiger Obstipation und Koliken (Bleikoliken) affektiert. Ein **metallischer Mundgeschmack** ist typisch.

> Typisch ist eine schleichend beginnende chronische Bleivergiftung (Bleiintoxikation ist selten wegen der Fängerfunktion der Erythrozyten). Bleikrisen mit plötzlichem Auftreten der Symptome entstehen durch höhere Bleiinkorporationen oder Mobilisation von Blei aus dem Knochen.

Diagnostik. Der laborchemische Nachweis von Blei muss an Vollblut (Blei bindet an Erythrozyten und Plasmaproteine) erfolgen. Zum biologischen Monitoring eignen sich die δ-ALA-Ausscheidung im Urin sowie die Bestimmung des Bleigehalts im Vollblut.

Therapie. Forcierung der renalen Elimination durch Chelatbildner wie D-Penicillamin und Dinatriumkalzium-Ethylendiamintetraacetat (Na_2Ca-EDTA).

Prognose. Blei kann lange Zeit symptomlos im Knochen als Langzeitspeicher im Austausch mit Kalziumionen abgelagert werden (Halbwertszeit 7–10 Jahre). Die Ausscheidung erfolgt über Nieren und Galle.

Organische Bleiverbindungen (Bleialkyle)

Epidemiologie. Vorkommen in Vergaserkraftstoffe (Blei als Antiklopfmittel).

Ätiopathogenese. Die inhalative Aufnahme über die Lunge und die Resorption über die Haut stehen im Vordergrund. Elimination erfolgt renal oder biliär. Organische Bleiverbindungen sind lipophil. Oral aufgenommenes Blei wird schlecht resorbiert.

Symptomatik. **ZNS-Schädigungen** (hirnorganischen Psychosyndroms mit Halluzinationen, Depressionen und anderen psychischen Alterationen). Organische Bleiverbindungen führen zu einer **Enzephalopathie**. **Schädigungen der Nebennieren** (**Vagotonie** mit Hypotonie, Bradykardie, Abfall der Körpertemperatur). Leberschädigungen spielen eine geringere Rolle.

Diagnostik. δ-ALA-Bestimmung im Urin ist die geeignete Frühdiagnose der Bleiintoxikation. Biologisches Monitoring (Bleibestimmung dem Blut und im Urin). Methode: Atomabsorptionsspektroskopie.

Prognose. Typisch ist eine sehr lange Rekonvaleszenzzeit. Verbesserte Technologien haben zu einem starken Rückgang der Berufskrankheitsfälle geführt.

3

3.4.1.2 Thallium

Epidemiologie. Vorkommen im Flugstaub, bei der Herstellung von Farben, Insektizide und technische Artikel.

Ätiopathogenese. Die überwiegend orale Aufnahme führt zu einer Anreicherung in **Nieren, Knochen, Leber, Gehirn.**

Symptomatik. Die **akute Vergiftung** führt zu gastrointestinalen Erscheinungen, Blutdruckanstieg, Hyperämie. Eine aufsteigende **Polyneuropathie** beginnt mit Schmerzen an den Füßen (»**burning feet**«), Schlaflosigkeit, Lähmungen. Nach 2–3 Wochen Haarausfall. Die **chronische Intoxikation** äußert sich in mit gastrointestinalen Störungen, Schlaflosigkeit, Sehstörungen. Haar- und Nagelwachstum (Lunulastreifen).

Diagnostik. Die Haaranalyse ist für den Expositionsnachweis wichtig. Die Diagnosesicherung besteht im Thallium-Nachweis in Urin, Haaren und Nägeln mittels Atomabsorptionsspektroskopie.

Therapie. Laxanzien. Antidottherapie mit Antidotum, z. B. Thallii Heyl [Eisen (III)-hexacyanoferrat (II) = Berliner Blau].

3.4.1.3 Arsen

Epidemiologie. In der Hüttenindustrie, bei der Verwendung von Pigmentfarben und in der Glasindustrie.

Ätiopathogenese. Vor allem inhalative Aufnahme. Zur **Prävention** gehören die Einhaltung des MAK- und TRK-Wertes sowie Atemschutz.

Symptomatik. Unterschieden werden:
- **Akute** Arsenvergiftung:
  - Störungen im Atemtrakt (Bronchialkarzinome), ZNS, Magen-Darm-Trakt (Durchfälle)
- **Chronische** Arsenvergiftung:
  - Rhinitis
  - Nasenseptumperforation
  - Arsenmelanose
  - Hyperkeratosen, Spinaliome
  - Wachstumsstörungen der Fingernägel (Mees-Bänder)
  - Polyneuropathie

Arsenwasserstoff führt zu vielfältigen Allgemeinstörungen, eine Hämolyse mit Nierenschmerzen und dunklem Urin führt zu einer Anämie.

Diagnostik. Atomabsorptionsspektroskopie: diagnostisch ist das Haar ein wichtiger Speicher. Charakteristisch ist der **Knoblauchgeruch** der Atemluft bei Arsenwasserstoff. Anämie mit vielfältigen Erythrozyten, eventuell Leukozytose.

Therapie. Als Antidote bei akuten Vergiftungen werden die schwefelhaltigen Komplexbildner Dimercaptopropansulfonsäure (DMPS), Unithiol und Succimer eingesetzt. Ihr Stellenwert bei der Behandlung chronischer Vergiftungen ist umstritten. Aktivkohle bis mehrere Stunden nach der Einnahme kann Arsen ebenfalls zur Ausscheidung bringen.

3.4.1.4 Beryllium

Epidemiologie. Elektro- und Keramikindustrie bei Bearbeitungsvorgängen.

Ätiopathogenese. Einatmen der wasserlöslichen Berylliumsalze und des Feinstaubs. Beryllium ist kanzerogen im Tierversuch. **Präventiv** sollte der TRK-Wert beachtet werden.

Symptomatik. Die **akute Intoxikation** kann bis zur toxischen Bronchopneumopathie führen. Für die **chronische Intoxikation** charakteristisch ist die interstitielle Lungenfibrose. Es gibt auch eine allergische Berylliumdermatitis.

Diagnostik. **Röntgenologische** Beurteilung nach der ILO-Klassifikation (kleine rundliche Schatten im Mittel- und Unterfeld). Atomabsorptionsspektroskopie.

Therapie. Immunsuppression mit systemischen Kortikoiden.

In Kürze	

Erkrankungen durch Schwermetalle und Metalloide

Blei	■ Symptomatik: klassische Trias: Bleikoliken, Anämie mit basophilen Tüpfelzellen und Radialislähmung; Mono- und Polyneuropathie, metallischer Mundgeschmack, bläulicher Zahnfleischsaum, Enzephalopathie
	■ Ätiologie: Batterien, Farben (anorganisch); Antiklopfmittel (organisch). Inhalative und perkutane Resorption, Hemmung der δ-ALA-DH, Anreicherung in ZNS und Nebennieren (organisches Blei), Lipophilie
	■ Diagnostik: Blei im Blut und Urin mittels Atomabsorptionsspektroskopie
	■ Therapie: forcierte Diurese mit D-Penicillamin und Na_2Ca-EDTA
Thallium	■ Symptomatik: gastrointestinale Erscheinungen, Blutdruckanstieg, Hyperämie, aufsteigende Polyneuropathie beginnt mit Schmerzen an den Füßen (»burning feet«), Schlaflosigkeit, Lähmungen, Haarausfall. Chronische Manifestationen: gastrointestinale Störungen, Schlaflosigkeit, Sehstörungen. Haar- und Nagelwachstumsstörungen (Lunulastreifen)
	■ Ätiologie: im Flugstaub, in Farben und Insektiziden, in technischen Artikeln. Orale Aufnahme, Anreicherung in Nieren, Knochen, Leber, Gehirn
	■ Diagnostik: in Urin, Haaren und Nägeln mittels Atomabsorptionsspektroskopie
	■ Therapie: Laxanzien, Antidotum, z. B. Thallii Heyl
Arsen	■ Symptomatik: akut: Störungen Gastrointestinaltraktes, ZNS, Bronchialkarzinome; chronisch: Rhinitis, Nasenseptumperforation, Arsenmelanose, Hyperkeratosen, Spinaliome, Polyneuropathie
	■ Ätiologie: Hüttenindustrie, in Pigmentfarben, Glasindustrie. Vor allem inhalative Aufnahme
	■ Diagnostik: Atomabsorptionsspektroskopie: v. a. das Haar; Knoblauchgeruch der Atemluft bei Arsenwasserstoff. Anämie mit vielfältigen Erythrozyten, evtl. Leukozytose
	■ Therapie: Komplexbildner (DMPS, Unithiol, Succimer), Aktivkohle
Beryllium	■ Symptomatik: akute Intoxikation: bis zur toxischen Bronchopneumopathie. Chronische Intoxikation: interstitielle Lungenfibrose. Allergische Berylliumdermatitis
	■ Ätiologie: Elektro- und Keramikindustrie bei Bearbeitungsvorgängen. Einatmen der wasserlöslichen Berylliumsalze und des Feinstaubs. Kanzerogen im Tierversuch (Liste III A2)
	■ Diagnostik: Röntgen (ILO-Klassifikation, kleine rundliche Schatten im Mittel- und Unterfeld); Atomabsorptionsspektroskopie
	■ Therapie: symptomatisch, Meiden der Noxe
	■ Prävention: TRK-Wert

3.4.2 Erstickungsgase

Definition. Erstickungsgase (■ Tab. 3.6) verdrängen den Sauerstoff in der Atemluft (**äußere Erstickung** durch zu wenig Sauerstoff in der Einatemluft) oder verursachen toxische Transportstörungen (**innere Erstickung**).

Ätiopathogenese. Zur äußeren Erstickung kommt es bei einer Unterschreitung des Sauerstoffgehaltes in der Atemluft auf unter 7 Vol.%; erste Symptome wie Übelkeit und Atemnot treten ab 14 Vol.% auf.

■ **Tab. 3.6.** Erstickungsgase

Äußere Erstickung	Innere Erstickung
Stickstoff	Kohlenmonoxid
Kohlendioxid	Blausäure
Methan, Propan, Butan	Schwefelwasserstoff

Kohlenmonoxid (CO)
Epidemiologie. Gefährdung bei Bränden, in Kokereien und Motorprüfständen.

3

⬛ Tab. 3.7. Wirkungen der Kohlenmonoxidvergiftung

CO-Hb-Gehalt im Blut	Vorkommen/Schweregrad	Symptomatik
10%	Exzessive Raucher, Großstadtverkehr	– Evtl. leichte Visusminderung
20%	Akute Intoxikation	– Kopfschmerzen, Schwindel, leichte Sehstörungen, Ohrensausen, Brechreiz – Dyspnoe, Tachykardie – Bewusstseinsstörungen
>30%	Schwere Intoxikation	– Typische kirschrote/hellrote Hautfarbe – Vigilanzminderung (keine Selbstrettung!), erhöhte Krampfneigung – EKG-Veränderungen (wie bei Koronarinsuffizienz) – Atemstörung
>60%	Schwerste Intoxikation	– Koma, Cheyne-Stokes-Atmung – Zerebrale Krämpfe, – Stammhirnsymptomatik – Hypothermie – Herzversagen
>80%	Letaldosis	– Tod innerhalb weniger Minuten

Ätiopathogenese. 200- bis 300-mal größere Affinität zu Hämoglobin als Sauerstoff und drängt es aus seiner Bindung am Hämoglobin. Nur 0,07 Vol.% CO reichen in der Einatemluft aus, um 50% des Hämoglobin (**Carboxyhämoglobin** = CO-Hb) zu besetzen. Die Bindung CO-Hb ist reversibel, durch Erhöhung des Sauerstoffpartialdruckes in der Einatemluft nimmt die CO-Hb-Konzentration ab. Ein CO-Hb-Gehalt von 0,5% im Blut ist physiologisch.

Symptomatik. Gewebehypoxie mit konsekutiver metabolischer Azidose (⬛ Tab. 3.7).

❗ Cave
Gefahr eines Hirnödems beachten.

Diagnostik. Typische Ischämiezeichen sind im EKG sichtbar. Linksverschiebung der Sauerstoffbindungskurve (Haldane-Effekt) aufgrund erschwerter Sauerstoffabgabe ins Gewebe.

❯ CO-Hb ist hellrot, selbst bei tödlichen Vergiftungen besteht daher nie eine Zyanose.

Therapie. Sauerstoffbeatmung, ggf. Überdruckbeatmung (PEEP mit 100% Sauerstoff), Azidosebehandlung.

In Kürze

Erkrankungen durch Erstickungsgase

Kohlenmonoxid	– Symptomatik: Visusminderung, Kopfschmerzen, kirschrote/hellrote Hautfarbe, Vigilanzminderung (keine Selbstrettung!), Cheyne-Stokes-Atmung, Atemstörung, Krämpfe, Tod – Ätiologie: bei Bränden, in Kokereien und Motorprüfständen. Drängt Sauerstoff aus seiner Bindung am Hämoglobin (Carboxyhämoglobin = CO-Hb). Gewebehypoxie mit konsekutiver metabolischer Azidose. Gefahr eines Hirnödems! – Diagnostik: Ischämiezeichen im EKG, Linksverschiebung der Sauerstoffbindungskurve (Haldane-Effekt) – Therapie: Sauerstoffbeatmung, ggf. Überdruckbeatmung (PEEP mit 100% Sauerstoff), Azidosebehandlung

3.4.3 Lösungsmittel, Pestizide

Definition. Organische Lösungsmittel: Niedriger Siedepunkt, hohe Flüchtigkeit, sollen Fette, Lipide, Harze und Polymere, also wasserunlösliche Substanzen, aufnehmen. Hauptbestandteile sind:
- Halogenierte Kohlenwasserstoffe
- Alkohole, Ketone
- Aliphatische und aromatische Kohlenwasserstoffe
- Ester

Pestizide: wie Insektizide, Askarizide (gegen Milben), Nematizide (gegen Fadenwürmer), Molluskizide (gegen Schnecken), Fungizide (gegen Pilze), Herbizide (gegen Unkraut). Bestandteile sind:
- Halogenierte aliphatische Kohlenwasserstoffe
- Chlorierte zyklische Kohlenwasserstoffe
- Organische Phosphorsäureverbindungen
- Carbaminosäureester (Ester der Aminoameisensäure, wirken als Cholinesterasehemmer)

Symptomatik. Die Giftwirkung ist zweizeitig.
- 1. Phase: unspezifische Sofortwirkung mit Schleimhautreizung und berauschender Wirkung, evtl. mit Übelkeit, Dyspnoe, Kopfschmerzen
- 2. Phase (metabolitenvermmittelt): organspezifische Wirkung, v. a. in der Leber und am peripheren und zentralen Nervensystem, u. U. auch an der Niere und am Reizleistungssystem des Herzens

❗ **Cave**
Bei chronischer Exposition Gefahr von Hirnleistungsstörungen im Sinne eines hirnorganischen Psychosyndroms, Hodenmalignom.

Diagnostik. Anamnese; internistische und neurologische Untersuchung; EEG; Messung peripherer Nervenleitgeschwindigkeiten; Doppler-Sonographie; kraniale Computertomographie. Testpsychologische Untersuchungen (Wahrnehmung, Intelligenz, Reaktionsverhalten, Fingerfertigkeit, Lernleistung, Kurzzeitgedächtnis).

Differenzialdiagnose. Primär degenerative Demenz, Morbus Parkinson, alkoholtoxische Enzephalopathie, Demenz nach zerebrovaskulären Ereignissen, andere organische Ursachen (z. B. frühkindlicher Hirnschaden, posttraumatische Enzephalopathie), endogene Depression, neurotische Fehlentwicklungen.

Therapie. Entfernung aus dem Gefahrenbereich, Sauerstoffgabe, inhalative Glukokortikoide, β_2-Sympathomimetika, Antitussiva, strenge Bettruhe. Bei Lungenödem

Glukokortikoide i.v., Intubation, Beatmung. Therapie der Pestizidintoxikation mit Atropin.

Aliphatische Kohlenwasserstoffe

Hexan, Heptan, Oktan. Vorkommen in Isoparaffinen, Erdölen, Benzinen und Braunkohleteer sowie in Raffinerien und in Lösungsmitteln. Entstehung des neurotoxischen 2,5-Hexandion (Bioaktivierung), das mit Aminogruppen neurofilamentärer Proteine reagiert, aus Hexan. Typische Symptome sind Erregungsleitungsstörungen, zunächst als Sensibilitätsstörungen der distalen Extremitäten, später als sensomotorische Polyneuropathie vom axonalen Typ mit abgeschwächten Muskeleigenreflexen, Muskelatrophien und Lähmungen sowie Rauschzuständen.

Halogenkohlenwasserstoffe

Mit Einführung von Halogen in das Alkanmolekül steigt dessen narkotische Wirksamkeit. Bei der Metabolisierung entstehen Epoxide, Radikale und Kohlenmonoxid mit konsekutiver CO-Hb-Bildung. Sämtliche Substanzen wirken kardio-, hepato- und neurotoxisch (Rausch, Euphorie, Schwindel, Delir). Zur Prävention gehören die Überwachung der MAK- und TRK-Werte sowie ein biologisches Monitoring.

Häufig entwickelt sich eine Chlorakne. Möglich sind lebensbedrohliche Herzrhythmusstörungen durch Sensibilisierung gegenüber Katecholaminen mit der Gefahr der zentralen Atemlähmung. Die Diagnostik beruht auf der molekularen Spektrometrie. Therapeutisch wichtig bei akuten Vergiftungen:
- Frischluftzufuhr, Sauerstoffgabe, evtl. Sedation
- Kreislaufkontrolle
- Lungenödemprophylaxe (Kortison, zunächst inhalativ)

3.4.3.1 Aromatische Kohlenwasserstoffe

Benzol und seine Homologe

Epidemiologie. Vorkommen in Benzin bis zu 5%, in Emissionen von Verbrennungsmotoren. Zunehmende Ersetzung durch weniger toxische Homologe Toluol und Xylol. Styrol wird in der Tiefdruckerei angewandt. Hydrochinon kommt als Entwickler zum Einsatz in Photo- und Röntgenlaboratorien und wird im Gewebe zu Benzochinon oxidiert. Erkrankungen durch Benzol sind in die Liste der Berufskrankheiten aufgenommen.

Ätiopathogenese. Der Zyklohexatrien-Ring des Benzols ist Ausgangssubstanz für polyzyklische aromatische Verbindungen, die bösartige Erkrankungen auslösen können. Benzol wird leicht über Haut und Schleimhäute resorbiert und über die Lunge abgeatmet. Ca. 50% des Benzols wird metabolisiert, wobei Monooxygenasen ein reaktionsfähiges Epoxid bilden, aus dem unter anderem Phenol und Phenylmercaptursäure entstehen, die beide mit dem Harn ausgeschieden werden. Die Stoffwechselprodukte von Toluol (Hippursäure) und Xylol (Methylhippursäure) werden mit dem Harn ausgeschieden. **Präventiv** wird biologisches Monitoring (möglich über Bestimmung der Hippur- (Toluol) bzw. Methylhippursäure (Xylol) im Harn) eingesetzt.

> Phenol ist kein für Benzol spezifisches Stoffwechselprodukt. Zum biologischen Monitoring eignet sich besser der Benzolnachweis im Blut.

Symptomatik. Unterschieden wird die akute von der chronischen **Benzolintoxikation** (◻ Tab. 3.8).

⊗ Cave
Benzol ist humankanzerogen.

Möglich sind Hämangioendothelsarkome der Leber und lymphatische Leukämien, Lungentumoren (z. B. bei Kokereigasverwendung), myeloische Leukämien mit Latenzzeiten von über 20 Jahren. **Benzochinon** ist an der Augenbindehaut reizend und kann zur Erblindung führen. Die typische gelblich-braune Farbe des Benzochinons sorgt für die braune Verfärbung von Horn- und Bindehaut. **Styrol** wirkt akut schleimhautreizend und kann aufgrund seiner narkotischen Eigenschaften zur **Atemlähmung** führen.

Diagnostik. Substanznachweis im Blut. Phenolnachweis und, spezifischer, Nachweis von Phenylmercaptursäure oder Mukonsäure im Urin.

Therapie. Unbedingte Expositionskarenz, bei akuter Intoxikation kontrollierte Sauerstoffgabe.

Nitro- und Aminoverbindungen von Benzol

Epidemiologie. Der Ersatz von Wasserstoff am Benzolring durch NO_2-Gruppen ergibt Nitroverbindungen, während der Ersatz durch NH2-Gruppen zu Aminogruppen führt. Nitrobenzol (Mirbanöl) wird als Parfümstoff eingesetzt, Aminobenzol (Anilin) ist Ausgangsstoff bei der Farbstoffherstellung. Nitroverbindungen finden in der Sprengstoffherstellung (z. B. Trinitrotoluol, TNT) und als Herbizide Verwendung.

Ätiopathogenese. Aktive Metaboliten bilden Methämoglobin, das Sauerstoff irreversibel bindet. Einige Verbindungen wirken hepatotoxisch und über ihre Metaboliten kanzerogen. Besondere Gefährdung besteht für Personen mit einem G-6-PD-Mangel.

Symptomatik. Sauerstoffmangel im Gewebe (Akrozyanose, sog. Blausucht). Wenn 60–80% des Hämoglobins durch Met-Hb ersetzt sind, führt **inneres Ersticken** zum Tod. Außerdem kann es infolge der oxidativen Schädigung von Membraneiweißen zur Ausbildung einer **hämolytischen Anämie** kommen, charakteristisch sind **Heinz-Innenkörper**. Trinitrotoluol (TNT) ist hepatotoxisch.

Diagnostik. Blutbild.

Therapie. Bei Hautkontakt: Dekontamination. Bei Ingestion: primäre Giftentfernung, Kohle, Laxans. Bei Methämoglobinämie: Antidottherapie mit z. B. Toluidinblau, intensivmedizinische Überwachung.

Aromatische Amine

Epidemiologie. Benzidin, ß-Naphtylamin und 4-Aminodiphenyl sind in der Farbindustrie anzutreffen.

Ätiopathogenese. Perkutane Aufnahme und über die Lunge. Nach langjähriger Exposition Irritation des Urothels und Bildung von Harnblasenpapillomen möglich. Schließlich Entstehung von invasiven **Urothelkarzinomen**.

⊗ Cave
Aromatische Amine wirken kanzerogen.

Symptomatik. Kanzerogene Wirkung. Methämoglobinbildung, Anämieentwicklung.

◻ **Tab. 3.8.** Symptomatik der akuten und chronischen Benzolintoxikation

Akute Intoxikation	Chronische Intoxikation
Rauscherscheinungen mit euphorischer Komponente Kopfschmerz, Schwindel Übelkeit und Erbrechen (später)	Hemmung der Hämatopoese: Anämie, Leukopenie, Thrombopenie alleine oder in Kombination mit den entsprechenden Symptomen Panmyelopathie ohne therapeutischen Einflussmöglichkeit, evtl. myeloische Leukämie Hirnorganisches Psychosyndrom

Diagnostik. Blutbild. Harnanalyse.

Therapie. Behandlung der Folgeerkrankungen.

3.4.3.2 Organische Phosphorverbindungen

Epidemiologie. Als Weichmacher, Schmier- und Löse-mittel werden Alkylphosphate (Thiophosphorsäure-ester) eingesetzt. Als Pestizide werden eingesetzt: Para-thion (605), Malathion, Phosdrin und Praoxon. Als Kampfstoffe kommen um Einsatz: Sarin, Tabun und Soman, welche in Pestizidfabriken hergestellt werden können.

Ätiopathogenese. Hohe akute Toxizität. Hemmung der Azetylcholinesterase. Leicht biologisch abbaubar durch hohe Hydrolyseempfindlichkeit, daher reichen sie sich nicht in der Nahrung an.

> Alkylphosphate (Thiophosphorsäureester) sind für Insekten toxischer als für Warmblüter, die über Esterasen zur Entgiftung verfügen. Vergiftungs-erscheinungen beruhen auf der Hemmung der Cholinesterase.

Symptomatik. ◘ Tab. 3.9.

❶ **Cave**
Organische Phosphorverbindungen sind biologisch abbaubar und zeigen keine Kumulation.

Diagnostik. Bestimmung der Cholinesteraseaktivität in Erythrozyten oder Vollblut.

Therapie. Toxogonin- und Atropingabe.

3.4.3.3 Fluor

Epidemiologie. In der Glasindustrie und Aluminium-herstellung und -verarbeitung. Vor allem **Kryolit**, **Flu-**

orit, **Apatit** und Salze (**Fluoride**) sowie die äußerst aggressive **Flusssäure** (Fluorwasserstoff, HF) wirken toxisch.

Ätiopathogenese. Störungen des Kalzium- und des Kohlenhydratstoffwechsels (**Fluorose**). Im Rahmen der Prävention besteht die Überwachungspflicht bei Nachweis von mehr als 5 mg Fluorid/l Urin.

Symptomatik. Differenziert wird:
- **Akute** Intoxikation:
  - Nach Inhalation bronchitische Beschwerden
  - Toxisches Lungenödem bei höheren Konzent-rationen
  - Nach Ingestion Ulzerationen der Mundhöhle, hämorrhagisches Erbrechen, Diarrhö
  - Bei Hautkontakt tiefreichende Nekrosen
- **Chronische** Exposition: **Fluorose** mit Sklerosie-rung der Knochen (Osteosklerose) sowie ausge-dehnten Bänder- und Sehnenverkalkungen (begin-nend im Bereich des Beckens und der Lenden-wirbelsäule)

Diagnostik. Thoraxröntgen, Spirometrie, Urinunter-suchung.

Therapie. Akute Verletzungen werden lokal mit Natri-umbikarbonat und einer Umspritzung von 10%igem Kalziumglukonat behandelt; nach Ingestion sind Ma-genspülungen indiziert.

3.4.3.4 Methanol

Synonym. Methylalkohol, Carbinol, Holzgeist.

Epidemiologie. Entstehung bei der trockenen Destil-lation von Holz und der Hydrierung von Kohlen-dioxid unter Druck. Methanol gehört zu den in größ-ten Mengen hergestellten Chemikalien (überwiegend

◘ **Tab. 3.9.** Vergiftungserscheinungen wichtiger Phosphorverbindungen

Phosphorverbindung	Pathomechanismus
Parathion (E605; wird zum toxischen Paroxon metabolisiert)	Vergiftungssymptome bereits wenige Minuten nach Ingestion auf (Suizidabsicht), perkutane Aufnahme tödlicher Dosen möglich
Triorthokresylphosphat	Demyelisierung motorischer Nerven und Rückenmarksbahnen (funktionelle Schädigungen), erste Vergiftungssymptome sind Übelkeit und Erbrechen
Alkylphosphate (Thiophosphorsäureester)	Erhöhter Azetylcholinspiegel (Miosis, Spasmen der glatten Muskulatur, Bronchospasmen, Tenesmen, Speichel- und Tränenfluss, Bradykardie, Parästhesien, psychische Veränderungen) Lipophilie ermöglicht Passage der Blut-Hirn-Schranke

zur Herstellung von Formaldehyd). Als Zusatz in Lacken, Lackfarben, Kraftstoffen (Antiklopfmittel) und in Frostschutz-, Desinfektions-, Löse- und Haushaltsmitteln. Auch in zahlreichen Nahrungsmitteln an Pektin gebundenes Vorkommen. Stoffwechselabbauprodukte wie Ameisensäure werden in der Gummi-, Färbeindustrie und bei der Galvanisation verwendet. Der MAK-Grenzwert am Arbeitsplatz beträgt 200 ppm. Erkrankungen aufgrund von Methanolexposition am Arbeitsplatz sind als Berufskrankheit anerkannt.

Ätiopathogenese. Die Resorption erfolgt rasch transdermal, inhalativ oder oral. Toxizität geht von den Metaboliten aus (Formaldehyd, Ameisensäure), die eine Azidose verursacht. Im Rahmen der **Prävention** werden neurologische Untersuchung, Sehtest mit Farbtüchtigkeitsprüfung, Leberenzymstatus empfohlen.

Symptomatik. Nur gering ausgeprägter Rausch, ab dem zweiten Tag Hyperventilation durch metabolische Azidose. Leicht narkotische und weniger berauschende Wirkung als bei Ethanol.

> ❯ Lebensgefährliche Symptome treten mit einer Latenzzeit von 12–24 h auf.

Bei einer **akuten Methanolintoxikation** bildet sich nach 2–4 Tagen das Vollbild einer metabolischen Azidose mit einer kompensatorischen Hypokaliämie und Tachypnoe, visuellen Funktionsstörungen, die durch Papillen- und Retinaödem sowie irreversible Degeneration des N. opticus zur Erblindung führen können (Optikus-Neuropathie). Uncharakteristische Symptome wie Kopfschmerzen, Nausea, Gastritis, Dyspnoe, Bradykardie bis zum Atemstillstand.

Bei einer **peroralen Methanolintoxikation** werden folgende Stadien unterschieden:
- Akuter Rausch
- Stadium der Latenz
- Vergiftungserscheinungen
- Erholungsstadium

Diagnostik. Erhebung der Arbeitsanamnese und des Unfallhergangs, Prüfung des Methanolgeruchs in der Ausatemluft sowie Methanolbestimmung im Urin (BAT-Wert: 30 mg/l) oder im Blut.

Therapie. Bei akuter Methanolintoxikation:
- Hemmung der Methanoloxidation durch Hemmung der ALD und ALDH: Gabe von Fomepizol oder Ethanol (therapeutischer Zielwert 1‰ über mehrere Tage)
- Ausgleich von pH-Verschiebungen: Natriumhydrogenkarbonat, Trispuffer
- Elimination von Ameisensäure: Folsäure hochdosiert
- Ggf. Hämodialyse

In Kürze

Lösungsmittel, Pestizide

| Aliphatische Kohlenwasserstoffe, Halogenkohlenwasserstoffe, aromatische Kohlenwasserstoffe, Alkohole (z. B. Methanol), Phosphor und seine Verbindungen, Fluor und seine Verbindungen, Salpetersäure | - Symptomatik: 1. Rauschzustände, irritativ-toxisch, allergisierend, kanzerogen/teratogen, 2. Organspezifische Wirkung (metabolitwirkend): Sensibilitätsstörungen, Polyneuropathie, Muskelatrophien, Lähmungen. Wirkung kann mit Latenzzeit auftreten
- Ätiologie: inhalative Aufnahme. Hepatotoxisch: Biotransformation zu giftigeren Metaboliten (Giftung). Epoxidbildung. Bei chronischer Exposition ggf. hirnorganisches Psychosyndrom
- Lösungsmittel: in Farben, Verdünnungen, Klebstoffen, Reinigungsmitteln, Pflegemitteln, Kunststoffen
- Pestizide: Insektizide, Askarizide, Nematizide, Molluskizide, Fungizide Herbizide
- Diagnostik: Anamnese, internistische, neurologische Untersuchung. EEG, periphere Nervenleitgeschwindigkeiten, Doppler-Sonographie, CCT. Testpsychologische Untersuchungen (Wahrnehmung, Intelligenz, Reaktionsverhalten, Fingerfertigkeit, Lernleistung, Kurzzeitgedächtnis). Narkotische/pränarkotische Effekte
- Fluorintoxikation: Thoraxröntgen, Spirometrie. Überwachungspflicht bei Nachweis von mehr als 5 mg Fluorid/l Urin. |

Aliphatische Kohlenwasserstoffe, Halogenkohlenwasserstoffe, aromatische Kohlenwasserstoffe, Alkohole (z. B. Methanol), Phosphor und seine Verbindungen, Fluor und seine Verbindungen, Salpetersäure	▬ Therapie: ▬ Akute Intoxikation: Frischluftzufuhr, Sauerstoffgabe, evtl. Sedation, Kreislaufkontrolle, Lungenödemprophylaxe (Kortison, zunächst inhalativ) ▬ Phosphorintoxikation: Toxogonin- und Atropingabe ▬ Fluorintoxikation: akute Verletzungen lokal mit Natriumbikarbonat und Umspritzung mit 10%-igem Kalziumglukonat; nach Ingestion Magenspülungen ▬ Methanolvergiftung: Erbrechen, Magenspülung; Ethanol i.v., Azidoseausgleich mit Bikarbonat (Alkalitherapie); evtl. forcierte Diurese; Hämodialyse, Folsäure ▬ Prävention: Überwachung der MAK- und TRK-Werte. Biologisches Monitoring. Besondere Gefährdung bei G-6-PD-Mangel. Je nach Stoffklasse regelmäßige Harnanalysen

3.5 Berufsbedingte Hauterkrankungen

Definition. Schwere oder wiederholt rückfällige Hauterkrankungen, die zu einer Unterlassung aller Tätigkeiten gezwungen haben, die für die Entstehung, die Verschlimmerung oder das Wiederauftreten der Krankheit ursächlich waren oder sein können (Liste der Berufskrankheiten, Nr. 5101).

- **Schwer**: Notwendigkeit einer klinischen Behandlung, eine schwerwiegende Sensibilisierung und eine Mindestbehandlungszeit von 6 Monaten.
- **Wiederholte Rückfälligkeit:** Zwei Rückfälle, also drei Erkrankungsperioden haben vorgelegen.

Epidemiologie. Die häufigsten angezeigten Berufserkrankungen betreffen die Haut. Der Anteil der anerkannten bzw. erstmals entschädigten Berufskrankheiten der Haut macht weniger als 10% der jährlichen Verdachtsmeldungen aus.

Ätiopathogenese. In vielen Berufszweigen steht die Haut in direktem Kontakt zu unterschiedlichsten Noxen. Von entscheidender Bedeutung hinsichtlich der allergisierenden und toxischen Wirkung ist die Barrierefunktion der Haut, welche im Wesentlichen durch Hornschicht und Säureschutzmantel gewährleistet wird, sowie eine mechanische bzw. chemische (Alkaliresistenz) Belastbarkeit. Eine Minderung der Barrierefunktion kann durch häufiges Waschen, Lösemittel oder Abriebpartikel geschehen (**Abnutzungsdermatose**). Hautpathogene Mikroorganismen spielen ebenfalls in einigen Berufen eine Rolle.

Für die Entstehung eines **Kontaktekzems** sind folgende Faktoren von Bedeutung:
- Allergene Potenz und Konzentration der Substanz
- Größe der exponierten Hautfläche
- Häufigkeit und Dauer des Kontaktes
- Permeabilität und Zustand der dem Allergen ausgesetzten Haut

Wichtige Irritanzien mit erhöhtem Erkrankungsrisiko für Kontaktekzeme:
- Beryllium
- Zement (Abriebpartikel, Chrom-IV)
- Kobaltsalze, Nickelsulfat, Platinsalze
- Chlorphenole u. a. chlorierte aromatische Kohlenwasserstoffe (z. B. Dioxine)
- Terpentin
- Glaswolle
- Mineralöle, Petroleum, Teere, Peche; Kolophonium
- Formaldehyd (Heil- und Pflegeberufe)
- Latex, Färbemittel, Thioglykolsäure (Friseure)
- Primeln, Thiurame (Gärtner, Floristen)
- Enzyme, Zimt (Bäcker, Konditoren)

Hautschutzprogramm: Jeder Arbeitsmediziner muss für die von ihm betreuten Arbeitnehmer ein umfassendes Hautschutzprogramm erarbeiten. Dies beginnt bei einem mechanischen Schutz, d. h. in der Regel der Auswahl geeigneter **Handschuhe**, **Maßnahmen zum Schutz der Horn- und Lipidschicht**, der **Reinigung** und **Pflege**, und kann in speziellen Fällen auch auf einer chemischen Inaktivierung der Schadstoffe beruhen (Chromatschutz, Kationenaustauscher, Formaldehydschutz). Aber auch Handschuhe bieten Probleme (Hautmazeration durch feuchte Kammern, Sensibilisierung). Bei bestehendem chronischem Kontaktekzem sollen nur Vinylhandschuhe getragen werden. **Verbot berufsspezifischer Lösungsmittel bei der Hautreinigung**. Die Verwendung von Syndets (seifenfreie Spezialreiniger, **syn**thetische **Det**ergenzien) ist vorzuziehen.

> Hautarztverfahren: Der erstbehandelnde Arzt eines Patienten mit einer möglicherweise beruflich bedingten Hauterkrankung ist verpflichtet, diesen einem Hautarzt vorzustellen.

Führen die Maßnahmen des Hautarztes nicht zu einer Heilung und erhärtet sich der Verdacht einer beruflichen Ursache, so ist eine Anzeige über eine Berufskrankheit zu erstatten.

Diagnostik. Hauttestungen mit Berufsstoffen.

Therapie. Auch wenn der Kontakt zu den Noxen nicht weiter besteht kann die Therapie sehr langwierig sein.

3.5.1 Kontaktdermatiden

Kontaktdermatiden

- Akut-toxisches Ekzem
- (Chronisch-)toxisch-degeneratives Ekzem
- Allergisches Kontaktekzem (Typ-IV-Immunreaktion).

3.5.1.1 Akut- und chronisch-toxisches Kontaktekzem

Definition. Unterschieden wird:
- **Obligat toxisches Kontaktekzem:** akut, streng auf den Kontaktbereich begrenzt, konzentrationsabhängig
- **Toxisch-degeneratives Kontaktekzem**, ekzematisierte Abnutzungsdermatose, kumulative »irritant dermatitis«: chronisch, nach langfristiger Einwirkung primär irritierender Substanzen in unterschwelliger Konzentration bzw. zeitlich repetitiver Einwirkung ohne Streureaktionen

Ätiopathogenese. Ursächlich sind:
- **Obligat toxisches Kontaktekzem:** physikalische Einflüsse (UV-Strahlen, ionisierende Strahlen, Reibung), chemische Einflüsse (Säuren, Lösemittel, Mineralöle), chlorierte aromatische Kohlenwasserstoffe (obligate Schädigung, einmalige Einwirkung, Schädigung ist meist unfallartiges Ereignis), z. B. Teer-, Chlor-, Ölakne; Stammakne bei Dioxinintoxikation
- **Toxisch-degeneratives Kontaktekzem**, ekzematisierte Abnutzungsdermatose, kumulative »irritant dermatitis«: Wiederholte Einwirkung primär nicht toxischer Stoffe bzw. Dosen (Summationseffekt), Zusammenbruch epidermaler Schutzfunk-

tion (Abrieb, pH-Anstieg), erhöhte Gefährdung prädisponierter Personen (Atopiker), z. B. Maurerekzem

Zu den **präventiven** Maßnahmen gehören ein angepasster Hautschutz (z. B. Handschuhe) bei Arbeit mit hautschädlichen Stoffen, regelmäßige Hautpflege, Syndets (seifenfreie Spezialreiniger, **syn**thetische **Det**ergenzien).

Epidemiologie. Tendenziell zunehmend, z. B. bei Friseuren, Zahntechnikern, Bäckern, Fotolaboranten, Gerbern, Tischlern. Häufige Berufsdermatose ist das toxische-degenerative Ekzem.

> Toxische Kontaktekzeme sind wesentlich häufiger als allergische.

Symptomatik. Typisch ist:
- Obligat toxisches Kontaktekzem: Rötung, Blasen, Akne, Erosionen, Krusten, Schuppenbildung
- Toxisch degeneratives Kontaktekzem: Trockenheit, Rauheit, Rhagaden, Lichenifikation, Schuppen, Einrisse, Rötungen

Diagnostik. Hautarzt-Bericht, Berufs- und Stoffkontaktanamnese.

Therapie. Meiden der irritativen Substanz; topische Kortikosteroide.

3.5.1.2 Allergisches Kontaktekzem

Definition. Ekzemreaktion der Haut auf Basis einer Typ-IV-Immunreaktion nach epikutanem Auftragen von Kontaktallergenen. Der wiederholte Kontakt ist Voraussetzung für ein allergisches Kontaktekzem.

Ätiopathogenese. Die Sensibilisierung ist Voraussetzung: Auftreten nur bei einem Teil der Exponierten. **Präventive** Maßnahmen sind Expositionsprophylaxe, Deklarieren der Inhaltsstoffe (über ein berufsgenossenschaftliches Verfahren).

Epidemiologie. Häufigkeit tendenziell zunehmend.

Symptomatik. Unterschieden wird:
- **Akutes Kontaktekzem:** 24–48 h nach Allergenkontakt, manchmal auch später, manifestiert sich eine über das Kontaktareal hinausgehende Rötung, auf der sich kleinste Bläschen entwickeln, begleitet von Juckreiz. Die Veränderungen können auch nach Entfernung des Allergens an Intensität noch zunehmen (**Crescendo-Phänomen**). Die Entzündung kann manchmal auch entfernte Körperpar-

tien betreffen (**Streuphänomen**). Die Lokalisation und Begrenzung der ekzematösen Veränderungen lassen ein Kontaktekzem, unter Umständen sogar den Auslöser vermuten (z. B. Nickelallergie bei Kontakt mit Jeansknopf).

- **Chronisches Kontaktekzem:** Bei persistierendem Allergenkontakt verändert sich das Erscheinungsbild. Es stehen weniger Rötung und Bläschen im Vordergrund, sondern bedingt durch den chronischen Entzündungsreiz eine Verdickung der Epidermis mit Schuppung und Hyperkeratosen, Lichenifikation und Rhagaden.
- **Aerogenes Kontaktekzem (Airborne-Dermatitis):** Luftgetragene Allergene lösen Ekzemreaktionen meist an nicht von Kleidung bedeckten Hautarealen aus. Allergene können dampf-, staub- und rauchförmig sein. Häufige aerogene Kontaktallergene sind Pflanzenbestandteile (insbeson-

dere Korbblütler) und Konservierungsmittel, die aus Wandfarben freigesetzt werden.
- **Sonderformen: Photoallergisches Kontaktekzem** (UV-Licht wirkt sensibilisierend und Allergen) und **Proteinkontaktdermatitis** (z. B. Tierhaare, Mehle).

Diagnostik. Epikutantest (der Standardepikutantest enthält nur die wichtigsten Kontaktallergene), Prick-Test, RAST-Test, Serologie (IgE).

Therapie. Topische Kortikosteroide. Meiden des verantwortlichen Kontaktallergens verhindert den Übergang in ein chronisches Ekzem (**Expositionsprophylaxe**). Hauptaufgabe des Betriebsarztes ist die Begehung des Gefahrenbereiches, Analyse, Identifikation des Auslösers, ggf. Ersatz durch andere Substanz, Optimierung des Hautschutzes.

In Kürze

Berufsbedingte Hauterkrankungen

Toxisches Exzem	— Symptomatik: akut: Rötung, Quaddeln, Schuppung, Blasen, Akne, Erosionen, Krusten; chronisch: Epidermisverdickung, Rhagaden, Hyperkeratosen, Lichenifikation
	— Ätiologie: akut: auf den Kontaktbereich begrenzt, konzentrationsabhängig; chronisch: nach langfristiger Einwirkung primär irritierender Substanzen in unterschwelliger Konzentration bzw. zeitlich repetitiver Einwirkung (Abnutzungsdermatose). Besonders betroffen Atopiker, gestörte Hautbarriere, Summationseffekt, irritative Stoffe. Häufig, tendenziell zunehmend
	— Diagnostik: Epikutantest, Prick-Test, RAST-Test, Serologie (IgE)
	— Therapie: topische Kortikosteroide. Meiden des Kontaktallergens
	— Prävention: Atopikern von Risikoberufen abraten, Expositionsprophylaxe, Hautschutz, Inhaltsstoffdeklaration, Syndets
Allergisches Ekzem	— Symptomatik: akut: Rötung, Quaddeln, Juckreiz, Streureaktionen, Crescendo-Phänomen; chronisch: Epidermisverdickung, Rhagaden, Hyperkeratosen, Lichenifikation
	— Ätiologie: Typ-IV-Immunreaktion, Sonderformen: Airborne-Dermatitis, Photoallergisches Kontaktekzem
	— Diagnostik: Epikutantest, Prick-Test, RAST-Test, Serologie (IgE).
	— Therapie: topische Kortikosteroide. Meiden des Kontaktallergens
	— Prävention: Atopikern von Risikoberufen abraten, Expositionsprophylaxe, Hautschutz, Inhaltsstoffdeklaration, Syndets

3.6 Gesetzliche Grundlagen

3.6.1 Arbeits- und Gesundheitsschutz

Gesetzliche Grundlagen des Arbeitsschutzes
- Arbeitssicherheitsgesetz (AsiG)
- Reichsversicherungsverordnung (RVO)
- Jugendarbeitsschutzgesetz (JArbSchG)
- Mutterschutzgesetz (MuSchG)
- Schwerbehindertengesetz (SchwbG)
- Chemikaliengesetz (ChemG)
- Gerätesicherheitsgesetz
- Gewerbeverordnung

Arbeitssicherheitsgesetz (AsiG). Regelt den innerbetrieblichen Arbeitsschutz. Verpflichtung des Arbeitgebers Betriebsärzte, Sicherheitsingenieure, Fachkräfte für Arbeitssicherheit zu bestellen. Der Betriebsarzt hat präventive Beratungsfunktion (Arbeitsschutz, Unfallverhütung) gegenüber dem Arbeitgeber, er ist nicht alleinig entscheidungsbefugt.

Reichsversicherungsverordnung (RVO). Seit 1924 Grundlage der Sozialversicherung Deutschlands (Krankenversicherung, Unfallversicherung, Arbeiterrentenversicherung). RVO-Kassen sind Orts-, Innungs- und Betriebskassen.

Jugendarbeitsschutzgesetz (JArbSchG). Jugendliche unter 15 Jahren dürfen in einem Beschäftigungsverhältnis stehen, wenn sie nicht mehr voll schulpflichtig sind oder wenn ein Berufsausbildungsverhältnis besteht. Geregelt wird die Häufigkeit ärztlicher Untersuchungen, die Dauer der Arbeitszeit, die Einsetzbarkeit bei gefährlichen oder tempoabhängigen Arbeiten.

Mutterschutzgesetz (MuSchG). Generelles Beschäftigungsverbot nach dem dritten Schwangerschaftsmonat für gesundheitsschädliche Arbeiten, in den ersten 8 Wochen nach der Entbindung, für Akkord-, Mehr-, Nacht-, Sonn- und Feiertagsarbeit (in den letzten 6 Wochen vor der Entbindung kann auf Wunsch gearbeitet werden). Schutzfristen sind 6 Wochen vor und 8 Wochen (beziehungsweise 12 Wochen bei Frühgeburten) nach der Entbindung. **Individuelle Verbote** bei ärztlichem Zeugnis im Einzelfall.

Schwerbehindertengesetz (SchwbG). Der Grad der Funktionsbeeinträchtigung/Behinderung (GdB) ist abgestuft von 20–100. Als schwerbehindert gilt eine Person mit einem GdB von mindestens 50%.

Chemikaliengesetz (ChemG). Klassifizierung chemischer Stoffe (Einstufung, Kennzeichnung, Grenzwert, Beschränkung, Verbot) von der Produktion bis zur Entsorgung, um Risiken zu beurteilen und Gefahren zu vermeiden.

Verordnungen. Dazu gehören:
- **Gefahrstoffverordnung (GefStoffV):** Regelung über das In-Verkehr-Bringen, den Umgang, die Lagerung und Entsorgung von gefährlichen (krebserzeugenden, teratogenen, ätzenden, entzündlichen und explosionsfähigen) Stoffen, den zu untersuchende Personenkreis (Vor- und Nachsorgeuntersuchungen)
- **Arbeitsstättenverordnung:** Verbesserung der Arbeitsbedingungen und des Arbeitsschutzes in Arbeitsräumen und Gebäuden, Arbeitsplätzen auf dem Betriebsgelände im Freien, Baustellen, Verkaufsstände im Freien, Wasserfahrzeuge und schwimmende Anlagen auf Binnengewässern sowie der Verkehrswege, Lager-, Maschinen- und Nebenräume, Pausen-, Bereitschafts-, Liegeräume und Räume für körperliche Ausgleichsübungen, Sanitärräume, Sanitätsräume (**Arbeitsstättenrichtlinien:** Größe, Klima, Beleuchtung)

Gesundheitsschäden durch Hitze

Definition. Durch Wärmeeinwirkung verursachte Störung der Homöostase.

Ätiopathogenese. An **Hitzearbeitsplätzen** erfolgt die Regulation der Körpertemperatur schon in Ruhe durch Schwitzen (bei geringer Luftbewegung und mittlerer Feuchte bei Lufttemperaturen >25–30°C.), z. B. an Hochöfen. Hier bestehen erhebliche Unterschiede in der individuellen Toleranz. Erfahrungen aus Goldminen oder Wüstenmärschen belegen erhebliche individuelle Toleranzunterschiede. **Arbeitstechnische Schutzmaßnahmen** sind z. B. Abschirmung, die klimatechnische Maßnahmen und Hitzeschutzkleidung sowie Entwärmungspausen.

Symptomatik. Eine **Hitzeadaption** erfolgt z. T. durch eine Steigerung der Schweißmenge bis zu 3 l bei 1 h Hitzearbeit. Gleichzeitig sinkt die Salzkonzentration. Die Adaption geht wieder rasch verloren.

Diagnostik. Anamnese, Klinik (Hautturgor, trockene Schleimhäute, Verbrennungszeichen). Diuretika, Benzodiazepine, andere Sedativa, Alkohol, β-Blocker können die Destabilisierung des Flüssigkeitshaushaltes unter den Bedingungen einer Hitzewelle fördern. Besonders gefährdet sind alte Menschen, vorerkrankte, multimorbide und gebrechliche Personen.

Therapie. Kühlen, Flüssigkeitszufuhr (NaCl) und Kreislaufbehandlung.

Asthenoptische Beschwerden

Ätiopathogenese. Mangelnde Leuchtdichte, zu hohe Kontraste, starke Schattigkeit oder Blendeffekte.

Symptomatik. Druck- und Spannungsgefühl der Augen, brennende Augenlider, Verschwimmen der (Bildschirm-) Zeichen, rasche Ermüdung, Schwindel, Kopfschmerz.

Bildschirmarbeitsplätze

Im Sinne der Bildschirmarbeitsverordnung handelt es sich um Arbeitsplätze mit einem Bildschirmgerät, die ausgestattet sein können mit:

- Einrichtungen zur Erfassung von Daten,
- Software, die den Beschäftigten bei der Ausführung ihrer Arbeitsaufgabe zur Verfügung steht,
- Zusatzgeräten und Elementen, die zum Betreiben oder Benutzen des Bildschirmgerätes gehören, oder
- sonstigen Arbeitsmitteln sowie
- die unmittelbare Arbeitsumgebung.

Die **Vorsorgeuntersuchung** nach G-37 (Bildschirmarbeitsplatz) gilt dem Sehvermögen vor Aufnahme der Bildschirmtätigkeit.

> **Gründe für dauernde gesundheitliche Bedenken**
>
> - Schwere Gesundheitsschäden z. B. des Bewegungsapparates oder des Nervensystems, wenn kein Ausgleich geschaffen werden kann
> - Sehstörungen bei Katarakt, Glaukom, Netzhautveränderungen, Augenmuskelstörungen usw.
> - Zustand nach Kopftraumen mit Sehstörungen
> - Fortschreitende Trübung der Hornhaut, der Linse und des Glaskörpers
> - Kurzsichtigkeit höheren Grades mit erkennbaren degenerativen Veränderungen am hinteren Pol
> - Netzhauterkrankungen
> - Parazentrale oder sektorenförmige Gesichtfeldsausfälle, die das Lesevermögen beeinträchtigen

Nachuntersuchungen sind bei Personen unter 45 Jahren nach 60 Monaten, bei älteren nach 36 Monaten erforderlich.

Therapie. Die Beschwerden lassen sich oft durch eine technische Verbesserung, aber auch eine korrekte Brille, verbessern.

In Kürze	
Arbeits- und Gesundheitsschutz	
Gesundheitsschäden durch Hitze	- Symptomatik: Steigerung der Schweißmenge bis zu 3 l bei 1 h Hitzearbeit bei gleichzeitigem Sinken der Salzkonzentration - Ätiologie: Hitzearbeitsplätze (individuell erhebliche Toleranzunterschiede) - Diagnostik: Anamnese, Klinik (Hautturgor, trockene Schleimhäute, Verbrennungszeichen). Diuretika, Benzodiazepine, andere Sedativa, Alkohol, β-Blocker in der Anamnese - Therapie: Kühlen, lokale Kortikoidapplikation, Flüssigkeitszufuhr

---

3.6.2 Organisation und Aufgaben des Arbeitsschutzes

Institutionell werden ein staatlicher, öffentlich-rechtlicher und betrieblicher Arbeitsschutz unterschieden.

3.6.2.1 Staatlicher Arbeitsschutz

Gesetzgebung und Überwachung. Auf Länderebene sind den Arbeitsministerien die Gewerbeaufsichtsämter mit dem staatlichen Gewerbearzt und den Gewerbeaufsichtsbeamten nachgeschaltet. Sie sind befugt, einem Betrieb entsprechende Arbeitsschutzauflagen zu machen bzw. ihn zu schließen. Außerdem leitet der staatliche Gewerbearzt das Gutachten ein, wenn ihm der Verdacht auf das Vorliegen einer Berufskrankheit gemeldet wird.

3

3.6.2.2 Öffentlich-rechtlicher Arbeitsschutz

Die **Berufsgenossenschaften als Träger der gesetzlichen Unfallversicherung** übernehmen neben dem Staat Aufsichtsfunktion im Sinne der Unfallverhütung. Sie sind berechtigt (§ 15 des Sozialgesetzbuches IV) Unfallverhütungsvorschriften (UVV) zu erlassen. Die **UVV 51 für Betriebsärzte** legt den arbeitsmedizinischen Zeitumfang (zwischen 0,1–2 h) pro Arbeitnehmer fest abhängig von seiner Beschäftigung und Gefährdung. Das exakte Procedere ist in den **berufsgenossenschaftlichen Grundsätzen für arbeitsmedizinische Vorsorgeuntersuchungen (G 1–G 45)** festgelegt.

3.6.2.3 Betrieblicher Arbeitsschutz

> Die Umsetzung von Unfallverhütungsmaßnahmen liegt beim Unternehmer.

Jeder Arbeitgeber ist verpflichtet, seine Beschäftigten bei der zuständigen Berufsgenossenschaft anzumelden und die Beiträge für deren Unfallversicherung zu entrichten. Die Aufgaben des Betriebsarztes sind in § 3 des ASiG festgelegt. Betriebsärzte sind weisungsfrei und nur ihrem ärztlichen Gewissen unterworfen. Sie unterliegen der ärztlichen Schweigepflicht und sind Dritten nur in Gestalt der Berufsgenossenschaften als Träger der gesetzlichen Unfallversicherung offenbarungspflichtig, damit diese ihre Schutzfunktionen wahrnehmen können. Der Arbeitssicherheitsausschuss (Arbeitsschutzausschuss) die Betriebsleitung den Betriebsrat, den Betriebsarztes und die Sicherheitsfachkräfte.

3.6.3 Arbeitsmedizinische Vorsorge

Die arbeitsmedizinische Vorsorgeuntersuchung besteht aus Anamnese, allgemeiner und speziellen Untersuchungen, und im Anschluss daran in der Anwendung (Nichteignungs-)Kriterien auf das erzielte Untersuchungsergebnis. Dem Arbeitgeber werden ggf. Bedenken mitgeteilt, die gegen einen Weiterbeschäftigung am bisherigen Arbeitsplatz sprechen.

> Ärztliche Einzelbefunde unterliegen der Schweigepflicht und werden nicht mitgeteilt.

Der Umfang der arbeitsmedizinischen Vorsorgeuntersuchungen wird in staatlichen Normen und in den berufsgenossenschaftlichen Grundsätzen festgelegt. Die Durchführung erfolgt durch den **ermächtigen Arzt**. Die Ermächtigung erfolgt durch die Berufgenossenschaften oder durch die entsprechende staatliche Behörde im Einvernehmen mit der Berufsgenossenschaft und ist an folgende Voraussetzungen gebunden:

- Nachweis einer arbeitsmedizinischen Fachkunde gemäß des § 4 des AsiG, d. h. der Erwerb der Zusatzbezeichnung Betriebsmedizin oder Gebietsbezeichnung Arbeitsmedizin.
- In Ausnahmefällen kann eine Ermächtigung ohne Fachkunde ausgesprochen werden, wenn eine fachliche Begründung vorliegt (z. B. Dermatologen: Hautkrebs).
- Sog. Ermächtigungskurse müssen bei einigen Grundsätzen absolviert werden (z. B. Lärm am Arbeitsplatz).
- Außerdem muss die erforderliche medizinisch-technische Ausrüstung vorhanden sein.

3.6.4 Arbeitsbedingte Unfälle

Definition. Als **Unfall** wird ein von außen auf den Menschen einwirkendes, zeitlich begrenztes, die Gesundheit schädigendes Ereignis bezeichnet.

Ein **Arbeitsunfall** liegt vor, wenn
- der Unfall in einem direkten kausalen Zusammenhang mit der beruflichen Tätigkeit, also dem versicherten Beschäftigungsverhältnis, steht
- und längstens auf die Dauer einer Schicht sich erstreckt.

Hält die Schädigung länger als eine Arbeitsschicht an, kann sie einem Unfall gleichgestellt werden.

> Leistungen der gesetzlichen Unfallversicherung werden nur bei doppeltem Kausalzusammenhang erbracht, d. h. zwischen unfallverursachender Tätigkeit und dem Unfallereignis und der Gesundheitsschädigung muss ein ursächlicher Zusammenhang bestehen oder zumindest wahrscheinlich sein.

Wegeunfälle sind den Arbeitsunfällen gleichgestellt, wenn sie vom und zum Ort der versicherten Tätigkeit geschehen. Umwege bleiben gleichfalls versichert, wenn Sie z. B. der Bildung von Fahrgemeinschaften oder der Versorgung eines Kindes durch Dritte dienen.

 Cave
Ändert sich hingegen die Richtung, liegt also ein Abweg vor, besteht kein Versicherungsschutz.

Arbeitsunfälle werden sowohl bei Eigen- als auch bei Fremdverschulden anerkannt. Damit die Berufsgenossenschaft (BG) umgehend ihre Fürsorgepflicht nachkommen und die Kosten übernehmen kann, hat eine unverzügliche Meldung des Arbeitsunfalles zu erfolgen. Eine Meldung kann unterbleiben im Falle von Bagatelltraumen mit einer voraussichtlichen Arbeitsunfähigkeit von maximal drei Tagen (Entscheidung des ersten behandelnden Arztes).

Überblick über die wichtigsten Begriffe im Unfall- und Berufskrankheitengeschehen

- **Angezeigter Unfall:** Anzeigungspflicht, wenn eine versicherte Person durch einen Unfall getötet oder so verletzt wird, dass sie stirbt oder für mehr als 3 Tage arbeitsunfähig ist.
- **Arbeitsunfall:** Unfall bei der Ausübung einer versicherten Tätigkeit innerhalb oder außerhalb der Arbeitsstätte, z. B. im Straßenverkehr.
- **Wegeunfall:** Unfall auf dem Weg zwischen der Wohnung und dem Ort einer versicherten Tätigkeit
- **Neue Unfallrente:** Diejenige Rente (oder Abfindung, Sterbegeld), die aufgrund der schweren Folgen eines Unfalles unter bestimmten Voraussetzungen im Berichtsjahr erstmals gezahlt wird. So muss z. B. eine MdE im Sinne des Unfallversicherungsrechts um mindestens 20% nach SGB VII über die 26. Woche nach dem Unfall hinaus bestehen. Unfallrente wird Ab einer MdE von größer oder gleich 20% bezahlt, bei einer MdE von über 100% wird Vollrente gezahlt (2/3 des letzten Gehaltes).
- **Tödliche Unfälle:** Ein Unfall mit Todesfolge wird im Berichtsjahr registriert, wenn der Tod sofort oder innerhalb von 30 Tagen nach dem Unfallereignis eingetreten ist.
- **Unfallversicherungsträger (UV-Träger):**
  – Gewerbliche UV-Träger
  – Landwirtschaftliche UV-Träger
  – UV-Träger der öffentlichen Hand
- **Vollarbeiter:** Die Zahl der Vollarbeiter ist eine statistische Rechengröße und dient zur Berechnung der Unfallhäufigkeit. Die verschiedenen zeitlichen Beschäftigungsverhältnisse der Versicherten werden zur Ermittlung der Zahl der Arbeiter auf Beschäftigungsverhältnisse mit normaler ganztägiger Arbeitszeit umgerechnet. Hierunter fließen anteilig auch ehrenamtlich Tätige, Blutspender und Arbeitslose ein, die ebenfalls in der Unfallversicherung versichert sind.

Finanzierung der Versicherungen

Die gesetzliche Unfallversicherung wird allein aus Beiträgen der Arbeitgeber finanziert. Dagegen unterliegen die Kranken-, Renten- und Arbeitslosenversicherung dem paritätischen Finanzierungsmodus, d. h. die Beiträge werden zu jeweils 50% von Arbeitgeber und Arbeitnehmer gezahlt.

Epidemiologie. Jüngere Arbeitnehmer sind häufiger in Unfälle involviert, was auf größere Sorglosigkeit und erhöhte Risikobereitschaft, gepaart mit mangelnder Erfahrung, zurückzuführen ist. Gleichzeitig werden ältere Menschen aufgrund der im Alter abnehmenden sensomotorischen, muskulären und kardiopulmonalen Leistungsfähigkeit mit weniger unfallträchtigen Aufgaben betraut.

Krankheiten der **Atemwege** stehen mit etwa 30% der AU-Fälle im Vordergrund, gefolgt von den Erkrankungen der **Bewegungsorgane** mit etwa 16% der Fälle. Bei den **Arbeitsunfähigkeits-Tagen** liegen die Erkrankungen der Bewegungsorgane mit etwa 26% an der Spitze, gefolgt von den Erkrankungen der Atemwege mit etwa 17% der AU-Tage.

Verletzungen und Vergiftungen folgen mit etwa 11% und 14% der AU-Tage. Bei den Unfallverletzungen dominiert der private Bereich aus Haus und Freizeit mit 58%, 19% resultieren aus dem Beruf, 17% aus der Schule und nur 6% aus dem Straßenverkehr. Etwa 50% aller **Reha**-Anträge werden wegen Erkrankungen der Bewegungsorgane gestellt.

3.6.5 Berufsgenossenschaftliche Heilverfahren

Die **Berufsgenossenschaften** (BGen) und die **Gemeindeunfallversicherungsverbände** sind **Träger der gesetzlichen Unfallversicherung.** Die BGen dokumentieren zentral das Berufskrankheiten- und Arbeitsunfallgeschehen. Ferner nehmen sie auch eine Aufsichtsfunktion wahr. **Für anerkannte Berufskrankheiten und Arbeitsunfallfolgen leisten sie Entschädigung** (Heilbehandlung, Verletztengeld, Umschulung, Rente). **Sie sind in der Unfallverhütung aktiv.** Sie unterhalten **eigene Forschungsinstitutionen und Kliniken.** Ferner erteilen sie den Betriebsärzten die Ermächtigung für die Untersuchungen nach den »Grundsätzen«. Von den BGen eingerichtet ist das D-Arzt (Durchgangsarzt)-Verfahren.

3.6.5.1 D-Arzt (Durchgangsarzt)-Verfahren

Hiermit wird die Versorgung Unfallverletzter geregelt. **D-Ärzte** sind von den Berufsgenossenschaften zugelassene Ärzte bzw. Ambulanzen. Jeder Arbeits- und

Wegeunfall ist nach einer Erstversorgung ab einem gewissen Schweregrad, bzw. wenn Arbeitsunfähigkeit zu erwarten ist, einem D-Arzt vorzustellen. Er muss einen Durchgangsarztbericht erstellen und über die optimale Weiterversorgung entscheiden (Spezialklinik, Facharzt etc.).

In der ambulanten Versorgung der Arbeitsunfälle können auch noch **H-Ärzte** beteiligt werden: Dies sind an der Heilbehandlung des Unfallverletzten beteiligte Ärzte, die von den BGen bestellt sind und ohne Vorstellung beim D-Arzt behandeln können.

3.6.6   Arbeitsplatzbezogene Gefährdungs- und Beanspruchungsanalyse

Nacht- und Schichtarbeit

Für zahlreiche Körperfunktionen und die Leistungsfähigkeit des Menschen gibt es einen 24-h-Rhythmus, die **Zirkadianperiodik**. Diese Periodik besteht für zahlreiche Parameter wie Körpertemperatur, Adrenalinspiegel, Reaktionszeit etc. In der Nacht ist die Leistungsfähigkeit generell erniedrigt. Zwischen 13 und 15 Uhr ist ebenfalls etwas reduziert. Das steuernde Signal für die Zirkadianperiodik wird **Zeitgeber** genannt. Der wichtigste Zeitgeber im Tierreich ist der **Hell-Dunkel-Wechsel**. Eine Zeitverschiebung erfordert eine längere Zeit der Adaption der verschiedenen Körperfunktionen an die neue Umgebung. Bei **Nachtarbeit** kann beim Menschen keine Adaption erfolgen, die sog. Umkehrung kommt nicht zustande.

> ❯ Der wichtigste Zeitgeber für den Menschen scheint der soziale Bezug zu sein, d. h. das Bewusstsein vom normalen Leben der anderen mit ihren an bestimmte Tageszeiten gebundene Aktivitäten (z. B. Fernsehprogramme, Sportveranstaltungen).

Jede Nachtschicht soll von arbeitsfreien 24 h gefolgt sein. Besonders wichtig sind dabei die Wochenenden zur Aufrechterhaltung der sozialen Bezüge.

Gründe für die Notwendigkeit von Schichtarbeit sind:
- Effektive Nutzung von Funktionsprozessen und Maschinen, also technische und ökonomische Gründe
- Soziale Gründe

Die Ansprüche an verschiedene Dienstleistungsbereiche machen Nachtarbeit auch in Zukunft erforderlich.

Als Folge der Nachtarbeit kann es zum Magen-Darm-Störungen und Befindungsstörungen kommen.

Gravierend sind die fast durchweg festzustellende Reduktion der Schlafzeit und die Probleme in der Familie und dem sozialen Umfeld. Die Leistungsfähigkeit im Beruf selbst ist erniedrigt. Die Unfall bzw. Fehlerhäufigkeit ist erhöht. Die Nachtschicht nicht geeignet sind Jugendliche, alleinstehende Personen und Personen über 50 Jahre sowie Personen mit Vorerkrankungen wie Störungen des Magen-Darm-Traktes, Stoffwechselerkrankungen einschließlich Diabetes, Anfallsleiden, psychische Erkrankungen, Nachtblindheit.

3.6.7   Arbeitspsychologie

Definition. Die Arbeitspsychologie befasst sich mit dem menschlichen Verhalten und Erleben in allen auf die Arbeit bezogenen Aspekten.

Der Betriebsarzt hat den Arbeitgeber in arbeitspsychologischen Fragen zu beraten (§ 3, AsiG).

3.6.7.1 Motivation und Arbeitszufriedenheit

Motivation kann verstanden werden als die Bereitschaft, das individuelle Leistungspotenzial zur Erreichung eines Zieles (einer Bedürfnisbefriedigung) einzusetzen.

Arbeitszufriedenheit: Mitarbeitereinsatz und Arbeitsstrukturierungsmaßnahmen sollen auch der Möglichkeit der Persönlichkeitsentwicklung und der Selbstentfaltung dienen. Entscheidend für die Arbeitszufriedenheit sind Gehalt, Betriebsklima, Kommunikationsstruktur, Arbeitsinhalt und -zeit., Aufstiegschancen und Sicherheit des Arbeitsplatzes.

Stress am Arbeitsplatz

Definition. Stressoren sind Belastungsfaktoren, die als positive (Eustress) oder als inadäquate, mühevolle, über- oder unterfordernde Herausforderung (Distress) erlebt werden.

Ätiopathogenese. Stressoren können aus Arbeitsaufgaben (z. B. Termindruck), aus der Rolle (z. B. Verantwortung, Konkurrenzverhalten unter Mitarbeitern), aus der materiellen Umgebung (z. B. Gefahren, Lärm), aus der sozialen Umgebung (z. B. Betriebsklima), aus dem »behaviour setting« (z. B. Isolation, Dichte) und aus dem Person-System (z. B. Angst vor Aufgaben, Sanktionen, familiäre Konflikte) resultieren.

Symptomatik. Das **Burn-out-Syndrom** ist gekennzeichnet durch emotionale Erschöpfung, Entstehung negativer Einstellung gegenüber Personen und negativer Selbsteinschätzung.

Therapie. Stressbewältigung (**Coping**) ist individuell verschieden.

3.6.8 Biomonitoring, arbeitsmedizinische Grenzwerte

Definition. Im **biologischen Monitoring** werden die Fremdstoffe selbst, ihre Metaboliten oder die dadurch im Körper ausgelösten Reaktionen erfasst. So können Aussagen über die tatsächliche individuelle Belastung und Beanspruchung gemacht werden. **Adduktbildung** ist die Bindung eines Stoffes an Makromoleküle (DNA, RNA, Hämoglobin). **MAK-** und **TRK-Werte** sind Angaben zur Arbeitsumgebung.

Konzentrationsgrenzen von Arbeitsstoffen

Grenzkonzentrationen für Gefahrstoffe werden von der Kommission zur Prüfung gesundheitsschädlicher Arbeitsstoffe der DFG festgelegt und begründet. Rechtsgültig werden die Grenzwerte der DFG-Kommission durch eine Bekanntgabe (TRGS-900) durch den Bundesarbeitsminister.

3.6.8.1 Maximale Arbeitsplatzkonzentration (MAK-Wert)

Definition. Der **MAK-Wert** (maximale Arbeitsplatzkonzentration) ist die höchst zulässige Konzentration eines Arbeitsstoffes als Gas, Dampf oder Schwebstoff in der Luft am Arbeitsplatz, die nach dem gegenwärtigen Stand der Kenntnis auch bei wiederholter und langfristiger, in der Regel täglich 8stündiger Exposition im Allgemeinen die Gesundheit der Beschäftigten nicht beeinträchtigt und diese nicht unangemessen belästigt. Die MAK-Werte gelten für gesunde arbeitsfähige Personen.

Für **Schwangere** gelten weitere Vorsichtsmaßnahmen, die Arbeitsstoffe sind zusätzlich in 3 Gruppen eingeteilt:

- **Gruppe A:** Fruchtschädigung sicher nachgewiesen
- **Gruppe B:** Fruchtschädigung wahrscheinlich
- **Gruppe C:** MAK-Wert ausreichend
- **Gruppe D:** Einstufung noch nicht möglich

Der MAK-Wert ist als 8-h-Mittelwert konzipiert. Für Expositionsspitzen gelten ebenfalls besondere Begrenzungen, so kann zum Beispiel für 5 min der zweifache MAK-Wert für nur lokal reizende Stoffe erlaubt sein.

Sensibilisierungsmöglichkeit (S) und **Hautresorption (H)** werden gekennzeichnet, so z. B. Phenol durch ein H, da eine starke Resorption durch die Haut stattfindet.

> Stoffgemische stellt ein besonderes Problem dar, die MAK-Werte gelten nur für die Exposition gegenüber dem reinen Stoff.

MAK-Werte können als **Schwellenwerte** aufgefasst werden. Für **kanzerogene Stoffe** gilt jedoch die Annahme, dass eine Gefahr bis hin zu kleinsten Dosen besteht.

3.6.8.2 Technische Richtkonzentration (TRK)

Definition. Unter der technischen Richtkonzentration (TRK-Wert) versteht man die Konzentration eines gefährlichen Arbeitsstoffes als Gas, Dampf oder Schwebstoff in der Luft, die nach dem Stand der Technik erreicht werden kann und die als Anhalt für die zu treffenden Schutzmaßnahmen und die messtechnische Überwachung des Arbeitsplatzes heranzuziehen ist.

> Der Arbeitgeber hat dafür zu sorgen, dass der TRK-Wert als Durchschnittswert über ein Jahr möglichst weit unterschritten wird.

3.6.8.3 Biologische Arbeitsstofftoleranzwerte (BAT-Werte)

Definition. Als biologischer Arbeitsstofftoleranzwert (BAT-Wert) wird die höchstzulässige Menge eines Arbeitsstoffes bzw. Arbeitsstoffmetaboliten oder die dadurch ausgelöste Abweichung eines biologischen Indikators von der Norm bezeichnet, die nach dem gegenwärtigen Stand der wissenschaftlichen Kenntnis im Allgemeinen die Gesundheit der Beschäftigten auch dann nicht beeinträchtigt, wenn sie durch Einflüsse des Arbeitsplatzes regelhaft erzielt wird.

BAT-Werte gibt es zurzeit für etwa 45 Arbeitsstoffe, z. B. für Asbest, Benzol, Holzstaub, Ozon. Die Menge an z. B. Blei im Blut gibt die innere Belastung an, der Anstieg der δ-Aminolävulinsäure ist ein Parameter der Beanspruchung des Organismus.

Probengewinnung im biologischen Monitoring soll am Ende eine Arbeitsperiode erfolgen. **Expositionsäquivalente** für krebserzeugende Arbeitsstoffe (EKA-Werte) sind, in gedanklicher Nähe zu den BAT-Werten, Konzentrationsangaben (in der Regel im Urin), die mit bestimmten Luftkonzentrationen korrelieren.

> MAK-, TRK- und BAT-Werte beziehen sich ausschließlich auf die Exposition am Arbeitsplatz.

Sie dienen als Beurteilungskriterien für die gesundheitliche Überwachung im Rahmen der arbeitsmedizinischen Vorsorge. Eine Übernahme der Werte für die Beurteilung langdauernder Belastungen in der allgemeinen Umwelt, etwa der freien Atmosphäre oder der

Lebensmittel, den die gesamte Bevölkerung ausgesetzt sein kann, nicht möglich. Hierfür werden eigene Kategorien geschaffen.

MRK- und **MIK**-Werte (maximale Raumluftkonzentration und maximale Imissionskonzentration) gelten für allgemeine Umweltbedingungen. Mit dem **Human-Monitoring (HBM)** lassen sich die gesundheitlichen Risiken einer externen Schadstoffbelastung des Einzelnen bewerten. Stoffkonzentrationen eines Körpermediums (HBM-Werte) wurden für einzelne Substanzen festgelegt. Bei Überschreiten von **HBM I** ist eine gesundheitliche Beeinträchtigung nicht mehr sicher auszuschließen. Bei Überschreiten von **HBM II** ist die Gefahr einer gesundheitlichen Schädigung gegeben.

3.6.9 Begutachtungskunde

3.6.9.1 Begutachtung

Arbeitsunfähigkeit. Liegt vor, wenn der Betroffene in Folge einer Krankheit nicht oder nur unter der Gefahr der Verschlimmerung seines Zustands in der Lage ist, seine Erwerbstätigkeit auszuüben. Arbeitsunfähigkeit bezieht sich immer auf die zuletzt ausgeübte konkrete Tätigkeit. Sie ist nicht abstufbar.

Arbeitsunfähigkeitsbescheinigung (AU). Dokument für die GKV und den Arbeitgeber, bedeutet die Verordnung von Arbeitsruhe.

Berufsunfähigkeit (BU). Besteht, wenn ein Versicherter, dessen Erwerbsfähigkeit in Folge von Krankheit, Gebrechen oder Schwäche seiner geistigen oder körperlichen Kräfte auf weniger als die Hälfte der Erwerbsfähigkeit eines geistig oder körperlich Gesunden mit vergleichbarer Ausbildung, Kenntnissen und Fähigkeiten abgesunken ist (MdE: 50%). Die BU-Rente erlaubt noch Erwerbstätigkeit.

> Eine besonderer Gesichtspunkt bei der Beurteilung »berufsunfähig« ist die sog. Verweisbarkeit (Verweise auf andere Tätigkeiten, auch solche unterhalb der beruflichen Qualifikation).

Erwerbsunfähigkeit. Liegt vor, wenn ein Versicherter in Folge von Krankheit, Gebrechen oder Schwäche seiner körperlichen oder geistigen Kräfte auf nicht absehbare Zeit eine Erwerbstätigkeit in gewisser Regelmäßigkeit nicht mehr ausüben oder nicht mehr als nur geringfügige Einkünfte durch Erwerbstätigkeit erzielen kann.

Schwerbehinderung. Im Versorgungswesen wird Behinderung definiert als jeder regelwidrige körperliche, geistige oder seelische Zustand, der nicht nur vorübergehend zu einer Funktionsbeeinträchtigung führt und wenigstens das Ausmaß von 10% ausmacht.

> Im Versorgungsrecht geht es in finaler Betrachtungsweise um die Begutachtung des Grades der Behinderung (GdB).

3.6.9.2 Zusammenhang zwischen schädigendem Ereignis und Gesundheitsschaden

Strafrecht. Es gilt die **Äquivalenztheorie**, die besagt, dass alle Bedingungen, die nicht außer Acht gelassen werden können und ohne die das Ereignis nicht eingetreten wäre, gleichwertig sind.

Zivilrecht: Im Zivilrecht gilt die **Adäquanztheorie,** nach der alle Bedingungen, die zu einem Ereignis geführt haben, nach dem Grad ihrer Mitwirkung unterschieden werden. Als adäquate Bedingungen werden die Ursachen bezeichnet, die nach allgemeiner Erfahrung zu dem Ereignis geführt haben.

Sozialrecht. Hier gilt die deutlich einschränkendere Theorie der **wesentlichen Bedingung**. Es werden nur noch die Ursachen berücksichtigt, die wesentlich am Eintritt eines Ereignisses beteiligt waren. Der kausale Zusammenhang muss dabei im Einzelfall konkret nachgewiesen werden.

Kausalität. In der Begutachtung von Gesundheitsschäden betrachtet man eine Kausalkette, die aus versicherter Tätigkeit, Unfallereignis und Gesundheitsschaden besteht.
- Die **Haftungsbegründende** Kausalität bedeutet, dass eine Haftung durch den Unfallversicherungsträger nur dann besteht, wenn bei einer versicherten Person eine versicherte Tätigkeit Anlass des schädigenden Ereignisses war.
- Die **Haftungsausfüllende** Kausalität bedingt, dass der eingetretene Gesundheitsschaden in Form einer Berufskrankheit auch tatsächlich durch das schädigende Ereignis verursacht worden ist.

Alle Kausalzusammenhänge müssen mindestens wahrscheinlich sein:
- **Sicher**: Es ist völlig ausgeschlossen, dass ein anderes Ereignis die Ursache des Gesundheitsschadens ist.
- **Zweifelsfrei**: Es besteht kein begründeter Zweifel, dass keine anderen als das betreffende Ergebnis die Ursache des Gesundheitsschadens sind.

3

- **Wahrscheinlich**: Es spricht nach geltenden wissenschaftlich gesicherten Erkenntnissen mehr für das Ereignis als Ursache der Gesundheitsschädigung als dagegen.
- **Möglich**: Es ist nicht auszuschließen, dass das Ereignis die Ursache der Gesundheitsschädigung ist.

3.6.9.3 Ursache, Verschlimmerung

Zusammenhang im Sinne der Entstehung. Ist gegeben, wenn ein Gesundheitsschaden durch ein schädigendes Ereignis erstmalig entstanden ist. Dabei ist es unerheblich, ob vor dem Ereignis ein pathologisch-anatomischer Vorschaden bestand, sofern dieser klinisch-funktionell unbedeutend war.

Zusammenhang im Sinne der Verschlimmerung. Wenn beim Eintritt eines schädigenden Ereignisses bereits ein klinisch-funktioneller Vorschaden bestand, handelt es sich um einen Zusammenhang im Sinne einer Verschlimmerung. Der bestehende Schaden kann sich auch ohne berufliche Belastung weiter verschlechtern. Daher teilt man die beruflich bedingten Verschlimmerungen in **vorübergehend**, **anhaltend begrenzt** und **richtungsgebend** ein. Letzteres bewirkt eine Beschleunigung und Erschwerung des Krankheitsverlaufs.

Zur Beschreibung und Abgrenzung der Schäden unterteilt man:
- **Vorschaden**: bestand vor dem Ereignis
- **Restschaden**: der Teil des Schadens, der sich nicht mehr beheben lässt
- **Folgenschaden**: der Schaden, der durch das Ereignis entsteht
- **Nachschaden**: Gesamtschaden nach dem Ereignis

3.6.9.4 Minderung der Erwerbsfähigkeit (MdE)

Am Ende der Begutachtung steht meist die Frage nach dem Grad der Erwerbsfähigkeit (◘ Tab. 3.10). Die vor dem schädigenden Ereignis vorhandene Erwerbsfähigkeit wird auch bei bestehenden Vorschäden als 100% betrachtet. Unter Berücksichtigung des allgemeinen Arbeitsmarktes wird nun die Differenz zwischen der Erwerbstätigkeit vor und nach dem Ereignis festgestellt. Aus dieser Regel ergibt sich, dass die einzelnen MdE aus verschiedenen Ereignissen nicht einfach addiert werden dürfen, sich andererseits aber MdE von über 100% ergeben können. Ab einer MdE von 20% wird eine Rente geleistet.

3.6.10 Rehabilitation

Rehabilitation stellt sich als Gemeinschaftsaufgabe, um allen Menschen entsprechend ihren Fähigkeiten zu helfen, einen angemessenen Platz in der Gesellschaft einzunehmen. Dazu gehört auch eine dauerhafte Eingliederung in das Berufsleben. Der Gedanke der Rehabilitation umfasst auch die Vorbeugung.

Die **WHO** hat eine **International Classification of Impairments, Disabilities and Handicaps** (1980) vorgelegt, die in der **ICIDH-2** (1997) weiterentwickelt wurde. Darin geht es um die gesundheitliche Integrität (»functioning«), das Leistungsbild (»activity«) und um die Möglichkeit der Teilhabe und Eingliederung (»participation«).

Behinderung wird formal **nach ärztlicher Begutachtung** zum Ausdruck gebracht:
- **Grad der Behinderung** (GdB) im Schwerbehindertenrecht
- **Berufs- bzw. Erwerbsunfähigkeit** im Rentenversicherungsrecht
- **Pflegebedürftigkeit (Stufe I-III)** in der Pflegeversicherung
- **Minderung der Erwerbsunfähigkeit** im Unfallversorgungsrecht und Kriegsopferversorgung

> Der Grundsatz »Reha vor Rente« erfordert vor einer vorzeitig drohenden Erwerbsunfähigkeit eine Prüfung, ob eine Reha-Maßnahme zu einer Verlängerung der Erwerbsfähigkeit führen könnte.

Die rechtliche Grundlage bildet das **Rehabilitationsangleichungsgesetz**.

Anhaltswert	MdE in%
Rechte Hand bei Rechtshändern	60
Gesamtes Bein	80
Beide Beine	100
Alle Zehen an einem Fuß	20
Einseitiger Hörverlust	15 (keine Rente!)
Beidseitiger Hörverlust	70
Ein Auge	25
Beide Augen	100
Posttraumatische Epilepsie	20–100
Bronchopulmonale Erkrankungen	30–100

◘ **Tab. 3.10.** Anhaltspunkte der MdE

Vorleistungspflicht haben:
- Bei der medizinischen Reha die Rentenversicherung
- Bei der beruflichen Reha die Arbeitsverwaltung.

Gesetzliche Leistungsträger können alle Teile des sozialen Netzes sein.

> Bei der medizinischen Rehabilitation stehen Maßnahmen der Rentenversicherungsträger im Vordergrund, bei der beruflichen Rehabilitation die der Bundesanstalt für Arbeit. In allen Fällen einer kausalen Beziehung zur beruflichen Tätigkeit (Arbeitsunfall, Berufserkrankung) ist die Unfallversicherung Träger der medizinischen und beruflichen Rehabilitation.

3.6.10.1 Pflegebedürftigkeit

Pflegebedürftigkeit betrifft ca. 5% der Bevölkerung und wird in 3 Grade eingeteilt:
- **Pflegestufe I:** Für Personen, die bei mindestens zwei Verrichtungen aus mindestens einem der drei Bereiche Körperpflege (Hygiene), Ernährung und Fortbewegung (Mobilität) einmal täglich Hilfe benötigen. Mehrmals wöchentlich ist Unterstützung im Haushalt erforderlich.
- **Pflegestufe II:** Sie gilt für Pflegebedürftige, denen in den oben benannten Bereichen mindestens dreimal täglich zu verschiedenen Zeiten geholfen werden muss. Hauswirtschaftliche Hilfestellung muss mehrfach pro Woche geleistet werden.
- **Pflegestufe III:** Diese Einstufung erfolgt bei einer Rund-um-die-Uhr-Versorgung. Hauswirtschaftliche Hilfestellung muss ebenfalls mehrfach pro Woche geleistet werden.

Leistungserbringer der **gesetzlichen Pflegeversicherung** (GPV) sind die Krankenkassen. Die Finanzierung erfolgt paritätisch durch Arbeitgeber und Mitglieder der GPV.

3.6.10.2 Leistungen im Rahmen der medizinischen Rehabilitation

Grundlage ist ein interdisziplinär erstellter **Reha-Plan**. Die Durchführung erfolgt in Reha-Kliniken bzw. Berufsförderungswerken.

Ein Teil der Rehabilitationsmedizin nutzt das Kurwesen mit seinen lokalen Mitteln (Moor, Wasser u. a.). Bei den sog. **ambulanten Rehabilitationskuren** steht die Erholung im Vordergrund.

Der **Schwerpunkt** besteht in der **stationären medizinische Heilbehandlung** und **Anschlussbehandlung (AHB)**. Meist mobile (kurfähige) Patienten werden längerfristig behandelt unter weit über die Organerkrankung hinausreichenden Gesichtspunkten.

Der Regelfall stellt die **3-wöchige** stationäre medizinische Rehabilitationsmaßnahme dar, die bis auf 6 Wochen verlängert werden kann. **Wiederholungen** sind alle 4 Jahre möglich.

Der **Hausarzt** hat ggf. über eine stufenweise Wiedereingliederung in den Arbeitsprozess zu entscheiden.

Ein **Anschluss-Heilverfahren (AHV)** wird nach einer akuten Erkrankung in Betracht gezogen, wenn der Patient rascher ins Arbeitsleben zurückkehren soll. Ziele sind eine Abkürzung der Krankenhausverweildauer und eine Verkürzung der Rekonvaleszenz.

Maßnahmen bei besonderer gefährlicher Berufsgefährdung sind **Kinderheilverfahren** und Krebsnachsorgekuren. Letzteres kann genehmigt werden, wenn die Maßnahme erfolgsversprechend ist (keine Metastasierung) und prognostisch kein schlechter Verlauf vorliegt.

> Für die Dauer der medizinischen Rehabilitationsmaßnahme (bis zu 6 Wochen) zahlt der Arbeitgeber Lohnfortzahlung. Für längere Zeiträume wird vom Rentenversicherungsträger entweder Übergangsgeld gezahlt oder, im Falle von Arbeitsunfähigkeit, Krankengeld durch die Krankenversicherung.

4 Rechtsmedizin

S. Christoph, O. Kessler

Die Rechtsmedizin befasst sich keinesfalls nur mit der Ermittlung unnatürlicher Todesursachen, sondern bietet ein vielfältiges Aufgabenspektrum. Dazu gehören die **Thanatologie**, die **Traumatologie**, die **Toxikologie**, die **Spurenkunde**, die **Verkehrsmedizin** und noch vieles mehr.

4.1 Thanatologie

Definition. Lehre vom Tod und Sterben. Sie umfasst den klinischen Tod, den Hirntod, den Individualtod und den Scheintod sowie die Feststellung des Todes, die Festlegung der Todesart und die Vorgänge vor und nach dem Tod.

4.1.1 Todesbegriff

4.1.1.1 Klinischer Tod

Definition. Reversibler Herz-Kreislauf-Stillstand mit Sistieren der Spontanatmung. Eine Reanimation kann jedoch erfolgreich sein.

Symptomatik. Die Pupillen sind in der Regel lichtstarr oder erweitert, die Muskeln schlaff und die Reflexe fehlen.

Zeichen des klinischen Todes sind:
- Bewusstlosigkeit
- Pulslosigkeit
- Muskelerschlaffung
- Mydriasis oder auch keine Lichtreaktion
- Apnoe
- Reversibilität

> Wichtig ist die Unterscheidung des klinischen Todes vom Hirntod, also dem endgültigen Tod.

4.1.1.2 Hirntod

Synonym. Individualtod.

Definition. Zustand der irreversibel erloschenen Gesamtfunktion des Gehirns bei einer durch kontrollierte Beatmung noch aufrechterhaltenen Herz-Kreislauf-Funktion, naturwissenschaftlich-medizinischer Tod des Menschen.

Symptomatik. Zu den klinischen Voraussetzungen gehören:
- das gleichzeitige Auftreten von Symptomen des zerebralen Funktionsausfalls aufgrund einer primären oder sekundären Hirnschädigung,

- der Ausschluss einer entzündlichen, metabolischen oder endokrinen Erkrankung sowie eines Kreislaufschocks, einer Unterkühlung, einer neuromuskulären Blockade oder einer Intoxikation.

Typische Symptome sind:
- Bewusstlosigkeit
- Herz-Kreislauf-Stillstand (Pulslosigkeit)
- Muskelerschlaffung
- Hirnstamm-Areflexie
- Lichtstarre, beidseits mittel- bis maximal erweiterte Pupillen
- Apnoe

Diagnostik. Der Irreversibilitätsnachweis erfolgt über:
- Nulllinien-EEG über einen Zeitraum von 12 h (3 Tage bei sekundärer Hirnschädigung)
- Angiographie zur Sicherung des zerebralen Zirkulationsstillstandes
- Erloschene evozierte Potenziale

Agonie
Phase des Sterbens, gekennzeichnet durch zunehmenden Funktionsverlust und zunehmende Dissoziation von Herz-Kreislauf-System, Atmungssystem und zentralem Nervensystem.

Differenziert werden:
- Akute Phase: inkomplette Dysregulation der lebenswichtigen Funktionen (Vita reducta)
- Finale Phase: völlige Dysregulation der lebenswichtigen Funktionen (Vita minima)

Unterschieden werden:
- Kurze Agonie (Sekundenbereich, Explosionsverletzung)
- Minutenlange Agonie (Ertrinken)
- Lange Agonie (Stundenbereich, Endstadium chronischer Leiden wie Tumorerkrankungen)

Scheintod
Die Sicherstellung des Todes erweist sich häufig als sehr schwierig, insbesondere in der Phase einer Vita reducta oder sogar in der Phase einer Vita minima. In diesen Phasen sind die Lebensäußerungen so reduziert, dass man sie möglicherweise beim ersten Untersuchen übersieht bzw. nicht wahrnimmt und die Person fälschlicherweise für tot erklärt wird. Alle Zeichen des klinischen Todes sind erfüllt, jedoch sind keinerlei sichere Todeszeichen auffindbar. Ursachen, die zur Vita reducta oder sogar zur Vita minima führen können und damit zum sog. Scheintod führen, sind in der **AEIOU-Regel** aufgeführt:
▼

- A: Alkohol, Anämie, Anoxie, Apoplex
- E: Elektrizität, Blitzschlag, Epilepsie
- I: Injurie, Schädel-Hirn-Trauma
- O: Opium, Betäubungsmittel
- U: Urämie, Unterkühlung

Intermediäres Leben
Darunter wird der Zeitraum zwischen dem Individualtod und dem Absterben der letzten Zelle verstanden. Hier kommt es gehäuft zu sog. **supravitalen Reaktionen** (über den Individualtod hinaus bestehende Reaktionen von Gewebe auf äußere Reize):

- Elektrische Erregbarkeit des Leichenmuskels (je nach Muskel 1–22 h post mortem)
- Mechanische Erregbarkeit des Leichenmuskels (Muskelwulst 4–24 h post mortem)
- Postmortale Pupillenreaktion bei Applikation von Mydriatika oder Miotika (3–46 h post mortem)
- Hautreaktionen bei Applikation von Histaminchlorid

In Kürze		
Todesbegriff		
	Symptomatik	Diagnostik
Klinischer Tod	- Bewusstlosigkeit - Pulslosigkeit - Muskelerschlaffung - Mittlere bis maximale Mydriasis beidseits oder lichtstarre Pupillen - Apnoe	Reversibilität
Hirntod	- Bewusstlosigkeit - Pulslosigkeit - Muskelerschlaffung - Lichtstarre mittlere bis maximale Mydriasis beidseits - Apnoe	Irreversibilität: - Nulllinien-EEG über einen Zeitraum von 12 h (3 d bei sekundärer Hirnschädigung) - Angiographie - Erloschene evozierte Potenziale

4.1.2 Todeszeichen

Definition. Unterschieden werden:

Sichere Todeszeichen:
- Totenflecke (Livores)
- Totenstarre (Rigor mortis)
- Autolyse
- Fäulnis

Unsichere Todeszeichen
- Blässe der Haut
- Abnahme der Körpertemperatur
- Muskelatonie
- Areflexie
- Apnoe
- Herz-Kreislauf-Stillstand
- Lichtstarre der Pupillen

> - Unsichere Todeszeichen sind auch beim Scheintod und in der Phase der Agonie zu beobachten.
> - Unsichere Todeszeichen können nicht zur Feststellung des Todes herangezogen werden.
> - Bei der Leichenschau wird mindestens ein sicheres Todeszeichen vorausgesetzt.

❗ Cave
Ohne sichere Todeszeichen niemals eine Todesbescheinigung ausstellen!

4.1.3 Leichenveränderungen

4.1.3.1 Frühe Leichenveränderungen
Definition. Zu den **frühen Leichenveränderungen** gehören:
- Abnahme der Körperkerntemperatur
- Totenflecke
- Totenstarre
- Bestimmte Hautveränderungen

◼ Tab. 4.1. Auswahl von Einflüssen auf die Abnahme der Körperkerntemperatur der Leiche

Temperatur sinkt schneller bei/durch	Temperatur sinkt langsamer bei /durch
Leitung (Wasser, Verschüttete)	Strahlung z. B. bei hängenden Leichen
Kachexie	Adipositas
Niedrigen Außentemperaturen	Hohen Außentemperaturen

> ❯ Frühe Leichenveränderungen sind entscheidend für die **Todeszeitbestimmung**.

Temperatur

Nach dem Tod gleicht sich die Körpertemperatur an die Umgebungstemperatur an. Dabei fällt die Körperkerntemperatur unmittelbar nach dem Tod nicht abrupt ab, sondern es bildet sich postmortal ein **Temperaturplateau**, das 2–3 h anhält. Dies ist dadurch zu erklären, dass die Leiche von außen nach innen abkühlt und sich die Kälte erst bis zum Körperkern ausbreiten muss. Danach nimmt die Körperkerntemperatur bei einer durchschnittlichen Umgebungstemperatur von 18–20°C **stündlich um 0,5–1,5°C** ab.

Die **Abnahme der Körpertemperatur** (◼ Tab. 4.1) wird u. a. beeinflusst von:
- Bekleidung
- Bedeckung
- Körpermasse
- Stärke des Unterhautfettgewebes
- Körperoberfläche
- Umgebungstemperatur
- Wetter- bzw. Umgebungsverhältnissen (z. B. Feuchtigkeit)

Totenflecke

Durch das **Absinken** des **Blutes** in tiefe Kapillaren und kleine Venen nach dem Tod entstehen Totenflecke. An den **Aufliegestellen** der Leiche sind aufgrund der Kompression der Gefäße **keine Totenflecke** zu finden. Bei plötzlichem Tod entstehen Totenflecke innerhalb der ersten 20–30 Minuten. Eine **vollständige Ausprägung** findet man erst nach **6–12 h**. Die Form, die Farbe und die Ausprägung der Totenflecke können extrem variieren (◼ Abb. 4.1, ◼ Tab. 4.2). Normalerweise sind Totenflecke zunächst fleckförmig und konfluieren im Zeitverlauf zunehmend.

Ihre **blau-rote** bis violette Farbe ist durch den **Sauerstoffverbrauch** im Gewebe und durch die abnehmende O_2-Sättigung des Blutes zu erklären. Die Totenflecke sind zunächst **verschieblich**, können bei Lageveränderung der Leiche wandern und sind mit bloßem Finger

wegdrückbar. Dies ist bis zu **20 h** nach dem Tod möglich. Danach sind die Totenflecke **fixiert** und bleiben auch bei Lageveränderungen der Leiche an den ursprünglichen Aufliegestellen erhalten. Dies ist sowohl durch eine Eindickung des Blutes als auch durch die Diffusion des Blutfarbstoffs ins periphere Gewebe zu erklären.

> ❯ Ausprägung und Farbe der Totenflecken können Hinweise auf den Todeszeitpunkt und die Todesursache geben.

Totenstarre

Die Totenstarre betrifft sowohl die **glatte** als auch die **quergestreifte Muskulatur** und tritt **3–4 h** nach dem Tod auf. Die maximale Ausprägung ist 6–8 h post mortem vorzufinden. Bei gewaltsamer Lösung ist ein Wiederauftreten der Totenstarre nach 6–10 h immer noch zu beobachten. Man erklärt die Totenstarre durch das Ausbleiben des Weichmachereffektes von ATP, das notwendig wäre um die Adenosin- und Myosinketten von einander zu trennen. Eine **Lösung** der Totenstarre erfolgt in der Regel bei Zimmertemperatur **2–3 Tage** nach dem Tod und ist zurückzuführen auf die **Proteolyse**.

◼ Tab. 4.2. Farbveränderungen von Totenflecken

Kirschrote Totenflecke	Braun-rote Totenflecke bei Methämoglobinämie	Fehlende oder blasse Totenflecke
CO	Nitrite	Blutverlust
Blausäure/ Cyanid	Phenacetin	Anämie
Feuchtigkeit	Sulfonamide	
Unterkühlung	Anilin	

4

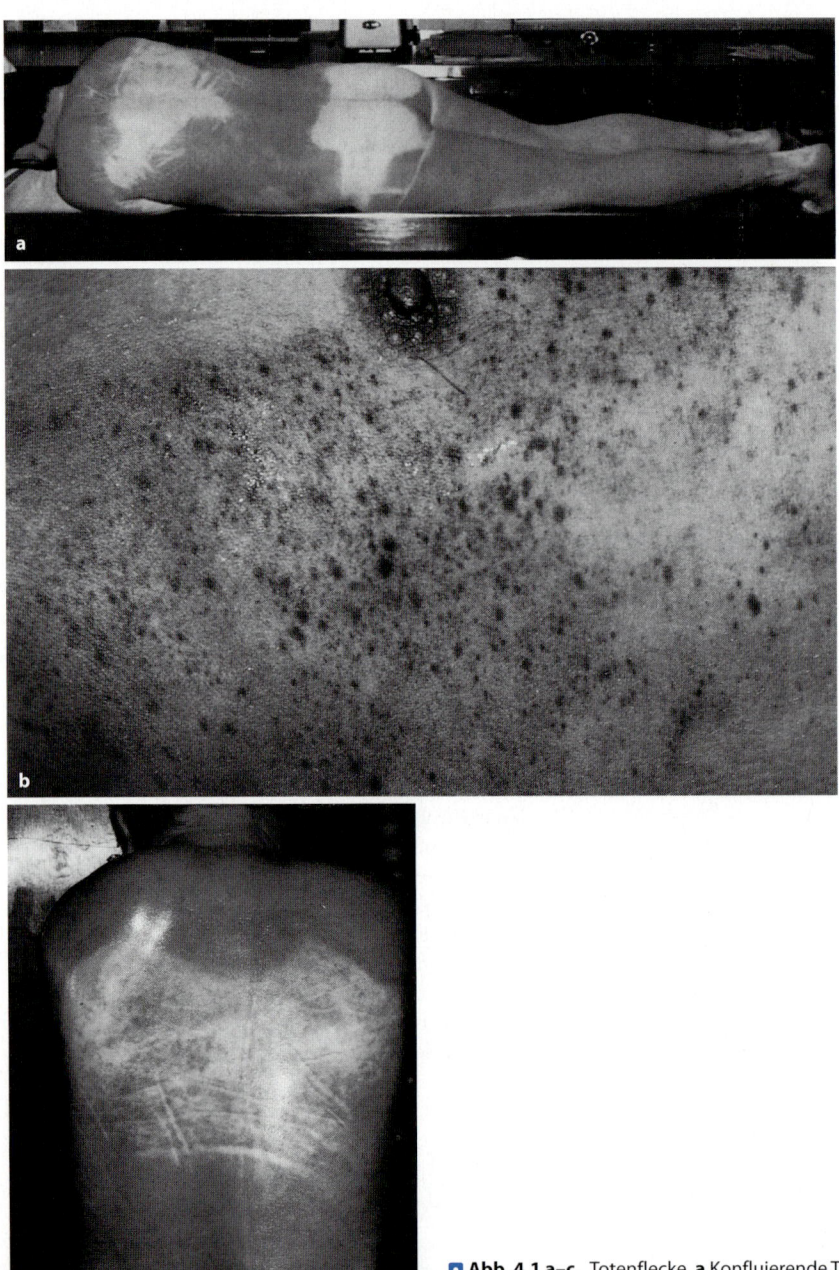

Abb. 4.1 a–c. Totenflecke. **a** Konfluierende Totenflecke an der Körperrückseite mit Aussparung über den Aufliegeflächen (Schulterblätter, Gesäß, Fersen) und in Hautfalten. **b** Leichenfleckblutungen (Vibices) der Brusthaut bei Bauchlage des Leichnams. **c** Zonale Gliederung der Totenflecke mit teilweise livider, teilweise rötlicher Farbe bei Lagerung des Leichnams in der Kühlkammer (Aus Madea 2003) (▶ Farbtafelteil)

> Nysten-Regel zur Totenstarre: Die Totenstarre beginnt im Nacken und Unterkiefer und breitet sich über den Schultergürtel zur oberen Extremität aus. Danach zeigt sich die Totenstarre auch im Bereich der unteren Extremität. Es gibt jedoch viele Abweichungen von dieser Regel.

❗ **Cave**
Nutzt man die Totenstarre zur Todeszeitbestimmung, ist immer zu berücksichtigen, dass die Ausbildung und die Lösung der Totenstarre abhängig sind von der Umgebungstemperatur.

Je höher die Temperatur ist, desto schneller erfolgt die Ausbildung der Totenstarre. Bei niedriger Umgebungstemperatur bleibt die Totenstarre länger erhalten, da dann die Autolyse und die Fäulnis später einsetzen.

Hautveränderungen

Insbesondere die Lippenschleimhaut, die Zunge und das Skrotum bzw. die großen Labien zeigen nach dem Tod **Vertrocknungserscheinungen**. Besondere Veränderungen entstehen auch am **Auge**. So schrumpft der Bulbus und die Kornea trocknet zunehmend aus. Weiter treten Verfärbungen der Augapfelbindehaut auf. Es zeigt sich zunächst eine gelbliche Färbung, die dann in ein Braun bis hin zum Schwarz übergehen kann. Diese Veränderungen können bereits 1×2 h nach dem Tod auftreten. Man bezeichnet sie als »tache noire«.

❗ **Cave**
Frühe Leichenveränderungen und sichere Todeszeichen sind nicht identisch.

In Kürze

Frühe Leichenveränderungen

Temperaturabnahme	▬ Körpertemperatur gleicht sich der Umgebungstemperatur an
	▬ Unmittelbar postmortal 2–3 h Temperaturplateau
	▬ Absinken der Körperkerntemperatur bei einer durchschnittlichen Umgebungstemperatur von 18–20°C stündlich um 0,5–1,5°C
Totenflecke	▬ Bei plötzlichem Tod innerhalb der ersten 20–30 min sichtbar
	▬ Konfluenz erst nach 6–12 h post mortem
	▬ Verschieblich bis zu 20 h post mortem
Totenstarre	▬ Beginn in den ersten 3–4 h post mortem
	▬ Maximale Ausprägung nach 6–8 h post mortem
	▬ Wiederauftreten nach gewaltsamer Lösung nach 6–10 h
	▬ Lösung bei Zimmertemperatur nach 2–3 Tagen
	▬ Nysten-Regel
Hautveränderungen	▬ Vertrocknungserscheinungen an Lippenschleimhaut, Zunge, Skrotum und großen Labien
	▬ Schrumpfung des Bulbus
	▬ Verfärbungen der Augapfelbindehaut (»tache noire«)

4.1.3.2 Späte Leichenveränderungen

Definition. Zu den **späten Leichenveränderungen** zählen:

▬ Autolyse
▬ Fäulnis
▬ Verwesung
▬ Auftreten von Tierfraß
▬ Mumifizierung

Diese Vorgänge sind extrem variabel und hängen sowohl von der **Todesart** als auch von den **Umgebungsbedingungen** ab.

> Daher sind die späten Leichenveränderungen zur Todeszeitbestimmung ungeeignet.

4

Autolyse

Unter Autolyse versteht man die Veränderungen des Gewebes nach dem Tod durch **körpereigene Enzyme**. Sehr eindrücklich ist dieser Vorgang in enzymreichen und bindegewebearmen Geweben wie z. B. Nebenniere, Milz und Gehirn zu beobachten.

Fäulnis

Fäulnis bezeichnet eine fortschreitende Leichenzersetzung durch **anaerobe Bakterien** mit der Entwicklung **fauliger Gase** (z. B. NH_3, H_2S, CO_2 und CH_4). Als erstes Zeichen der Fäulnis kann man eine **Grünverfärbung** der Haut im Bereich des Unterbauches beobachten sowie eine ausgeprägte **Abzeichnung** des oberflächlichen **Venennetzes** (Phänomen der durchschlagende Venen, ◘ Abb. 4.2). Dies ist insbesondere durch die Wirkung anaerober Darmbakterien zu erklären, welche hier Sulfhämoglobin bilden.

Die Fäulnisgase führen zur kutanen **Blasenbildung**.

> **❗ Cave**
> Blasen entstehen nicht nur durch Fäulnis.

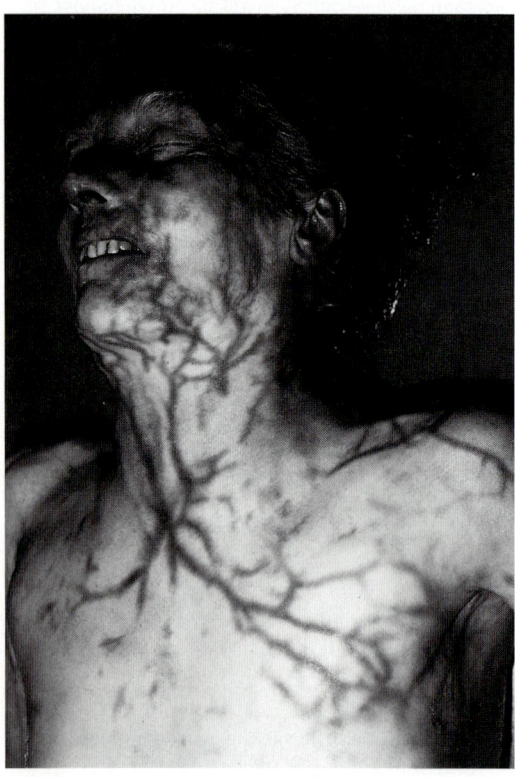

◘ **Abb. 4.2.** Phänomen der durchschlagenden Venen (Aus Madea 2003) (▶ Farbtafelteil)

Man muss hier auch immer an Hautschädigungen durch **Hitze** oder **Kälte**, aber auch an **Hauterkrankungen** denken. Zudem kann es bei einer Einnahme von **Barbituraten** ebenfalls zu einer Blasenbildung kommen.

Ein weiteres Zeichen der Fäulnis ist das **Austreten** von **Fäulnisflüssigkeit** aus den Körperöffnungen wie z. B. aus Mund und Nase. Dies ist zurückzuführen auf den »inneren« Fäulnisdruck, der durch das Gas aufgebaut wird. Bei der Durchsetzung der parenchymatösen Organe mit Gasblasen entstehen sog. **Schaumorgane**.

> **❗ Cave**
> Die aus den Körperöffnungen austretende Fäulnisflüssigkeit darf nicht mit Blut verwechselt werden.

Die Fäulnis ist abhängig von den Umgebungsbedingungen. Dies wird besonders deutlich bei der Betrachtung der **Casper-Regel**: Fäulnisvorgänge, die an der Luft nach einer Woche zu finden sind, finden sich im Wasser nach 2 Wochen und im Erdgrab erst nach 8 Wochen.

> **❯** Casper-Regel: 1 Woche Luft = 2 Wochen Wasser = 8 Wochen Erdgrab!

Verwesung

Durch zunehmende **Fäulnis** und **Tierfraß** kommt immer mehr Sauerstoff auch in tiefer gelegene Gewebeteile, so dass die anaeroben Bakterien von den **aeroben Bakterien** und von niederen Pilzen verdrängt werden. Die eher feuchte Fäulnis wird nun durch den zunehmend **trockenen Gewebezerfall** abgelöst. Es kommt zur Verwesung.

Tierfraß

Haustiere, aber auch Insekten können durch Tierfraß an der Leiche massive Verletzungen hervorrufen. Auch **Fliegen** können auf der Leiche ihre Eier ablegen. Die Maden ernähren sich dann von der Leiche und entwickeln sich weiter. Mit Hilfe des **Entwicklungszyklus**, der je nach Art und Umgebungstemperatur zwischen 3 und 5 Wochen dauert, sind Rückschlüsse auf den **Todeszeitpunkt** und den **Sterbeort** möglich.

Mumifizierung

In warmer, vergleichsweise trockener Luft findet eine Leichenkonservierung statt, welche man als Mumifizierung bezeichnet. Es kommt hier zu einer lederartigen, **bräunlichen Vertrocknung** des Gewebes.

Späte Leichenveränderungen

Autolyse	— Veränderung des Gewebes nach dem Tod durch körpereigene Enzyme (v. a. Nebenniere, Milz und Gehirn)
Fäulnis	— Fortschreitende Leichenzersetzung durch anaerobe Bakterien mit der Entwicklung fauliger Gase (NH_3, H_2S, CO_2 und CH_4) — Blasenbildung — Grünverfärbung der Haut — Phänomen der durchschlagenden Venen — Austreten von Fäulnisflüssigkeit aus den Körperöffnungen — Schaumorgane — Casper-Regel: 1 Woche Luft = 2 Wochen Wasser = 8 Wochen Erdgrab
Verwesung	— Fäulnis und Tierfraß führen zur besseren Oxygenierung tiefer gelegener Gewebeteile — Bessere Bedingungen für aerobe Bakterien und Pilze — Trockener Gewebezerfall
Tierfraß	— Haustiere, Insekten, Fliegen — Entwicklungszyklus der Fliegen ermöglicht Rückschlüsse auf Todeszeitpunkt und Todesort
Mumifizierung	— Konservierung durch raschen Wasserverlust — In warmer, trockener Luft bereits nach einer Woche zu beobachten

4.1.4 Todeszeitbestimmung

Zur Bestimmung der Todeszeit sind in erster Linie die **frühen Leichenveränderungen** sowie **supravitale Reaktionen** wichtig.

Relevant sind:
- Temperaturabnahme
- Totenflecke
- Totenstarre
- Hautveränderungen
- Elektrische und mechanische Muskelerregbarkeit
- Pupillenreaktion auf Pharmaka

 Cave
Späte Leichenveränderungen können nur sehr eingeschränkt zur Todeszeitbestimmung verwendet werden.

4.1.5 Leichenschau, Identifizierung, Obduktion

4.1.5.1 Leichenschau

Die Leichenschau umfasst die Feststellung
- des Todes (sichere Todeszeichen),
- der Todeszeit,
- der Todesart (natürlich oder unnatürlich) und
- der Todesursache.

> Jede menschliche Leiche muss von einem Arzt untersucht werden.

Juristisch fällt die Leichenschau in die **Ländergesetzgebung** und ist damit auf der Ebene der Bundesländer geregelt. Bei der Feststellung des Todes ist eine so genannte **Totenbescheinigung** auszufüllen. Der Tod des Menschen ist dann dem **Standesbeamten** zu melden (Personenstandsgesetz). Ihm werden sämtliche Formulare ausgehändigt. Der Standesbeamte stellt anschließend eine **Sterbeurkunde** aus. Diese Sterbeurkunde ist Voraussetzung für eine Bestattung. In der Regel wird die Leichenschau von den Hinterbliebenen veranlasst, kann aber auch bei Todeseintritt im Krankenhaus vom medizinischen Personal oder bei Todeseintritt in Heimen oder Anstalten von der jeweiligen Leitung veranlasst werden.

Die Leichenschau kann von jedem Arzt durchgeführt werden und sollte unverzüglich erfolgen. Manche Vorschriften nennen einen Zeitraum von 24 h, um die Möglichkeit der Reanimation bei Scheintoten noch zu wahren.

4

 Cave
Bei einer frühen Leichenschau können die sicheren Todeszeichen noch nicht stark genug ausgeprägt sein, um den endgültigen Tod sicher festzustellen.

Bei der Leichenschau wird der endgültige **Tod** eines Menschen **festgestellt**. Notwendig ist dafür die Sicherung mindestens eines sicheren Todeszeichens. Durchgeführt wird nicht nur eine systematische Untersuchung des Leichnams, sondern es erfolgt auch eine genaue Untersuchung der Leichenumgebung, des Leichenumfelds sowie der Bekleidung und der Lage der Leiche.

 Cave
Man sollte die Leiche zur Leichenschau immer vollständig entkleiden.

Nur bei begründetem Verdacht auf einen unnatürlichen Tod kann von dieser Regel abgewichen werden. Bei ungeklärter oder nichtnatürlicher Todesursache, bei ungeklärter Identität und bei Verdacht auf bestimmte Infektionskrankheiten besteht eine Meldepflicht.

Nach der Leichenschau ist die Leiche noch nicht zur Bestattung freigegeben. Sie darf meist erst nach 48 h bestattet werden. Wenn die Todesursache nicht ganz klar ist oder ein unnatürlicher Tod nicht auszuschließen ist, wird von der **Bezirksverwaltungsbehörde** eine Leichenöffnung über den **Amtsarzt** angefordert. Bei einem unnatürlichen Tod erfolgt die Freigabe der Leiche zur Bestattung in der Regel durch die Staatsanwaltschaft.

> Meldepflicht besteht bei
> – ungeklärter oder unnatürlicher Todesursache,
> – ungeklärter Identität,
> – bei Verdacht auf bestimmte Infektionskrankheiten.

4.1.5.2 Identifizierung

Zur Ausstellung eines Totenscheins ist es notwendig, die Identität einer Person zu sichern. Bei gut erhaltenen Leichen empfiehlt sich dabei ein Vergleich mit Lichtbildern. Dazu eignen sich Dokumente wie z. B. ein Personalausweis.

Zur Sicherung der Identität können aber auch Kleidung, Schmuck, Geldbörse, Schlüssel und andere persönliche Dinge genutzt werden. Besonders wichtig sind körperliche Merkmale wie z. B. das Gebiss, Tätowierungen, Narben und die DNA der betroffenen Person.

Zur **Altersschätzung** der Leiche verwendet man in erster Linie das Dentitionsstadium bzw. die altersent-

sprechenden Abnutzungserscheinungen an den Zähnen sowie das Ossifikationsstadium bzw. die altersentsprechenden Abnutzungserscheinungen an den Knochen.

4.1.5.3 Obduktion

Es gibt u. a. folgende Indikationen zur Durchführung einer Obduktion (Leichenöffnung):
- Medizinisches Interesse im Krankenhaus
- Klärung der Todesart
- Seuchenverdacht
- Versicherungstechnische Gründe
- Vor Feuerbestattungen

Die Leichenöffnung aus **klinischem Interesse** im Krankenhaus bedarf der Zustimmung des Patienten bzw. seiner Angehörigen. Die Angehörigen können diese Form der Obduktion verweigern.

Eine Obduktion zur **Klärung der Todesart** (natürlich oder unnatürlich) wird im Auftrag der Staatsanwaltschaft von einem Richter angeordnet. Diese Form der Obduktion kann erzwungen werden, auch gegen den Willen des Verstorbenen und gegen den Willen seiner Angehörigen.

Gerichtlich kann eine Ausgrabung (Exhumierung) von Leichen zur Klärung der Todesart und der Todesursache angeordnet werden.

Eine Obduktion kann auch vom Gesundheitsamt angeordnet werden bei einem begründeten **Seuchenverdacht.**

Eine Leichenöffnung wird häufig auch von **Versicherungen** und **Berufsgenossenschaften** gefordert. Dieser Obduktion müssen die Angehörigen zustimmen. Erfolgt diese Zustimmung nicht, kann es zum Verlust der Leistungen des Versicherers kommen.

Auch **Feuerbestattungen** können ein Obduktionsgrund sein. Denn bei einer Feuerbestattung gehen nahezu alle Beweise für einen unnatürlichen Tod, die unmittelbar am Verstorbenen zu finden sind, verloren.

4.1.5.4 Organentnahme

 Cave
Die unerlaubte Entfernung von Leichenteilen oder der Leiche selbst ist strafbar und wird strafrechtlich verfolgt.

Man betrachtet dies als Störung der Totenruhe. Eine Organentnahme ist jedoch möglich, wenn der Tote zu Lebzeiten oder nach dem Tod die Angehörigen einer Organentnahme z. B. zu Transplantationszwecken zugestimmt haben. Die Organentnahme darf dabei erst nach dem Hirntod erfolgen.

4.1.6 Todesart

Definition. Von einem **natürlichen Tod** spricht man, wenn der Tod als Folge einer Missbildung, einer Krankheit oder aufgrund von Altersschwäche eintritt. Beim **nichtnatürlichen** bzw. **unnatürlichen Tod** spielt immer ein von außen wirkendes Geschehen eine Rolle.

> Sobald bei der Leichenschau der Verdacht besteht, dass es sich um einen unnatürlichen Tod handeln könnte, muss dies gemeldet werden.

Typische Beispiele für einen unnatürlichen Tod sind Tod durch Körperverletzung, fahrlässige Tötung, Vergiftung, Unfälle sowie Behandlungsfehler.

4.2 Forensische Traumatologie

Die forensische Traumatologie beschäftigt sich mit dem Zusammenhang von Verletzungen und deren Ursachen. Kernbegriffe der forensischen Traumatologie sind die Dokumentation, die Befunderhebung und die Asservierung.

Verletzungen mit und ohne Todesfolge werden in 3 Ereigniskategorien eingeteilt (◘ Tab. 4.3).

Verletzungen durch **fremde Hand** fallen in den **strafrechtlichen** oder auch in den **zivilrechtlichen Bereich**. Verletzungen, die nicht durch fremde Hand erfolgen, fallen entweder in den Bereich des Sozialversicherungsrechts oder in den Bereich der privaten Unfallversicherungen, vorausgesetzt die Verletzung wurde nicht absichtlich hervorgerufen. **Straftaten** gegen das **Leben** oder die **Gesundheit** bzw. die körperliche Un-

◘ **Tab. 4.3.** Ereigniskategorien von Verletzungen

Verletzungen durch fremde Hand	Körperverletzung, Tötungsdelikte
Verletzungen durch eigene Hand	Suizide, Suizidversuche, Selbstschädigung
Verletzungen durch höhere Gewalt	Unfälle, Unglücksfälle

versehrtheit sind Gegenstand des **§ 211 bis § 229** des Strafgesetzbuches (◘ Tab. 4.4).

4.2.1 Begriffsdefinition

4.2.1.1 Mord

Definition. Kennzeichnend für einen Mord ist, dass die Tötung des Opfers **heimtückisch** oder **grausam** und häufig unter Einsatz gemeingefährlicher Mittel erfolgt.

Ein Mörder tötet eine andere Person u. a. aus Mordlust oder zur Befriedigung seines Geschlechtstriebes. Auch Habgier oder andere niedere Beweggründe sind Motive für einen Mord.

4.2.1.2 Fahrlässige Tötung

Definition. Der Tatbestand der fahrlässigen Tötung setzt **Außerachtlassung der Sorgfalt bzw. Pflichtwidrigkeit** und **Vorhersehbarkeit** eines unerwünschten Ereignisses voraus.

4.2.1.3 Körperverletzung

Definition. Bei der Körperverletzung muss gegeben sein, dass die Schwere der Verletzung **vorhersehbar**

◘ **Tab. 4.4.** Straftaten gegen das Leben oder die körperliche Unversehrtheit

Tötung	Vorsätzlich	§ 211 Mord	Lebenslange Freiheitsstrafe
	Vorsätzlich	§ 212 Totschlag	> 5 Jahre Freiheitsstrafe
	Vorsätzlich	§ 218 Schwangerschaftsabbruch	Wird unter gewissen Vorraussetzungen nicht bestraft
	Fahrlässig	§ 222 fahrlässige Tötung	0–5 Jahre Freiheitsstrafe
Körperverletzung	Vorsätzlich	§ 223 Körperverletzung	0–5 Jahre Freiheitsstrafe
	Vorsätzlich	§ 224 gefährliche Körperverletzung	0,5–10 Jahre Freiheitsstrafe
	Vorsätzlich	§ 226 schwere Körperverletzung	1–10 Jahre Freiheitsstrafe
	Vorsätzlich	§ 227 Körperverletzung mit Todesfolge	>3 Jahre Freiheitsstrafe
	Fahrlässig	§ 229 fahrlässige Körperverletzung	0–3 Jahre Freiheitsstrafe

war und **nicht** nur begründet werden kann durch **anatomische Besonderheiten**.

Wer eine andere Person **körperlich misshandelt** oder an der **Gesundheit schädigt**, begeht eine Körperverletzung und kann mit einer Freiheitsstrafe von bis zu 5 Jahren bestraft werden.

4.2.1.4 Gefährliche Körperverletzung

Definition. Begeht jemand eine Körperverletzung durch Beibringung von **Gift** oder anderen gesundheitsschädlichen Stoffen, mittels einer **Waffe** oder einem anderen gefährlichen Werkzeug, mittels eines hinterlistigen **Überfalls** oder mit einer das Leben gefährdenden Behandlung, so bezeichnet man dies als **gefährliche Körperverletzung**. (§ 224 StGB).

4.2.1.5 Schwere Körperverletzung

Definition. Hat die Körperverletzung für die geschädigte Person bestimmte bleibende **Folgen**, so spricht man von einer schweren Körperverletzung.

Zur schweren Körperverletzung zählen:
- Verlust eines wichtigen Körpergliedes, z. B. Verlust des Endgliedes des rechten oder linken Daumens
- Verlust eines der Sinnesorgane, z. B. Verlust des Sehvermögens, Verlust des Hörvermögens
- Siechtum
- Lähmung
- Geisteskrankheit

4.2.1.6 Unfall

Definition. Ein Unfall liegt vor, wenn es sich um ein von außen auf einen Körper einwirkendes Ereignis handelt, bei dem es zu einer Gesundheitsschädigung kommt oder sogar zum Tod. Ein Unfall ist dabei **plötzlich, zeitlich begrenzt** und **unfreiwillig**!

Ein Unfallverursacher kann z. B. beim Tatbestand der Fahrerflucht oder im Rahmen einer fahrlässigen Tötung bzw. Körperverletzung strafrechtlich verfolgt werden. In den Bereich des Sozialversicherungsrechtes fällt ein Unfall, wenn es sich um einen Arbeitsunfall handelt. Es besteht die Möglichkeit eine durch einen Unfall verursachte zeitweise bestehende Erwerbsunfähigkeit und damit verbundene finanzielle Verluste durch eine Unfallversicherung zu vermeiden.

4.2.1.7 Tätlicher Angriff

Definition. Bei einem tätlichen Angriff handelt es sich um eine **feindselige**, unmittelbar auf den **Körper** eines Menschen gerichtete Einwirkung **ohne Rücksicht** auf deren **Erfolg**. Dabei muss es nicht unbedingt zu einer tatsächlichen körperlichen Berührung kommen.

Der tätliche Angriff ist Gegenstand des **§ 113** des StGB und wird hier im Zusammenhang mit dem Widerstand gegen Vollstreckungsbeamte genannt.

»Wer einem Amtsträger oder Soldaten der Bundeswehr, der zur Vollstreckung von Gesetzen, Rechtsverordnungen, Urteilen, Gerichtsbeschlüssen oder Verfügungen berufen ist, bei der Vornahme einer solchen Diensthandlung mit Gewalt oder durch Drohung mit Gewalt Widerstand leistet oder ihn dabei **tätlich angreift**, wird mit Freiheitsstrafe bis zu zwei Jahren oder mit Geldstrafe bestraft.«

Beispiel: Zwei Demonstranten bewerfen einen Polizisten mit Steinen, aber verfehlen diesen.

Entscheidend für eine Bestrafung oder eine Schadensersatzleistung ist die Kausalität. Im **Strafrecht** ist hier besonders die **Äquivalenztheorie** oder Bedingungstheorie zu erwähnen: Kausalität besteht dann, wenn eine Bedingung nicht mehr weggedacht werden kann, ohne dass der Erfolg oder das Ergebnis ausbleibt. Im **Zivilrecht** spielt die **Adäquanztheorie** eine wichtige Rolle. Diese Theorie lässt sich am einfachsten an einem Beispiel erklären: Stirbt ein Bluter an einer kleinen Schnittverletzung, so ist die Schnittverletzung bzw. der Verursacher dieser Schnittverletzung die verantwortliche Bedingung, ohne die der Patient nicht verstorben wäre. Zivilrechtlich betrachtet kann aber eine kleine Schnittverletzung nicht alleine verantwortlich sein für den Tod eines Menschen. Das hier erwähnte Trauma ist nicht geeignet (adäquat) einen Menschen zu töten. Damit liegt zivilrechtlich auch keine Verursachung vor.

In Kürze		
Unfall, tätlicher Angriff		
Unfall	▬	Wirkt plötzlich von außen auf den Körper ein
	▬	Führt zur Gesundheitsschädigung oder Tod
	▬	Ist zeitlich begrenzt
	▬	Geschieht unfreiwillig
Tätlicher Angriff	▬	Feindselige Einwirkung
	▬	Auf den Körper eines Menschen gerichtet
	▬	Ohne Rücksicht auf deren Erfolg

4.2.2 Scharfe Gewalt

Definition. Verletzungen durch scharfe Gewalt werden verursacht durch **scharfe** und/oder **spitze** und/oder **schneidende** Gegenstände.

Man unterscheidet bei den Verletzungen durch scharfe Gewalt **Stich-, Schnitt- und Pfählungsverletzungen**.

Es kommt bei der Wirkung von scharfer Gewalt in der Regel zu **penetrierenden Hautverletzungen**, die folgende Kriterien erfüllen:

- Gewebedurchtrennung
- Glatter Wundrand
- Kein Schürfsaum
- Keine Gewebebrücken

4.2.2.1 Stichverletzung

Bei der Stichverletzung handelt es sich um eine penetrierende Verletzung, bei der damit gerechnet werden muss, dass **innere Organe** mit verletzt werden.

> ⓘ **Cave**
> Untersucht man den Stichkanal, so kann nie mit Sicherheit ausgeschlossen werden, dass umliegende Organe mitverletzt sind, da sich der Stichkanal kulissenartig verschließen kann.

Bei der Stichverletzung ist die Wunde in der Regel **tiefer als lang**. Die **Wundränder** sind in der Regel **glatt** und es zeigen sich in der Tiefe **keine Gewebebrücken**.

> ❯ Auch runde oder kantige Gegenstände können messerstichähnliche Verletzungen hervorrufen.

Meist zeigt sich aber bei solchen Verletzungen noch ein kleiner Schürfsaum. Aber auch bei wirklichen Stichverletzungen kann sich ein Schürfsaum auf einer Seite zeigen. Dies ist z. B. zu beobachten, wenn jemand mit einem Messer **schräg** zur Hautoberfläche sticht.

Aus der Tiefe und der Breite der Stichverletzung lassen sich nur **bedingt Rückschlüsse** auf die Form des Messers ziehen. Denn durch die mögliche **Seitwärtsbewegung** des Täters sowie durch die **Dehnung** der Haut beim Zustechen, kann die Wunde **breiter** sein, als das Messer. Wird das Messer nicht vollständig in den Körper hineingestoßen, ist die Wunde weniger tief als das Messer lang ist. Bei einem besonders heftigen Stich, kann die Stichwunde auch tiefer sein als das Messer. Eine **Drehung** des Messers während des Stechens führt zur Bildung der so genannten **Schwalbenschwanzform**.

> ❯ Die Stichverletzung durch ein einschneidiges Messer ist in der Regel an dem Wundwinkel spitzwinklig, wo sich die scharfe Seite des Messers befand und dort etwas breiter und mit leichtem Schürfsaum versehen, wo sich die stumpfe Seite des Messers befand.

4.2.2.2 Schnittverletzung

Die Schnittverletzung ist eine **scharfrandige Wunde**. Bei der Schnittwunde ist allerdings im Vergleich zur Stichwunde die **Länge größer als die Tiefe**. Auch bei dieser Art der Verletzung sind **keine Gewebebrücken** zu finden. Dadurch lässt sie sich gut von der Riss-Quetsch-Verletzung unterscheiden. Beide **Wundwinkel** sind hier in der Regel **spitzwinklig**. Wurde bei der Schnittführung mehrfach angesetzt oder kam es beim Schneiden zur Faltenbildung in der Haut, so kann es zur **Zipfelbildung** kommen.

4.2.2.3 Pfählungsverletzung

Dringt ein **stumpfer** und kein spitzer längerer Gegenstand in den Körper ein, spricht man von einer Pfählungsverletzung. An den Rändern findet man ausgeprägte **Quetschungen**, **Risse** und **Abschürfungen**.

In Kürze		
Scharfe Gewalt		
Stichverletzung	▬ Glatte Wundränder	
	▬ Keine Gewebebrücken	
	▬ Meist ein spitzer und ein breiter Wundwinkel	
	▬ Wunde ist tiefer als lang	
	▬ Schwalbenschwanzphänomen bei der Drehung des Opfers oder des Messers	
▼	▬ Durch Dehnung der Haut ist der Stichkanal häufig breiter als z. B. das Messer	

4

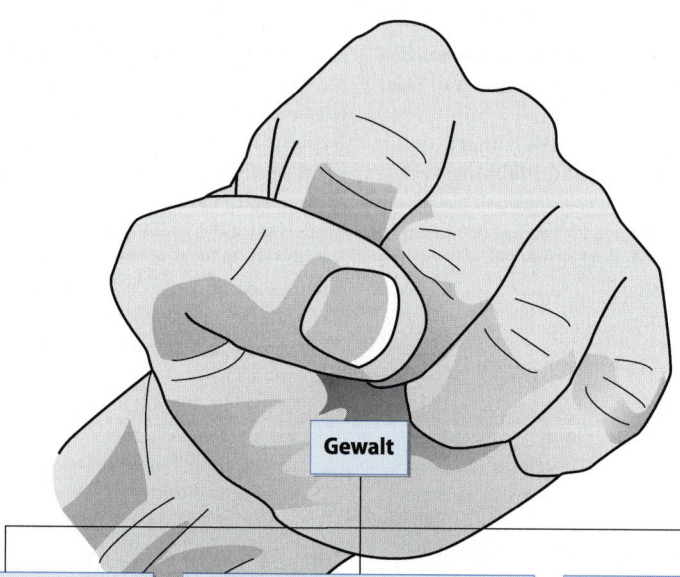

Gewalt

Scharfe Gewalt

Stichverletzung
- glatte Wundränder
- keine Gewebsrupturen
- meist ein spitzer und ein breiter Wundwinkel
- Wunde tiefer als lang
- Schwalbenschwanzphänomen

Schnittwunden
- glatte Wundränder
- keine Gewebebrücken
- spitze Wundwinkel
- Wunde länger als tief
- häufig klaffende Wundverhältnisse

Pfählungsverletzung
- durch stumpfe, lange Gegenstände
- Wundränder mit Quetschungen und Abschürfungen

Stumpfe Gewalt

Abschürfung
- Einwirkung von tangentialer Gewalt
- Auslösung der Kutis

Ablederung
- flächenhafte Ablösung der Haut von der Subkutis
- Bildung von Gewebetaschen

Blutunterlaufung
- durch Druck-, Zug- und Scherbelastung
- Sugillation, Suffusion, Hämatom

Riss-Quetschverletzung
- Gewebebrücken
- unscharf begrenzte Wundränder
- Schürfsaum

Verletzungen des Bewegungsapparates
- Luxation
- Frakturen
- Verletzungen des Band- und Sehnenapparates

Verletzungen der inneren Organe
- Thoraxtrauma
- Bauchtrauma
- Rumpftrauma
- Erschütterung
- Kontusion
- Ruptur
- Zertrümmerung

Schussverletzungen

Aufbau einer Einschusswunde
- Gewebedefekt
- Abstreifring
- Schürfsaum
- Kontusionshof

Schussentfernung
- aufgesetzter Nahschuss mit Stanzmarke und Schmauchhöhle
- relativer Nahschuss mit Pulverschmauch an Kleidung und Haut
- Fernschuss ohne Schmauchspuren

Abb. 4.3. Mindmap Gewalt

Schnittwunden	– Glatte Wundränder
	– Keine Gewebebrücken
	– Spitze Wundwinkel
	– Wunde ist länger als tief
	– Häufig klaffende Wundverhältnisse
Pfählungsverletzung	– Durch stumpfe, lange Gegenstände
	– Wundränder sind gekennzeichnet durch ausgeprägte Quetschungen, Risse und Abschürfungen

4.2.3 Stumpfe Gewalt

Definition. Verletzungen, die durch breitflächige Gewalteinwirkung auf den menschlichen Körper hervorgerufen werden, bezeichnet man als Verletzungen durch stumpfe Gewalt (◘ Abb. 4.3). Dazu zählen z. B. Verletzungen der Haut durch einen Sturz auf die Straße bzw. Organschäden und Verletzungen des Bewegungsapparates ohne äußerlich sichtbare Verletzungen bei einem Sturz aus großer Höhe.

Als Folge stumpfer Gewalt beobachtet man im Bereich der Haut:

– **Abschürfungen:** Einwirkung von tangentialer Gewalt: Abtragung der Kutis
– **Ablederungen** (Décollement): flächenhafte Ablösung der Haut vom Unterhautfettgewebe, dabei häufig Bildung von Gewebetaschen mit Blutansammlungen
– **Blutunterlaufungen:** aufgrund von Druck-, Zug- und Scherbelastung, dadurch Ruptur von kutanen, aber auch subkutanen Gefäße (◘ Tab. 4.5), Abschätzung des **Alters** ist anhand der Farbe möglich

(durch Abbau des Hämoglobins zeigt sich die Verletzung bis zum 6. Tag blauviolett, zwischen dem 6. bis 8. Tag grünlich, danach eher gelblich).

– **Riss/Quetschwunden:** aufgrund von Druck-, Zug- und Scherbelastung, oft schwer zu unterscheiden von Schnitt- oder Stichverletzungen (scharfer Gewalt). Typisch sind Gewebebrücken (Bindegewebestränge, Gefäße, Nerven, ◘ Abb. 4.4) in der Wundtiefe und unscharf begrenzte Wundränder, gelegentlich mit Abschürfungen und Vertrocknungen (Schürfsaum).

Als Folge stumpfer Gewalt finden sich

– im Bereich des **Bewegungsapparates** Luxationen, Frakturen, Verletzungen des Band- und Sehnenapparates;
– im Bereich der **inneren Organe** Erschütterungen, Kontusionen, Risse oder Zertrümmerungen wie bei einem stumpfen Thoraxtrauma (Lungenkontusion), einem stumpfem Bauchtrauma (Leber-, Milz- und Nierenkontusion) oder einem stumpfen Rumpftrauma (Zwerchfellruptur).

◘ **Tab. 4.5.** Blutungsarten	
Sugillation	Umschriebene Blutung im Korium
Suffusion	Dünnschichtige, flächige Blutung in der Subkutis
Hämatom	Größere Blutung in der Subkutis oder im Weichteilgewebe

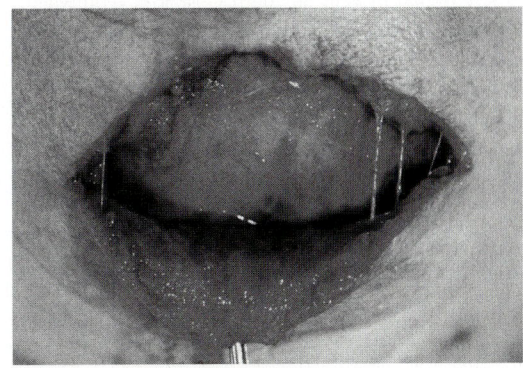

◘ **Abb. 4.4.** Gewebebrücken bei einer Riss-Quetschverletzung (Aus Madea 2003) (▸ Farbtafelteil)

In Kürze	
Stumpfe Gewalt	
Abschürfung	— Einwirkung von tangentialer Gewalt
	— Ablösung der Kutis
Ablederung	— Flächenhafte Ablösung der Haut vom Unterhautfettgewebe
	— Bildung von Gewebetaschen
Blutunterlaufung	— Durch Druck-, Zug- und Scherbelastung
	— Sugillation, Suffusion, Hämatom
Riss-Quetschverletzung	— Durch Druck-, Zug- und Scherbelastung
	— Gewebebrücken
	— Unscharf begrenzte Wundränder
	— Schürfsaum
Verletzungen des Bewegungsapparates	— Luxationen
	— Frakturen
	— Verletzungen des Band- und Sehnenapparates
Verletzungen der inneren Organe	— Thoraxtrauma
	— Bauchtrauma
	— Rumpftrauma
	— Erschütterungen
	— Kontusionen
	— Risse
	— Zertrümmerungen

4.2.4 Schussverletzungen

Definition. Schussverletzungen werden hervorgerufen durch stumpfe Körper bzw. Projektile oder Geschosse. Eine **Patrone** besteht aus dem Geschoss (von Metall umgebener Bleikern), aus der Pulverladung (schwaches Nitropulver) und dem Zündsatz (enthält Blei, Barium, Antimon). Diese sind vereinigt in einer Metallhülse.

 Todesursachen bei einer Schussverletzung sind v. a.
- Organverletzungen
- Blutverlust
- Schock

Bei einer Schusswunde ist auf folgende Details zu achten
- Schussanzahl
- Ein- bzw. Ausschusswunden
- Schusskanal, Schussrichtung, Schusswinkel
- Schussentfernung
- Munition und Waffe

Schussanzahl

Schussverletzungen zeigen sich als **rundliche Gewebedefekte**.

🛑 **Cave**
Streifschüsse erzeugen häufig nur Schürfwunden und werden nicht als Schussverletzungen erkannt.

Einschuss, Ausschuss

 Die Einschusswunde ist von innen nach außen wie folgt aufgebaut:
- Runder Gewebedefekt
- Abstreifring (durch Pulver und Öl aus der Waffe hervorgerufen)
- Vertrocknungs- und Schürfsaum
- Kontusionshof (vorübergehende Wundhöhle, die durch den Durchtritt des Geschosses durch das Gewebe erzeugt wird)

Zur besseren Unterscheidung von Ein- und Ausschuss eignen sich folgende Merkmale:

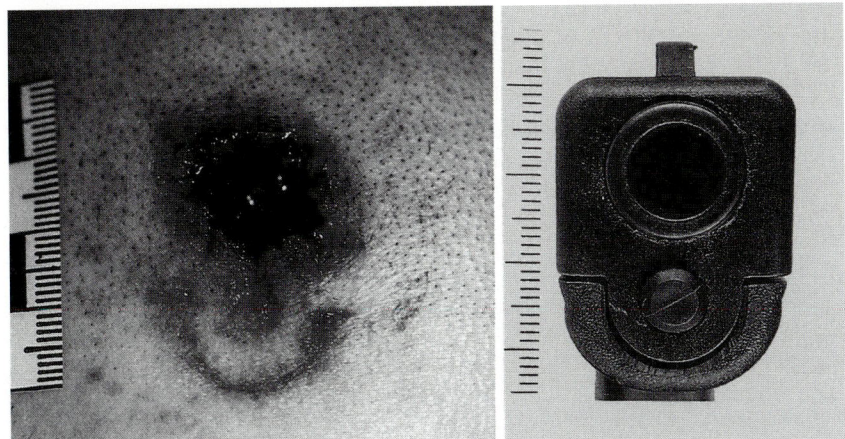

🔲 **Abb. 4.5.** Absoluter Nahschuss in der Schläfenregion, deutlich erkennbare Stanzmarke, radiär eingerissene Einschusswunde, deutliche Schmauchhöhle (Aus Madea 2003) (▶ Farbtafelteil)

— Die **Ausschusswunde** ist meist **größer** als die Einschusswunde. Dies ist erklärbar durch das Mitreißen von Gewebe im Schussverlauf!
— **Wundränder** von Ausschüssen sind **adaptierbar**, die Wundränder von Einschüssen in der Regel nicht.

Schusskanal, Schussrichtung, Schusswinkel

Man unterscheidet beim Verlauf des Schusskanals den **Prellschuss**, den **Steckschuss**, den **Streifschuss** und den **Durchschuss**. Bei einer Ablenkung des Geschosses während des Fluges spricht man von **Gallerschuss**. Bei einem **Winkelschuss** beobachtet man eine Änderung der Flugbahn durch den Körper. Den Schusswinkel bestimmt man durch Messen des Abstandes von Einschuss- und Ausschusswunde von der Fußsohle.

⊙ Beim **Krönleinschuss** wird der gesamte Schädel aufgrund hydrodynamischer Wechselwirkungen zwischen Geschoss und flüssigkeitsreichem Hirngewebe aufgesprengt.

Schussentfernung

Man unterscheidet:
— Absoluter Nahschuss mit aufgesetzter Waffe (🔲 Abb. 4.5)
— Relativer Nahschuss
— Fernschuss

Der **absolute Nahschuss** mit aufgesetzter Waffe ist an den charakteristischen Merkmalen der Eintrittswunde zu erkennen. Dadurch, dass die Waffe direkt auf die Haut gesetzt wird, wird **Pulverschmauch** unter die Haut gepresst und es entsteht die so genannte **Schmauchhöhle**. Des Weiteren kann die Waffenmündung auf der Haut eine so genannte **Stanzmarke** hinterlassen.

Kennzeichnend für den **relativen Nahschuss** sind **Pulverschmauchablagerungen** auf der Haut und der Kleidung um die Eintrittswunde herum.

Der **Fernschuss** ist v. a. an dem **Fehlen** von **Schmauchspuren** zu erkennen.

In Kürze		
Schussverletzungen		
Schussanzahl	Zahl der rundlichen Gewebedefekte	
Einschuss oder Ausschuss	Einschusswunde (von innen nach außen): runder Gewebedefekt, Abstreifring, Vertrocknungs- und Schürfsäume, Kontusionshof Ausschusswunde: meist größer als Einschusswunde, Wundränder sind adaptierbar	
▼		

Schusskanal	Prellschuss, Steckschuss, Streifschuss, Durchschuss, Gallerschuss, Winkelschuss, Krönleinschuss
Schussentfernung	Aufgesetzter Nahschuss: Stanzmarke und Schmauchhöhle Relativer Nahschuss: Pulverschmauch an Kleidung und Haut Fernschuss: keine Schmauchspuren

◻ Tab. 4.6. Formen der Schädelfrakturen

Ausbreitung	Lokalisation	Dislokation	Art der Gewalt
Längsfraktur	Kalottenfraktur	Linearfraktur	Biegungsfraktur
Querfraktur	Schädelbasisfraktur	Impressionsfraktur	Berstungsfraktur
Ringfraktur	Gesichtschädelfraktur	Lochfraktur	Geformte Fraktur
Trümmerfraktur		Schanierfraktur	

4.2.5 Knochenbrüche

Knochenbrüche können hervorgerufen werden durch **stumpfe Gewalt** und **scharfe Gewalt**. Auch im Rahmen einer **Schussverletzung** kann es zur Fraktur kommen.

Wichtig ist die genaue Betrachtung der Bruchform sowie des Bruchverteilungsmusters (◻ Tab. 4.6). Ebenfalls interessant ist bei einer Fraktur, aus welcher **Richtung** die Krafteinwirkung kam. So können hier Rückschlüsse auf den Täter oder die Ursache gezogen werden. Bei einem Biegungsbruch im Bereich der unteren Extremität kommt es z. B. zur Ausbildung des so genannten **Bruchkeils** oder auch **Messerer-Keils**. Dieser Keil ist wie eine Pfeilspitze, die die Richtung der Gewalteinwirkung anzeigt.

Für die Rekonstruktion eines Tathergangs oder eines Unfalls kann die Reihenfolge, in der die einzelnen Schädelverletzungen bzw. Frakturen entstanden sind, entscheidend sein. Für die Ermittlung der **Reihenfolge** ist die Puppe-Regel sehr hilfreich.

❯ **Puppe-Regel:** Die später entstandenen Bruchlinien enden immer an den vorher entstandenen Bruchlinien.

Für die Festlegung der **Hauptbruchrichtung** gilt: Querdruck erzeugt einen Querbruch, Längsdruck erzeugt einen Längsbruch.

4.2.6 Schädel-Hirn-Trauma

Man unterscheidet ein offenes Schädel-Hirn-Trauma von einem geschlossenen (◻ Tab. 4.7).

Kommt es zur Verletzung der Hirnhäute oder des Gehirns werden unterschiedliche Ausprägungen der intrakraniellen Schädigung unterschieden (◻ Tab. 4.8).

Um zu rekonstruieren wie es zu einer bestimmten Schädel-Hirn-Verletzung gekommen ist, kann die Hutkrempenregel hilfreich sein.

❯ **Hutkrempenregel:** Treten Verletzungen in erster Linie oberhalb der Hutkrempe auf, so spricht dies für eine Schlag- oder Hiebverletzung. Sind eher Verletzungen unterhalb der Hutkrempe zu sehen, spricht dies für einen Sturz als Ursache.

Die differenzialdiagnostische Unterscheidung zwischen Schädel-Hirn-Trauma oder Trunkenheit ist häufig schwierig. Alkoholisierte Menschen fallen durch **Störungen** des **Bewusstseins**, der **Koordination** und der **Orientierung** auf. Wichtig ist es bei einem Patienten, auch wenn er möglicherweise alkoholisiert ist, immer ein SHT auszuschließen und den Patient zumindest zu überwachen.

❗ **Cave**
Kommt man hier diesem Anspruch nicht nach und es kommt zum Tod eines Patienten aufgrund eines nicht erkannten und somit auch nicht behandelten SHT, so gilt dies als fahrlässige Tötung durch Unterlassung.

◻ Tab. 4.7. Kennzeichen des offenen und des geschlossenen Schädel-Hirn-Traumas (SHT)

Offenes SHT	Geschlossenes SHT
Verbindung zwischen dem Schädelinneren und Außenwelt	Keine Verbindung zwischen dem Schädelinneren und Außenwelt
Große Infektionsgefahr	Geringe Infektionsgefahr
Eindringen von Luft in das Schädelinnere und in venöse Gefäße → Luftembolie des rechten Herzens	

◻ Tab. 4.8. Intrakranielle Schädelverletzungen

Hirnblutungen	Hirnsubstanzdefekt
Epidurales Hämatom	Quetschung
Subdurales Hämatom	Kontusion
Zentrale Hirnblutung	Zerrungen

Schuldfähigkeit bei Patienten bei SHT
Personen, die in Folge eines Schädel-Hirn-Traumas entweder bewusstlos sind oder in Folge des Traumas an einem Durchgangssyndrom leiden, sind nicht oder nur eingeschränkt schuldfähig. Dies kann entweder zur Straffreiheit oder zur Minderung der Strafe führen.

4.2.7 Verkehrsunfälle

4.2.7.1 Fußgängerunfall

Bei einem Fußgängerunfall kommt es definitionsgemäß zum Kontakt zwischen Fahrzeug und dem Fußgänger. Dabei kommt es entweder nur zum **Anfahren** und damit zu Anfahrspuren oder es folgt zusätzlich noch ein **Überrollen** mit klassischen Überrollverletzungen. Sowohl bei der Anfahrverletzung als auch bei der Überrollverletzung ist zu überprüfen, ob die Person zum Zeitpunkt des Anfahrens bzw. Überrollens noch gelebt hat oder ob die Person schon tot war. Möglicherweise wurde hier eine andere Todesursache verschleiert.

Relevante **Einflussgrößen** sind:
- Kontaktgeometrie
- Geschwindigkeit des Fahrzeuges
- Fahrzeugform bzw. Fahrzeugtyp
- Anfahrrichtung
- Größe des Unfallopfers
- Alter des Unfallopfers

Anfahrunfall
Kommt es zum Anfahrunfall eines Fußgängers in aufrechter Körperhaltung sind in der Regel durch Anstoßen der Stoßstange an die untere Extremität auch Frakturen in diesem Bereich zu beobachten. Es kommt hier sehr häufig zur Oberschenkelfraktur. Wird die Person dann auf die Motorhaube aufgeladen, kommt es häufig zur Beckenfraktur. Beim anschließenden Anprall mit dem Kopf an die Windschutzscheibe entstehen Schädel-Hirn-Verletzungen. Die hier beschriebenen Verletzungen entstehen in der primären Anstoßphase.

Sekundär kann es durch Rotation der Person noch zu vielen weiteren Frakturen und Verletzungen in Körperregionen kommen, die primär nicht betroffen waren. Auch in der tertiären Abwurfphase kann es zu zahlreichen Verletzungen kommen, die wiederum auch primär und sekundär entstandene Verletzungen überlagern.

◻ Tab. 4.9. Verletzungsmuster beim Überrollvorgang

Auf der dem Reifen zugewandten Seite	Auf der der Straße zugewandten Seite
Bandförmige Quetschungen	Flächige Quetschungen
Profilabdrücke auf Kleidern und Körperteilen	Flächige Abschürfungen
Ablederungen	Risswunden
Verbrennungen (Auspuff)	Ablederungen

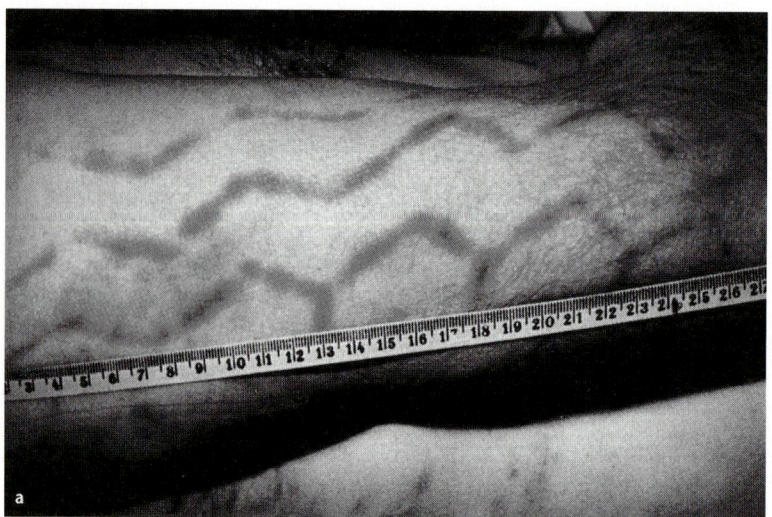

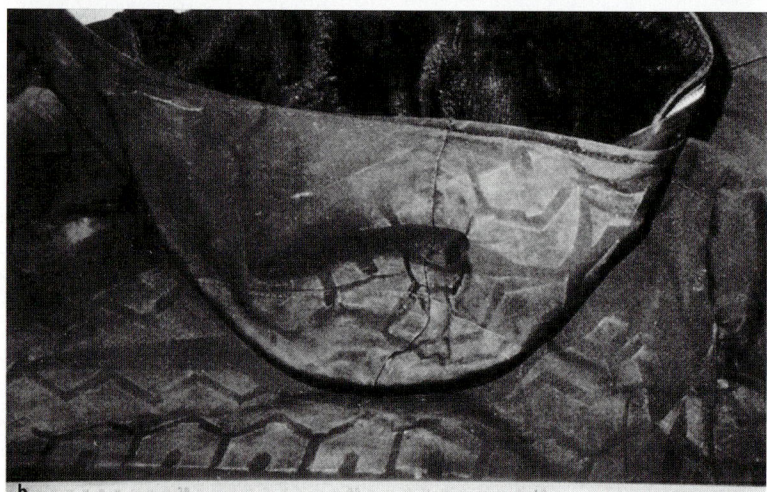

◘ Abb. 4.6 a und b. Zeichen einer Überrollung. **a** Reifenprofilabdruckspur. **b** Filmartige Überschichtung durch das der Reifenlauffläche anhaftende Material (Aus Madea 2003) (► Farbtafelteil)

Dies führt dazu, dass die Rekonstruktion eines Unfallhergangs extrem schwierig ist. Bereits bei der Ermittlung der Anfahrtsrichtung kann es zu erheblichen Problemen kommen.

Beim Anfahrunfall kommt es häufig zu folgenden typischen Verletzungen:
- Extremitätenfraktur
- Beckenfraktur
- Schädel-Hirn-Trauma

Kommt es zusätzlich zum Überrollen des Opfers, ist mit komplexen Verletzungsmustern zu rechnen (◘ Tab. 4.9, ◘ Abb. 4.6).

4.2.7.2 Insassenunfall

Relevante **Einflussgrößen** sind:
- Kollisionsgeometrie
- Geschwindigkeit des Fahrzeugs
- Ausstattung des Fahrzeuginnenraums (Sitze, Airbags, Abstand zwischen Autositz und Armaturenbrett)
- Beschaffenheit der Unfallopfer (Alter, Größe, Konstitution)

◻ Tab. 4.10. Halswirbelsäulenverletzung bei Heckkollision

Klinisch	Anatomisch-morphologisches Korrelat
Fehlhaltung der HWS	Schädigung des vorderen Längsbandes der Wirbelsäule
Muskelverspannungen	Bandscheibeneinrisse
Druckschmerz im Bereich der Nervenwurzeln	Frakturen der Dornfortsätze
Hinterkopfschmerzen	Verletzungen der Vertebralarterien

Exemplarische Rekonstruktion des Unfallmechanismus und der Unfallfolgen bei dem häufigsten Insassenunfall, der **Frontalkollision,** bei angegurtetem Fahrer ohne Airbag:

- Durch den Gurt leicht verzögerte **Translationsbewegung** nach **vorne**
- **Anprall** des Fahrers an das **Armaturenbrett** und das Lenkrad, dadurch Verletzungen der **unteren Extremität**
- Hebelwirkung der Pedale, dadurch **Mittelfußluxation**
- Abstützen des Fahrers am Lenkrad, dadurch **Stauchungsfrakturen** der **oberen Extremität** und Luxation des Daumensattelgelenks
- Anprall des **Kopfes** an die Windschutzscheibe, dadurch **Splitterverletzungen** im Gesicht
- Blutunterlaufene **Gurtprellmarke** in der Regel von links oben nach rechts unten häufig mit Rippenfrakturen

Bei **Heckkollision** ist durch die Beschleunigung des Rumpfes nach vorne und zunächst Verharren des Kopfes mit **Halswirbelsäulenverletzungen** zu rechnen (◻ Tab 4.10).

4.2.7.3 Unfälle von Zweiradfahrern

Besonders relevante **Einflussgrößen** sind:

- Kollisionsgeometrie
- Kollisionsgeschwindigkeit
- Schutzmaßnahmen des Fahrers (Helm, Schutzkleidung)

Bei Zweiradunfällen kommt es in erster Linie zu **Extremitätenfrakturen**, zu **Beckenfrakturen** und zu Verletzungen der **Wirbelsäule.** Bei einer Frontalkollision von Pkw und Zweiradfahrer beobachtet man häufiger Frakturen im Bereich der unteren Extremität, bei einem seitlichen Zusammenprallen von Pkw und Zweiradfahrer eher Frakturen im Bereich der oberen Extremität. Häufig treten bei Unfällen von Zweiradfahrern auch lebensbedrohliche Verletzungen von Bauch- und Beckenorganen auf. Auch **Schädel-Hirn-Verletzungen** beobachtet man oft insbesondere dann, wenn das Unfallopfer keinen Schutzhelm getragen hat.

> Das Tragen eines Schutzhelms reduziert die Anzahl und die Schwere der Schädel-Hirn-Verletzungen etwa um die Hälfte.

Hat jemand zum Zeitpunkt des Unfalls einen Helm getragen, ist dies an einer **Kinnriemenmarke** zu erkennen und von versicherungsrechtlicher Relevanz.

4.2.7.4 Rechtliche Fragen

Wichtig für die Inanspruchnahme von **Versicherungsleistungen** sowie von **Rehabilitationsleistungen** ist die Klärung der **Schuldfrage.** Dafür ist es häufig notwendig, den Unfallhergang zu rekonstruieren, was sich oft als schwierig erweist.

Bei **Fußgängerunfällen** sind insbesondere die Anfahrrichtung sowie die Anfahrgeschwindigkeit relevant. Bei **Insassenunfällen** spielen neben dem Unfallhergang, die Sitzposition sowie die Nutzung von Sicherheitsmaßnahmen eine wichtige Rolle. Bei **Unfällen von Zweiradfahrern** ist das Tragen des Schutzhelmes zum Zeitpunkt des Unfalls von Bedeutung.

 Cave
Das Nichtanlegen des Sicherheitsgurtes kann die Kürzung von Schmerzens- und Rehabilitationsgeld zur Folge haben.

4

Verkehrsunfälle

Fußgängerunfall	Insassenunfall	Unfall von einem Zweiradfahrer
Einflussgrößen: ▬ Kontaktgeometrie ▬ Geschwindigkeit der Fahrzeuge ▬ Fahrzeugform bzw. Fahrzeugtyp ▬ Anfahrrichtung ▬ Konstitution der Unfallopfer ▬ Nutzung von Schutz- bzw. Sicherheitsmaßnahmen		
Meist Pkw-Fußgänger-Kollision	Meist Pkw-Pkw-Kollision	Meist Pkw-Zweiradfahrer-Kollision
Anfahrverletzungen: ▬ Extremitätenfraktur ▬ Beckenfraktur ▬ Schädel-Hirn-Trauma	**Verletzungen bei Frontalkollision:** ▬ Frakturen der oberen und unteren Extremität ▬ Mittelfußluxation ▬ Luxation des Daumensattelgelenkes ▬ Splitterverletzungen im Gesicht ▬ Gurtprellmarke ▬ »Dashboardverletzung« (Mehretagenfrakturen)	**Verletzungen bei Frontalkollision:** ▬ Frakturen der unteren Extremität ▬ Verletzungen von Bauch- und Brustorganen ▬ Becken- und Rippenfrakturen ▬ Schädel-Hirn-Trauma ▬ Wirbelsäulenverletzungen
Überrollverletzungen: ▬ Quetschungen ▬ Risswunden ▬ Abschürfungen ▬ Ablederungen ▬ Verbrennungen ▬ Profilabdrücke der Reifen	**Verletzungen bei Heckkollision:** ▬ Halswirbelsäulenverletzung, HWS-Syndrom ▬ Muskelverspannungen im HWS-Bereich ▬ Kopfschmerzen ▬ Verletzungen der Vertebralarterien ▬ Bandscheibeneinrisse	**Verletzungen bei seitlicher Kollision:** ▬ Frakturen der oberen Extremität ▬ Verletzungen von Bauch- und Brustorganen ▬ Becken- und Rippenfrakturen ▬ Schädel-Hirn-Trauma ▬ Wirbelsäulenverletzungen
Rechtlich relevant sind v. a.: ▬ Anfahrrichtung ▬ Anfahrgeschwindigkeit	**Rechtlich relevant sind v. a.:** ▬ Nutzung von Sicherheitsmaßnahmen ▬ Sitzposition	**Rechtlich relevant sind v. a.** ▬ Nutzung von Sicherheitskleidung ▬ Nutzung eines Schutzhelms (Helmpflicht)

4.2.8   Hitze

Man unterscheidet 4 Grade der Hitzeschädigung, die die lokale Reaktion der Haut zeigen:

▬ 1. Grad: Rötung
▬ 2. Grad: Blasenbildung
▬ 3. Grad: Nekrose
▬ 4. Grad: Verkohlung

Bei einer starken Einwirkung von Hitze bis hin zum Schädigungsgrad 4, kann es schwierig sein Leichen zu **identifizieren** oder bei Unfallopfern den Tathergang zu rekonstruieren. Es ist jedoch möglich, auch bei ausgeprägten Hitzeschädigungen Körperflüssigkeiten wie Blut oder Harn zu gewinnen. Somit ist sowohl der Blutgruppennachweis als auch der Nachweis von Giften, Medikamenten und Alkohol häufig möglich.

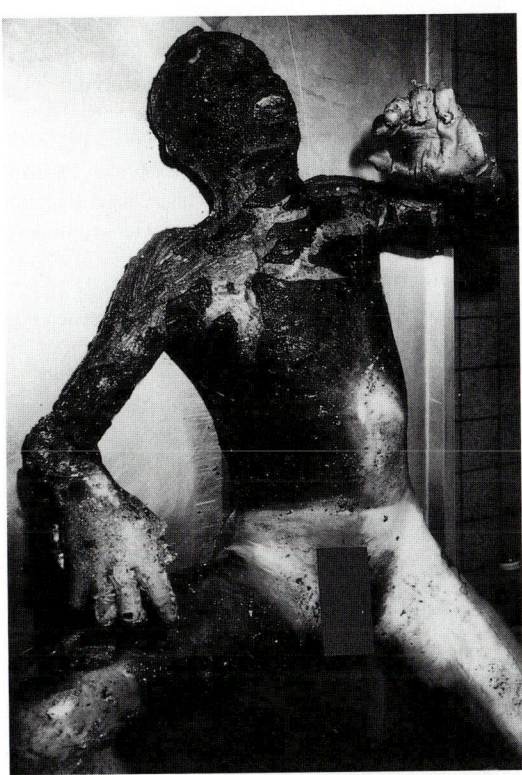

> Bei ausgeprägter Hitze kann es zu einer intrakraniellen Druckerhöhung kommen. Der Druck kann so groß sein, dass Schädelfrakturen entstehen.

Zudem kann es zu einem Blutaustritt aus den Blutgefäßen und der Knochendiploe kommen. Dies hat zur Folge, dass sich epidural ein **Brandhämatom** bildet. Ebenfalls eine Folge der Hitzeeinwirkung ist die Schrumpfung der Extremitätenmuskulatur. Dadurch kommt es zur so genannten **Fechterstellung** (Abb. 4.7).

Durch die Hitzeeinwirkung können die inneren Organe schrumpfen. Man bezeichnet diese dann als **Puppenorgane**. Alle diese Phänomene sind in der Regel **postmortal** zu beobachten und gelten nicht als sichere vitale Zeichen.

Als **vitale** Zeichen gelten **Rötung** der Haut, **thrombosierte Gefäße**, **Ödeme** der Gewebe, **Aspiration** von Rußteilchen in die Lunge und **Verschlucken** von Rußteilchen in den Magen-Darm-Trakt sowie **CO** im Körperinneren (V. femoralis).

! Cave
Eine CO-Hb-Erhöhung findet man auch bei starken Rauchern. Hier liegt der pathophysiologische Wert bei 10%.

Häufig kann man neben den Augenwinkeln sog. **Krähenfüße** erkennen. Diese entstehen zu Lebzeiten beim Zusammenkneifen der Augen bei starker Hitze oder hellem Licht.

Abb. 4.7. Fechterstellung eines Leichnams (Aus Madea 2003) (► Farbtafelteil)

In Kürze

Vitale und postmortale Hitzeschäden

Postmortal	Vital
— Schädelfrakturen	— Hautrötung
— Brandhämatom	— Thrombosierte Gefäße
— Fechterstellung	— Gewebeödeme
— Schrumpfung von Organen	— Rußteilchen im Respirationstrakt und im Gastrointestinaltrakt
	— Hohe CO-Hb-Konzentration (messbar z. B. in der V. femoralis)
	— Krähenfüße neben den Augenwinkeln

4.2.9 Kälte

Bei der Kälteschädigung unterscheidet man 3 Grade:
- 1. Grad: kurzzeitige Weißfärbung, dann Rötung
- 2. Grad: Blasenbildung
- 3. Grad: Nekrosen

Mit einer Störung der **Herzaktivität** ist unterhalb einer Temperatur von **27°C** zu rechnen (kritische Temperatur). Bei unterkühlten Personen ist es nicht untypisch, dass diese sich entkleiden. Denn es kommt bei Unterkühlung häufig zu einem paradoxen Wärmeempfinden (**Kälteidiotie**).

 Cave
Sauerstoffmangel und Kreislaufversagen werden von unterkühlten Personen länger toleriert als von normothermen Menschen. Intensive und lange Wiederbelebungsversuche sind hier durchaus sinnvoll. Unterkühlung kann zum Scheintod führen.

Kommt es zum Tod im Rahmen einer Unterkühlung zeigen sich bei der Leiche häufig **hellrote Totenflecke**. Dies ist durch eine Diffusion von Sauerstoff durch die Haut und zunehmender Rechtsverschiebung der Hämoglobin-Sauerstoff-Assoziationskurve zu erklären. Auch die inneren **Organe** präsentieren sich **rosarot**. Zudem kann man häufig grobflächige Magenschleimhauterosionen, die sog. **Wischnewski-Flecken** finden.

Frostbeulen (Perniones)

Definition. Frostbeulen treten an den Streckseiten von Fingern und Zehen auf und sind zurückzuführen auf eine konstitutionelle Funktionsstörung der Gefäße. Es handelt sich bei Frostbeulen um ödematöse, blaurot verfärbte, knotige Schwellungen.

In Kürze	
Vitale und postmortale Kältereaktionen	
Postmortal	Vital
- Hellrote Totenflecke - Hellrote Organe - Wischnewski-Flecken	- Hautrötung, Ödeme, Blasenbildung - Frostbeulen - Herzrhythmusstörungen - Kälteidiotie

4.2.10 Verätzung

Verätzungen kommen gehäuft im Bereich der Haut beim Erwachsenen und in lebensbedrohlichem Ausmaß bei Kindern im Bereich des Mundrachenraumes sowie im oberen Gastrointestinaltrakt vor.

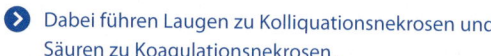 Dabei führen Laugen zu Kolliquationsnekrosen und Säuren zu Koagulationsnekrosen.

Verätzungen mit Laugen führen in der Regel zu schwereren Gesundheitsschäden, da tiefer gelegene Strukturen eher mitbetroffen sind als dies bei Säuren der Fall ist.

Akute Gefahren beim Verschlucken ätzender Substanzen sind:
- Nekrosen der Schleimhäute im oberen Respirationstrakt können zu einem Epiglottisödem mit akuter Atemnot führen.

- Starke Schmerzen im Rachenbereich führen zur Unfähigkeit zu schlucken. Es besteht Aspirationsgefahr!
- Es kann durch die starke Gewebeschädigung zur Ösophagusperforation mit Mediastinalemphysem kommen.

Spätfolgen nach Verschlucken einer ätzenden Substanz können folgende sein:
- Peritonitis
- Mediastinitis
- Magenwandnekrosen
- Ösophagusstrikturen

In Kürze

Verschlucken von ätzenden Substanzen

Akute Gefahren	Spätfolgen
Epiglottisödem mit akuter Atemnot	Peritonitis
Aspiration	Mediastinitis
Ösophagusperforation	Magenwandnekrosen
Mediastinalemphysem	Ösophagusstrikturen

4.2.11 Strom

Der **Kontakt** mit **spannungsführenden Gegenständen** kann zu Gesundheitsschäden sowie zum Tod führen. Wird der Strom durch das **Herz** geleitet, z. B. von der einen zur anderen Hand oder diagonal durch den Körper, ist die Folge häufig Kammerflimmern mit funktionellem Herzstillstand (abhängig von Spannung und Stromstärke).

> Der Stromtod ist fast immer ein Tod aufgrund von Herzrhythmusstörungen!

Bei Stromfluss durch die **Lunge** kann es v. a. zur Störung der **Atemmechanik** durch Irritation der Atemmuskulatur kommen. Beim Stromfluss durch den **Kopf** ist mit einem Bewusstseinsverlust oder sogar mit **Hirnparenchymschäden** zu rechnen. Folge des Stromflusses kann auch eine **Muskelzerstörung** mit ausgeprägtem Freiwerden von Muskeleiweißen sein. Dies kann zur Nierenschädigung führen (Crush-Niere).

Wichtigstes Indiz für einen Stromfluss durch den Körper sind die **Strommarken**, die an den Kontaktstellen des Stromleiters mit dem Organismus entstehen. Strommarken sind äußerst **variabel** in ihrer Form und in ihrer Ausprägung (◨ Tab. 4.11).

> Hoher Hautwiderstand = hohe lokale Hitzeentwicklung = Strommarke

❶ Cave
Strommarken können sich auch in der behaarten Kopfhaut oder in der Ellenbeuge verbergen. Strommarken sind nicht mit Warzen, anderen thermischen Hautschäden oder anderen Hautveränderungen zu verwechseln.

Blitzschlag
Bei einem Blitzschlag wurden bereits Spannungen von einigen Millionen Volt gemessen. 30% der Opfer eines Blitzschlages versterben. Zu beobachten sind hier häufig Verbrennungen 2. bis 3. Grades. Häufig findet man auf der Haut blitzähnliche, verästelte Figuren, die man als Lichtenberg'sche Blitzfiguren bezeichnet. Auch Krähenfüße an den Augen, ähnlich wie bei einem Brand in Folge des Zusammenkneifens der Augen bei hellem Licht können sichtbar werden.

◨ Tab. 4.11. Typische Kennzeichen von Strommarken

Makroskopisch	Mikroskopisch
— Häufig an Händen und Füßen lokalisiert — Weißliche Verfärbung der Haut — Zentrale Eindellung mit wallartig aufgebäumtem, porzellanähnlichem Rand (Porzellanrandwall) — Blasenbildung	— Ausziehung der Kerne in den Basalzellen — Wabenbildung im Stratum corneum

In Kürze		
Schäden durch elektrischen Strom		
Organ	Schaden	
Haut	Strommarken	
Herz	Herzrhythmusstörungen, v. a. Kammerflimmern mit funktionellem Herzstillstand	
Lunge	Störung der Atemmechanik	
Hirn	Bewusstseinsverlust Hirnparenchymschäden	
Muskulatur	Muskelzerstörung	
Niere	Freiwerden von Muskeleiweißen → Crush-Niere	

4.2.12   Vitale Reaktionen

Definition. Als vitale Reaktionen bezeichnet man Phänomene, die als Reaktion auf äußere Einflüsse nur beim Lebenden, also nicht postmortal auftreten können.

Vitale Reaktionen sind wichtig für die Ermittlung der **Todesursache**. Denn es kann postmortal zu Verletzungen, Frakturen und Organschäden kommen, die möglicherweise auf den Leichentransport zurückzuführen sind, die aber mit der eigentlichen Todesursache nichts zu tun haben.

4.2.12.1   Allgemeine vitale Reaktionen

Allgemeine vitale Reaktionen sind z. B. Reaktionen der Atmung, des Herz-Kreislauf-Systems und des hormonbildenden Systems. Es kann als vitale Reaktion zum Ausbluten, zur Aspiration oder zur Luftembolie sowie zur Fettembolie kommen:

- **Ausbluten:** Kennzeichnend für das Ausbluten bei Organ- und Gefäßverletzungen sind blasse Totenflecke, blutarme Organe und ein niedriges Organgewicht, v. a. von Niere, Lunge und Milz. Häufig findet man bei der Obduktion auch subendokardiale streifenförmige Blutungen, welche wahrscheinlich auf frustrane Kontraktionsversuche des Herzens zurückzuführen sind.
- **Aspiration:** Kommt es zur Aspiration von Blut in das tiefe Lungenparenchym z. B. bei Schädel-Hirn-Verletzungen oder bei Verletzungen des Nasen-Rachen-Raumes, lässt sich daraus schlie-

ßen, dass die Person zum Zeitpunkt der Verletzung noch geatmet und damit auch noch gelebt hat.
- **Luftembolie:** Kommt es zu Lebzeiten zu einer Verletzung der Sinus durae matris, der Diploe-Venen oder der großen Halsvenen wird aufgrund des venösen Unterdrucks während der Diastole Luft in die rechte Herzkammer transportiert. Am besten ist diese Luftansammlung in einer Röntgenaufnahme des Thorax zu sehen.

> Während einer Obduktion muss zum Nachweis der Luftembolie das Herz unter Wasser geöffnet werden. Dies muss vor Schädelöffnung und auch vor Eröffnung herznaher Venen erfolgen.

- **Fettembolie:** Voraussetzung für eine Fettembolie der Lungengefäße ist eine noch intakte Kreislauftätigkeit. Ursachen einer Fettembolie sind in erster Linie stumpfe Traumen, die z. B. zu einer Quetschung des Fettgewebes oder zu Frakturen führen. Auch eine Schocksituation kann eine Einschwemmung von Fett in die Blutbahn und damit eine Fettembolie zur Folge haben.
- **Vitale Reaktionen des hormonbildenden Systems:** Zu Lebzeiten ist der Körper noch in der Lage auf bestimmte äußere Einflüsse mit einer vermehrten Ausschüttung von Katecholaminen, Phosphatiden sowie Histamin zu reagieren.
- **Weitere vitale Reaktionen:** Bei einem Brand kann es zur Aufnahme von Ruß in die Lunge kommen sowie zu einer Kohlenmonoxidbeladung des Hämoglobins. Beides spricht dafür, dass die Person zum Zeitpunkt des Brandes noch gelebt hat. Bei Schädel-Hirn-Verletzungen kann es u. a. zum Verschlucken von Blut oder bei Ertrinken zum Verschlucken von Wasser. Auch diese beiden Reaktionen sind vitale Reaktionen. Als vitale Reaktion ist ebenfalls der Schaumpilz beim Ertrinkenden zu interpretieren.

> **Cave**
> Zahlreiche der genannten vitalen Reaktionen können auch während einer Reanimation auftreten. Hier sind insbesondere die Fettembolie und die Luftembolie zu nennen.

4.2.12.2 Lokale vitale Reaktionen

Blutungen

Als lokale, vitale Zeichen sind Blutungen dann zu interpretieren, wenn begleitend eine Entzündungsreaktion oder eine ödematöse Veränderung zu finden ist.

❗ Cave
Zahlreiche Blutungen werden postmortal, v. a. durch den Leichentransport hervorgerufen. Sie können sogar spontan auftreten. Damit sind Blutungen nicht als sichere vitale Reaktion zu verstehen.

Entzündungen

Entzündungen und Wundheilungsvorgänge treten als **Gewebereaktion** zu Lebzeiten auf. Es handelt sich damit um lokale vitale Reaktionen.

In Kürze	
Vitale Reaktionen	
Allgemeine vitale Reaktionen	Lokale vitale Reaktionen
▬ Ausbluten ▬ Aspiration ▬ Luftembolie ▬ Fettembolie ▬ Freisetzung von Katecholaminen, Phosphatiden und Histamin	▬ Blutungen ▬ Entzündungen

4.2.13 Vergewaltigung

Definition. Unter Vergewaltigung versteht man die Nötigung zum Beischlaf durch Drohung mit Gefahr für Leib oder Leben oder Nötigung zum Beischlaf durch Gewaltandrohung. Bloße Berührung des weiblichen Genitales durch das männliche Glied gilt als **versuchte Vergewaltigung**. Das Eindringen des männlichen Gliedes in den Scheidenvorhof gilt als **vollendeter Beischlaf**.

❯ Entscheidend bei der Anzeige einer Vergewaltigung eine Beweissicherung bei Täter und Opfer.

4.2.13.1 Opfer

Zunächst erfolgt eine **Befragung** des Opfers. Inhalt dieser Befragung ist u. a. die letzte Menstruation, der letzte Geschlechtsverkehr, Alkoholkonsum und Medikamenteneinnahme. Das Opfer sollte kurz den Tathergang

schildern. Dabei sollte man bereits den Wachheitsgrad und den Bewusstseinszustand des Opfers beurteilen.

Bei der körperlichen **Untersuchung** des Opfers ist auf folgendes zu achten:
- Verletzung des äußeren und inneren Genitales
- Hymenalverletzungen
- Verletzungen im analen Bereich
- Verletzungen an den Oberschenkelinnenseiten
- Verletzungen am Bauch
- Verletzungen an der oberen Extremität durch Abwehrhandlungen des Opfers
- Verletzungen am Hals durch Würgen des Opfers
- Verletzungen im Gesichtsbereich

❗ Cave
Hämatome treten häufig erst 1–2 Tage nach der Vergewaltigung auf.

Von großer Bedeutung ist die **Spurensicherung**. Es erfolgt eine Suche nach **Spermaspuren** des **Täters**. Dabei wird besonders genau der Körper und die Kleidung des Opfers untersucht. Zudem entnimmt man Genitalsekret aus dem hinteren Scheidengewölbe sowie von der Zervix. Weiter wird nach Blut, Harn und Textilien des Täters gesucht. Wichtig ist korrekte Asservierung und Transport des sichergestellten Materials.

❯ Die Sicherung von unbeweglichen Spermien ist 1–2 Tage nach der Vergewaltigung möglich. In einer Leiche sind Spermien bis zu 3 Wochen nach der Vergewaltigung nachweisbar. Sperma enthält zu ca. 80% Blutgruppeneigenschaften. Damit kann häufig der Täter identifiziert werden.

Untersuchung von Sperma
Spermaspuren können auf der Kleidung durch Fluoreszenz im Quarzlampenlicht sichtbar gemacht werden. Als Vorprobe dient ein Test auf saure Phosphatase. Anschließend werden mikroskopisch in unterschiedlichen Färbungen Spermatozoen nachgewiesen. Dem folgen eine DNA-Analyse und ggf. die Bestimmung der Blutgruppe.

4.2.13.2 Täter

Ebenso kommt es zu einer **Befragung** des möglichen Täters u. a. nach dem letzten Geschlechtsverkehr, Medikamenten-, Drogen- und Alkoholkonsum. Der mögliche Täter sollte den Tathergang schildern können.

Bei der körperlichen **Untersuchung** des möglichen Täters ist auf folgendes zu achten:
- Abwehr- und Kratzspuren insbesondere an den Extremitäten
- Bissverletzungen
- Verletzungen im Bereich des männlichen Genitales

Bei der **Spurensicherung** gilt es v. a. Spuren des Opfers beim Täter zu finden. So wird gezielt nach Haaren, Textilfasern und insbesondere nach Vaginalsekret des Opfers beim Täter gesucht. U. a. wichtig ist die Sicherung von Schamhaaren, Harn, Speichel und Blutspuren vom Opfer beim Täter.

 Cave

Ein HIV-Test darf beim Täter auch ohne Zustimmung durchgeführt werden.

In Kürze

Vergewaltigung

Opfer	möglicher Täter
Befragung:	**Befragung:**
▬ Letzte Menstruation	▬ Letzter Geschlechtsverkehr
▬ Letzter Geschlechtsverkehr	▬ Alkoholkonsum
▬ Alkoholkonsum	▬ Medikamenteneinnahme
▬ Medikamenteneinnahme	▬ Drogen
▬ Drogen	▬ Tathergang
▬ Tathergang	
Beurteilung von:	**Beurteilung von:**
▬ Wachheitsgrad	▬ Wachheitsgrad
▬ Bewusstseinszustand	▬ Bewusstseinszustand
Körperliche Untersuchung:	**Körperliche Untersuchung:**
▬ Äußeres und inneres Genital	▬ Männliches Genital
▬ Hymen	▬ After
▬ After	▬ Oberschenkelinnenseiten
▬ Oberschenkelinnenseiten	▬ Abdomen
▬ Abdomen	▬ Extremitäten (Abwehr- und Kratzspuren)
▬ Obere Extremität (Abwehrhandlungen)	▬ Hals
▬ Hals	▬ Gesichtsbereich
▬ Gesichtsbereich	
Spurensicherung:	**Spurensicherung:**
▬ Sperma des Täters	▬ Sperma des Täters
▬ Genitalsekret des Opfers	▬ Genitalsekret des Opfers
▬ Haaren, Textilfasern, Schamhaare, Harn, Speichel und Blutspuren vom Täter	▬ Haaren, Textilfasern, Schamhaare, Harn, Speichel und Blutspuren vom Opfer

---

4.2.14   Kindstod

4.2.14.1   Kindstötung

Bei der Beurteilung einer Kindstötung sind die Situation sowie die Begleitumstände, die zur Tötung eines Kindes geführt haben von besonderer Bedeutung. Tötet eine Mutter ihr **uneheliches** Kind während oder kurz nach der Geburt, so wird dies im Vergleich zu anderen Tötungsdelikten wesentlich milder bestraft. Die Min-deststrafe beträgt hier 3 Jahre. In minderschweren Fällen, z. B. bei Unterlassung der Geburtsvorbereitungen kommt es zur Freiheitsstrafe von mindestens 6 Monaten bis 5 Jahren (§ 217 StGB).

Man unterscheidet eine **passive** Kindstötung von einer **aktiven**. Unter einer passiven Kindstötung versteht man z. B. das Liegenlassen eines Kindes. Bei der aktiven Form der Kindstötung kommt es meist zur Anwendung von stumpfer oder scharfer Gewalt.

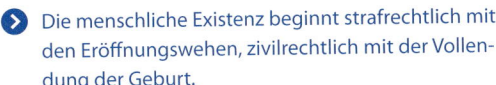 Die menschliche Existenz beginnt strafrechtlich mit den Eröffnungswehen, zivilrechtlich mit der Vollendung der Geburt.

4.2.14.2   Todgeburt

Definition. Bei einer Lebendgeburt hat das Herz des Kindes außerhalb des Mutterleibes geschlagen und/oder die Nabelschnur pulsiert und/oder die natürliche Lungenatmung eingesetzt. Ist keines dieser Phänomene zu beobachten, beträgt das Geburtsgewicht jedoch über 500 g, dann handelt es sich um eine Todgeburt. Liegt das Geburtsgewicht jedoch unter 500 g, handelt es sich um eine **Fehlgeburt.**

Schwimmprobe
Ein Neugeborenes gilt in der Regel dann als lebensfähig, wenn die 28. bis 30. Schwangerschaftswoche erreicht ist. Stirbt ein Kind in der Neugeborenenperiode kann dies sowohl natürliche als auch unnatürliche Ursachen haben. Zur Klärung der Todesursache spielt der Zeitpunkt des Todes eine wichtige Rolle. Beim toten Kind ist zu klären, ob es jemals gelebt hat.

Die wichtigste Methode zur Ermittlung des »Gelebthabens« ist die **Schwimmprobe**. Eine belüftete und entfaltete Lunge schwimmt im Wasser. Damit hat das Kind schon gelebt und geatmet.

Die Schwimmprobe der Lunge ist positiv bei:
- entfalteten und lufthaltigen Lungen
- Fäulnislungen
- Reanimationsversuchen

Andererseits kann die Schwimmprobe, obwohl das Kind schon gelebt hat auch negativ sein. Dies ist bei Geburten im Wasser der Fall. Hier wird das Kind vor dem ersten Atemzug ertränkt. Die Schwimmprobe der Lunge ist somit kein Beweis für das Gelebthaben.

Die Schwimmprobe des Magens und des Darms liefert ebenfalls Hinweise dafür, ob das Kind bereits gelebt hat. So kommt nach der Geburt durch den Schluckakt des Kindes Luft in den Magen-Darm-Trakt. Man erwartet bei einem Kind, das gelebt hat, eine »positive Schwimmprobe« (Organe des Gastrointestinaltraktes steigen im Wasser nach oben).

4.2.14.3   Plötzlicher Kindstod

Synonym. »Sudden infant death«, SID.

Definition. Plötzlicher Tod im Säuglingsalter, der nach Überprüfung der Vorgeschichte, nach der Untersuchung der Todesumstände und nach den Ergebnissen der Obduktion ungeklärt bleibt (Internationaler Kongress Stavanger, 1994).

Epidemiologie. Man schätzt die Häufigkeit auf etwa 2×3 pro 1000 Lebendgeburten.

Symptomatik. Folgendes wird bei diesen Kindern häufiger beobachtet:
- Apnoe-Episoden
- Infektionen des Respirationstraktes
- Otitis
- Gastroenteritis
- Meningitis

Man findet die Kinder oft in **Bauchlage**. Es versterben über zufällig häufig aus ungeklärter Ursache Kinder im Herbst und im Frühling.

4.2.14.4   Schwangerschaftsabbruch

Definition. Man versteht unter einem Schwangerschaftsabbruch die künstliche vorzeitige Beendigung der Schwangerschaft. Die Schwangerschaft beginnt definitionsgemäß mit der Nidation.

Es gibt **zwei legale Indikationen** für einen Schwangerschaftsabbruch:
- **Medizinisch-soziale Indikation**: Darunter ist ein Abbruch, z. B. aufgrund einer schweren gesundheitlichen Gefährdung der Schwangeren zu verstehen.
- **Kriminologische Indikation**: Hier erfolgt der Schwangerschaftsabbruch, z. B. bei einer Schwangerschaft aufgrund einer Vergewaltigung.

 Der Schwangerschaftsabbruch bis zur 12. Schwangerschaftswoche ist straffrei.

Diese Frist muss nicht eingehalten werden bei der medizinisch-sozialen Indikation. Vorraussetzungen für die Straffreiheit sind:
- eine vor dem Abbruch erfolgte **Beratung** an einer staatlich anerkannten Beratungsstelle,
- eine Frist zwischen der Beratung und dem Abbruch **von 3 Tagen** und
- ein von einem dazu befugten Arzt durchgeführter Abbruch.

Rechtliche Grundlage für den Schwangerschaftsabbruch ist der **§ 218**.

❶ Cave
Von großer Bedeutung sind bei einem Schwangerschaftsabbruch eine adäquate Aufklärung der Patientin, eine schriftliche Einwilligung der Patientin zum Abbruch der Schwangerschaft und eine sorgfältige Dokumentation.

4

4.2.14.5 Abtreibung

Definition. Eine Abtreibung ist **illegal** und wird in der Regel von nicht zum Schwangerschaftsabbruch befugten Personen durchgeführt.

Meist erfolgt die Abtreibung **nach dem 3. Schwangerschaftsmonat**. Grundsätzlich besteht bei der Abtreibung aufgrund häufig unsachgemäßer Durchführung eine größere Gefahr der **Organverletzungen**, der **Infektionen** und damit auch der **Sepsis**.

In Kürze	
Kindstod	
Kindstötung	▬ Tötung eines unehelichen Kindes während oder kurz nach der Geburt (§ 217 StGB) ▬ Mindeststrafe 3 Jahre ▬ Passive Kindstötung (Liegenlassen eines Kindes) ▬ Aktive Kindstötung (stumpfe/scharfe Gewalt)
Todgeburt/Fehlgeburt	Todgeburt: ▬ Kein Herzschlag ▬ Keine Nabelschnurpulsation ▬ Keine Lungenatmung ▬ >500 g Geburtsgewicht Fehlgeburt: ▬ Kein Herzschlag ▬ Keine Nabelschnurpulsation ▬ Keine Lungenatmung ▬ <500 g Geburtsgewicht

Plötzlicher Kindstod	▬ Während des 1. Lebensjahres
	 ▬ 2–3 pro 1000 Lebendgeburten
	 ▬ Häufiger bei:
	   – Apnoe-Episoden
	   – Infektionen des Respirationstraktes
	   – Otitis
	   – Gastroenteritis
	   – Meningitis
	 ▬ Häufiger beim Schlafen in Bauchlage
	 ▬ Häufiger im Herbst/Frühling

Schwangerschaftsabbruch	▬ Künstliche vorzeitige Beendigung der Schwangerschaft
	 ▬ Zwei legale Indikationen:
	   – Medizinisch-soziale Indikation
	   – Kriminologische Indikation
	 ▬ Bis zur 12. Schwangerschaftswoche straffrei
	 ▬ Straffreiheit, wenn
	   – eine Beratung an einer staatlich anerkannten Beratungsstelle erfolgt;
	   – zwischen der Beratung und dem Abbruch 3 Tage liegen;
	   – wenn der Abbruch von einem dazu befugten Arzt durchgeführt wird.
	 ▬ Rechtliche Grundlage: § 218

Abtreibung	▬ Illegal ▬ Meist nach dem 3. Schwangerschaftsmonat ▬ Größere Gefahr der Organverletzungen, der Infektionen und der Sepsis

4.2.15 Kindesmisshandlung

Definition. Von einer Kindesmisshandlung spricht man bei Misshandlung von Schutzbefohlenen im Kindesalter.

Die Kindesmisshandlung fällt unter den § 223b des Strafgesetzbuches. Hier nach wird derjenige mit 3 Monaten bis 5 Jahren Freiheitsstrafe bestraft, der »Schutzbefohlene quält oder roh misshandelt, der sie vernachlässigt oder an der Gesundheit schädigt«.

- Häufige **Verletzungen** oder Kennzeichen bei misshandelten Kindern:
- Frakturen der Extremitäten
- Schädelfrakturen
- Multiple Hämatome unterschiedlichen Alters
- Intrakranielle Blutungen (Schütteltrauma)
- Rippenfrakturen
- Verkühlungen
- Verbrennungen/Verbrühungen
- Striemen mit anämischer Schlagrinne und äußerer Doppelstreifung durch Stockschlag
- Abwehrverletzungen an den Händen
- Subperiostale Verkalkungen nach Einblutungen
- Metaphysen- und Epiphysenlösung
- Verletzungen im Anal- und Genitalbereich
- Abmagerung/Kachexie

> ❗ **Cave**
> Kindesmisshandlungen sollten dem Jugendamt, dem Kinderschutzbund oder der Polizei gemeldet werden. Hier ist auch ein Verstoß gegen die ärztliche Schweigepflicht legitim.

In Kürze

Die wichtigsten **Verletzungen bei misshandelten Kindern**:
- Frakturen der Extremitäten
- Schädelfrakturen
- Multiple Hämatome unterschiedlichen Alters
- Intrakranielle Blutungen (Schütteltrauma)
- Striemen mit anämischer Schlagrinne und äußerer Doppelstreifung durch Stockschlag
- Abwehrverletzungen an den Händen
- Subperiostale Verkalkungen nach Einblutungen
- Metaphysen- und Epiphysenlösung

4.2.16 Ersticken, Erhängen, Erdrosseln, Erwürgen, Ertrinken

4.2.16.1 Ersticken

Definition. Ersticken ist definiert als Tod durch **Sauerstoffmangel**.

Besonders empfindlich reagiert das **Gehirn** auf Sauerstoffmangel. Nach Sekunden kann es zur **Bewusstlosigkeit** kommen, nach 5–10 Minuten zu **irreversiblen Zellschäden** und schließlich zum **Hirntod**. Man unterscheidet das **innere Ersticken** vom **äußeren Ersticken** (◘ Tab. 4.12).

Charakteristische **äußere Merkmale** des Erstickens sind:
- Blaufärbung, insbesondere des Gesichtes (Zyanose)
- Punktförmige Einblutungen im Bereich der Augenbindehäute
- Dunkelviolette Totenflecke

Punktförmige Blutungen sind auch zu beobachten bei starker Erhöhung des intrathorakalen Druckes, bei Husten oder bei starken Wehen. Rechtsherzversagen kann ebenfalls zu punktförmigen Blutungen führen. Damit sind sie unspezifische Zeichen und nicht ausschließlich auf den Erstickungsvorgang zurückzuführen.

Charakteristische **innere Merkmale** des Erstickens sind:
- Häufige punktförmige Einblutungen, u. a. in die serösen Häute wie Pleura und Epikard Einblutungen unter die Thymuskapsel (Erstickungsblutung)
- Punktförmige Einblutungen unter die Oberfläche von Organen
- Hirnödem

4

⬛ Tab. 4.12. Äußeres und inneres Ersticken

Äußeres Ersticken		Inneres Ersticken	
Pathomechanismus	**Ursache**	**Pathomechanismus**	**Ursache**
Störung der Atemmechanik — Pneumothorax — Zentrale Atemlähmung	Natürlich, nichtnatürlich	Gestörte Sauerstoffverwertung bzw. gestörter Sauerstofftransport bei Anämie	Natürlich
Störung der Atemmechanik — Behinderung der Atem-exkursion bei Kompression — Einklemmung — Verschüttung — Lähmung der Atem-muskulatur (Kurare)	Nichtnatürlich	Gestörte Sauerstoffverwertung bei — Cyanidvergiftung — Schwefelwasserstoffvergiftung	Nichtnatürlich
Verlegung der Atemwege — Asthma — Entzündungen — Fehlbildungen — Aspiration	Natürlich, nichtnatürlich	Gestörter Sauerstofftransport — CO-Vergiftung — Cyanidvergiftung — Schwefelwasserstoffvergiftung	Nichtnatürlich
Verlegung der Atemwege — Kompression der Atemöffnungen — Obstruktion der Atemwege durch Fremdkörper — Knebelung — Strangulation	Nichtnatürlich		

In Kürze

Ersticken

- Todesursache: Sauerstoffmangel
- Gehirn: empfindlichste Reaktion auf Sauerstoffmangel
- Äußeres Ersticken: Verlegung der Atemwege, Störung der Atemmechanik
- Inneres Ersticken: Störung des Sauerstofftransportes und/oder der Sauerstoffverwertung

Äußere Merkmale	Innere Merkmale
— Blaufärbung des Gesichtes (Zyanose) — Punktförmige Einblutungen in die Konjunktiven — Dunkelviolette Totenflecke	— Punktförmige Einblutungen in die serösen Häute — Punktförmige Einblutungen unter die Oberfläche von Organen — Hirnödem

---

4.2.16.2 Erhängen

Definition. Beim Tod durch Erhängen befindet sich ein **Strangulationswerkzeug** um den Hals. Zur Kompression der Halsweichteile wird die eigene Körpermasse genutzt.

Dies ist ein häufiges Vorgehen bei **Suiziden**.

Man unterscheidet beim Erhängen eine **typische** von einer **atypischen** Form (⬛ Tab. 4.13).

Im Falle des **typischen Erhängens** werden die Karotiden zur gleichen Zeit maximal komprimiert wie die Halsvenen, was dazu führt, dass kein Blutstau und damit auch keine punktförmigen Einblutungen zu be-

◘ **Tab. 4.13.** Typisches und atypisches Erhängen	
Typisches Erhängen	**Atypisches Erhängen**
Symmetrische Strangulationsmarke um den Hals	Asymmetrische Strangulationsmarke um den Hals
Knoten in Nackenlage	Knoten vorne oder lateral
Freies Hängen	Körper wird abgestützt

obachten sind. Ursächlich für den Tod ist hier hauptsächlich die Kompression der Karotiden mit daraus resultierender Anoxie des Gehirns.

Beim **atypischen Erhängen** kann es durch nicht exakt gleiche Kompression von Karotiden und Halsvenen zur Stauungssymptomatik kommen, die einher geht mit punktförmigen Blutungen.

Typische **äußere Befunde** beim Tod durch Erhängen:
- Gelbe bis braune Strangulationsfurche mit Schürfwunde und Quetschungen sowie Vertrocknungserscheinungen
- Strangulationsfurche über dem Kehlkopf meist symmetrisch ansteigend zum Aufhängepunkt
- Mehrmals um den Hals geschlungenes Strangulationswerkzeug führt zu punktförmigen Zwischenkammblutungen

Typische **innere Befunde** beim Tod durch Erhängen:
- Verletzung innerer Organe
- Einrisse in den Halsmuskeln
- Einblutungen in das vordere Längsband der Wirbelsäule (**Simon-Blutungen**)
- (Selten) Densfraktur (»hanged man's fracture«)

❗ **Cave**
Beim Erhängen kommt es fast nie zur Fraktur des 2. Halswirbels, also zum Genickbruch.

Um sicher zu stellen, dass die verstorbene Person zum Zeitpunkt des Erhängens noch gelebt hat, gibt es zwei relativ **sichere vitale Zeichen**:
- Der **Phosphatidspiegel** im Körperblut ist wesentlich höher als im Hirnblut.
- Im Bereich der Strangulationsfurche findet man große Mengen an **Histamin.**

4.2.16.3 Erdrosseln

Definition. Beim Erdrosseln wird ein **Strangulationswerkzeug** um den Hals gelegt, was durch Einsatz von **Muskelkraft** zur Kompression der Halsweichteile führt. In der Regel handelt es sich hier um Mord oder Todschlag.

Durch das Erdrosselungswerkzeug werden zum einen die Atemwege komprimiert und zum anderen wird die Gehirndurchblutung unterbunden. Dabei kommt es v. a. zur Kompression der Halsvenen, was zu einer Stauungssymptomatik (◘ Abb. 4.8) und damit zu petechialen Einblutungen sowie zur Zyanose im Bereich des Gesichts führt.

Typische Befunde beim Erdrosseln:
- Drosselmarke in Höhe des Kehlkopfes
- Einblutungen im Bereich der Kehlkopfbinnenmuskulatur
- Brüche des Schildknorpels oder seiner Fortsätze
- Erstickungsblutungen in den serösen Häuten
- Tardieu-Flecken
- Petechiale Einblutungen
- Zyanose im Gesichtsbereich

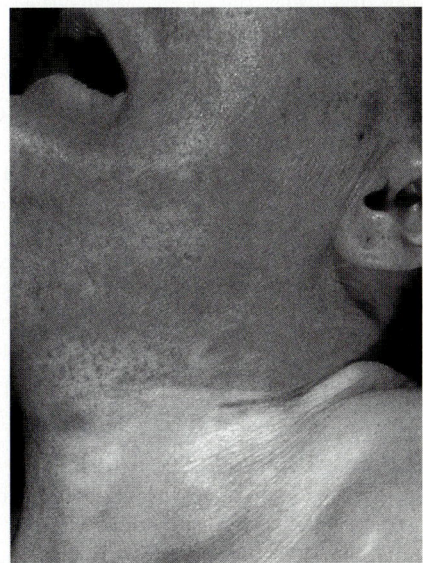

◘ **Abb. 4.8.** Intensive Stauungssymptomatik mit petechialen Einblutungen am Kopf und oberen Hals, diskreter Vertrocknung im Kehlkopfbereich, Zwischenkammblutung unterhalb des Ohres (Aus Madea 2003) (▸ Farbtafelteil)

4

4.2.16.4   Erwürgen

Definition. Beim Erwürgen wird der Hals **ohne** ein **Strangulationswerkzeug** mit der Hand komprimiert. Meist liegt hier ein Mord oder Todschlag vor.

Ähnlich wie beim Erdrosseln werden die Venen mehr komprimiert als die Arterien und es kommt damit auch beim Erwürgen zur Stauungssymptomatik und zu petechialen Einblutungen. Ebenfalls werden die Atemwege komprimiert, es kommt zur Asphyxie.

Typische Befunde beim Erwürgen:
- Zahlreiche Kratzspuren von Fingernägeln am Hals
- Frakturen des Kehlkopfes und des Zungenbeins
- Blutunterlaufene Fingerabdrücke vom Täter an der Haut des Opfers

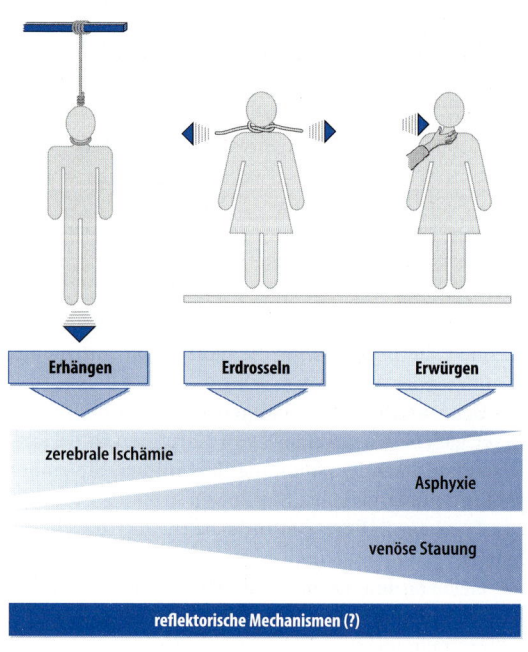

▫ Abb. 4.9. Schematische Darstellung der drei Hauptformen des Strangulationstodes sowie der beteiligten pathophysiologischen Letalfaktoren (modifiziert nach einer Abbildung von Püschel 1982) (Aus Madea 2003)

In Kürze		
Erhängen, Erdrosseln, Erwürgen (▫ Abb. 4.9)		
Erhängen	**Erdrosseln**	**Erwürgen**
Strangulationswerkzeug um den Hals	Strangulationswerkzeug um den Hals	Ohne Strangulationswerkzeug um den Hals
Nutzung der eigenen Körpermasse zur Kompression des Halses	Einsatz von Muskelkraft zur Kompression der Halsweichteile	Halsweichteile werden mit der Hand komprimiert
Häufig bei Suiziden	Meist bei Mord oder Todschlag	Meist bei Mord oder Todschlag
Typisches Erhängen: Carotidenkompression und Halsvenenkompression gleichzeitig → keine Stauung → keine punktförmigen Einblutungen	Effizientere Kompression der Niederdruckgefäße im Vergleich zur Karotiskompression → Stauung → punktförmige Einblutungen	In erster Linie Kompression der Niederdruckgefäße im Vergleich zur Karotiskompression → Stauung → punktförmige Einblutungen
Simon-Blutungen	Einblutungen im Bereich der Kehlkopfbinnenmuskulatur	Blutunterlaufene Fingerabdrücke und Kratzspuren

4.2.16.5 Ertrinken

Definition. Der Ertrinkungstod ist ein Erstickungstod durch Aspiration.

Wird ein Mensch tot im Wasser gefunden gibt es drei mögliche **Erklärungen** dafür:
- Der Mensch wurde getötet und ist nachträglich ins Wasser befördert worden.
- Der Mensch verstarb aufgrund eines anderen körperlichen Leidens, z. B. eines Myokardinfarktes zufällig im Wasser.
- Es kam Tod durch Ertrinken.

Es ist möglich, beim Ertrinken einen bis zu mehrere Minuten dauernden **typischen Verlauf** des Kampfes gegen das Untergehen zu rekonstruieren:
- Forcierte Inspiration
- Untergehen unter die Wasseroberfläche
- Luftanhalten
- Kohlendioxidreizung am Atemzentrum
- Krampfartiges Einatmen
- Verschlucken und Einatmen von Wasser
- Bronchialreizung und starke Sekretion der Bronchialschleimhaut (späterer → Schaumpilz)
- Sauerstoffmangel
- Muskelkrämpfe
- Atempausen
- Schnappatmung
- Asphyxie
- Tod

Im Rahmen der erschwerten Atmung unter Wasser kommt es zum Vermischen von Bronchialsekret, Wasser und Luft. Dabei entsteht Schaum, welcher vor Mund und Nase sichtbar wird (**Schaumpilz**, wird der Ertrunkene frühzeitig geborgen, kann ein Schaumpilz auch fehlen). Beim Tod durch Ertrinken kommt es kommt zu einer trockenen Überblähung der Lunge, gekennzeichnet durch erweiterte Alveolargänge und Alveolen sowie durch fast horizontal stehende Rippen (Emphysema aquosum). Dies entsteht dadurch, dass zwar Luft inspiriert werden kann, aber durch das vermehrte Sekret der Bronchialschleimhaut keine effiziente Exspiration mehr möglich ist (Oedema aquosum). Häufig findet man eine Erweiterung der rechten Herzkammer sowie eine gestaute Leber und gestaute Nieren. Aufgrund eines erhöhten Adrenalinspiegels während des Todeskampfes kommt es zur Vasokonstriktion der Milzarterie, was zu einer blutarmen Milz führt. Auf der Pleura sind die sog. **Paltauf-Flecken** zu finden. Es handelt sich hier bei um kleinfleckige, verwaschene Blutungen, die bei forcierter Inspiration durch subpleurale Kapillarblutungen sowie durch gleichzeitig ablaufende Hämolyse entstehen. Häufig findet man auch Einblutungen im Bereich der Hals- und Brustmuskulatur. Dies ist auf den Todeskampf während des Ertrinkens bzw. während des Erstickens zurückzuführen. Des Weiteren sind bei Ertrunkenen häufig ein verwässerter Mageninhalt sowie seltener ein verwässerter Inhalt des Zwölffingerdarms nachzuweisen.

> Wirkliche Wasserleichen weisen aufgrund des Wasserdrucks keine Totenflecke auf.

Nur beim Treiben an der Wasseroberfläche können vereinzelt Totenflecke im Kopf-Hals-Bereich und am Schultergürtel auftreten.

Es zeigen sich zahlreiche pathophysiologische Unterschiede zwischen dem Ertrinken im Salzwasser und dem Ertrinken im Süßwasser (◘ Tab. 4.14).

Ist jemand aufgrund einer anderen Ursache verstorben, sei sie natürlich oder unnatürlich, wird jedoch im Wasser aufgefunden, fehlen die Anzeichen des typischen Ertrinkens.

Liegt eine Leiche längere Zeit im Wasser, verschwinden die klassischen Zeichen des Ertrinkens. Die Lungenblähung wird abgelöst von hämolytischen Pleuraergüssen. Es kommt zunehmend zur sog. **Waschhaut**. Dabei löst sich die Epidermis an Hand und Fußsohlen

◘ **Tab. 4.14.** Kennzeichen eines Ertrinkens im Salz- und im Süßwasser	
Salzwasser	**Süßwasser**
Salzwasser ist im Vergleich zum Blut hyperton (hoher Elektrolytgehalt) → Flüssigkeit strömt aus den Alveolarkapillaren in die Alveolen	Süßwasser ist im Vergleich zum Blut hypoton → Flüssigkeit strömt aus den Alveolen in die Alveolarkapillaren
Lungenödem	Lungen eher trocken
Hämokonzentration	Hämolyse

4

in großen Fetzen ab. Zudem kommt es aufgrund der Fäulnis zur Blasenentwicklung. Dadurch bekommt die Wasserleiche Auftrieb und schwimmt an der Wasseroberfläche. Bereits nach wenigen Tagen kann sich auf der Körperoberfläche Algenrasen entwickeln.

Hinweise darauf, ob eine Leiche im Wasser ertrunken ist oder bereits tot war, als sie in das Wasser überführt wurde, können **vitale Reaktionen** (Schaumpilz) sein. Sowohl die Blähung der Lunge als auch die Paltauf-Flecken gelten als unsichere vitale Zeichen. Das Fehlen des Schaumpilzes lässt jedoch nicht den Schluss zu, dass die Person zum Zeitpunkt des Wassereintritts nicht mehr gelebt hat. Auch der Schaumpilz kann beim Ertrinken fehlen. Dementsprechend kann die Entscheidung für eine Tötung, eine Selbsttötung oder ein Ertrinken aus z. B. Erschöpfung äußerst schwierig sein.

Nachweis von Kieselalgen (Diatomeen)
Der Nachweis von Kieselalgen gilt nur dann als Hinweis für einen Tod durch Ertrinken und als vitales Zeichen, wenn sie in den Organen des großen Kreislaufs und in den peripheren subpleuralen Abschnitten gefunden werden.

Die Ermittlung der wirklichen Todesursache bei einem toten Menschen im Wasser wird häufig erschwert durch **zahlreiche Verletzungen**, die die Leiche aufweist (Verletzungen durch Schiffsschrauben, Triebverletzungen an Stirn, Handrücken, Knien und Zehen, Verletzungen durch Tierfraß oder Bergungsverletzungen).

In Kürze		
Ertrinken		
Typische körperliche Merkmale	—	Emphysema aquosum, Ödema aquosum
	—	Horizontal stehende Rippen in der Röntgenaufnahme des Thorax
	—	Erweiterung der rechten Herzkammer
	—	Gestaute Leber und gestaute Nieren
	—	Blutarme Milz
	—	Pleurale kleinfleckige, verwaschene Blutungen (Paltauf-Flecken)
	—	Einblutungen im Bereich der Hals- und Brustmuskulatur
	—	Fast keine Totenflecke
	—	Verwässerter Mageninhalt
Veränderungen nach längerer Liegezeit	—	Pleuraergüssen
	—	Waschhaut
	—	Fäulnis
	—	Algenrasen

4.3 Selbstbeschädigung

❯ Insbesondere postmortal, aber auch intravital, kann es sehr schwierig sein zu entscheiden, ob bestimmte Verletzungen selbst zugefügt wurden, oder ob ein Fremdverschulden vorliegt.

Indizien, die dafür sprechen, dass sich jemand eine **Stichverletzung** selbst zugefügt hat:
— Einzelne, wenige Stiche
— Entkleidete Haut
— Oberflächliche Wunden
— Vor allem in der Herzregion

Indizien, die dafür sprechen, dass sich jemand eine **Schnittverletzung**, insbesondere Pulsaderschnitte selbst zugefügt hat:
— Zahlreiche Probierschnitte
— Entkleidete Haut
— Oberflächliche Schnitte
— Parallele Schnitte

Indizien, die dafür sprechen, dass sich jemand eine **Schussverletzung** selbst zugefügt hat:
— Meist Nahschuss
— Einschuss an gut erreichbaren Körperstellen, z. B. am Kopf, Herz oder in den Mund
— Blut, Gewebe und Schmauchspuren an der Schusshand
— Schuss auf entkleidete Körperstellen

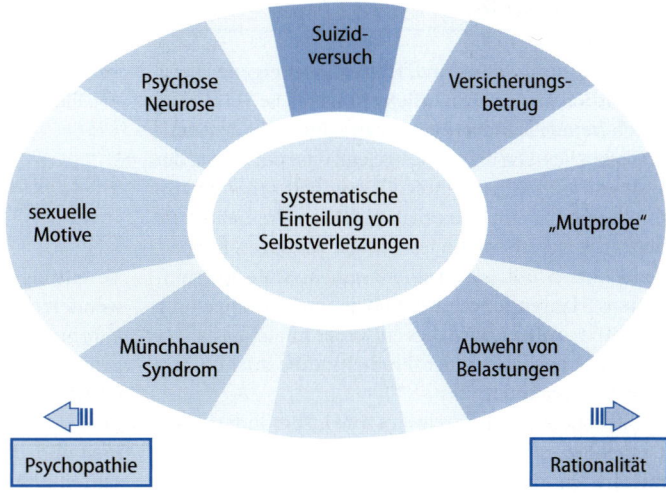

◼ Abb. 4.10. Motive von Selbstverletzungen (Kombinationsmöglichkeiten nicht ausgeschlossen) (Aus Madea 2003)

4.3.1 Suizid

Definition. Man versteht unter dem Suizid eine **Selbsttötung** unabhängig von der Art und Weise.

 Cave

Insbesondere beim Suizid oder bei Suizidversuch muss besonders kritisch nach Indizien gesucht werden, die eine Selbsttötung ausschließen oder unwahrscheinlich machen.

Abwehrverletzungen oder einzelne Verletzungen, die alleine schon zur Handlungsunfähigkeit führen, sprechen möglicherweise gegen eine Selbsttötung und eher für eine Fremdtötung oder zumindest für eine Beteiligung anderer Personen.

Der Suizid und auch der Suizidversuch sind grundsätzlich **straffrei**.

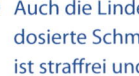 Auch die Linderung des Todeskampfes durch hochdosierte Schmerzmedikamente bei Sterbenskranken ist straffrei und sogar ärztliche Pflicht. Tötung auf Verlangen, also die aktive Hilfe bei der Selbsttötung, wird strafrechtlich verfolgt.

4.3.2 Ursachen von Selbstschädigungen

Neben Mutproben und sexuellen Motiven, können zahlreiche sehr ernstzunehmende psychische Erkrankungen zu einer Selbstschädigung führen. Eine Rolle spielen aber auch niedere Beweggründe wie Versicherungsbetrug (◼ Abb. 4.10).

In Kürze			
Vorsätzliche Selbstbeschädigung, Suizid			
Stichverletzung	Schnittverletzungen	Schussverletzung	Suizid
Einzelne Stiche	Viele Probierschnitte	Meist Nahschuss	Selbsttötung
Vor allem Herzregion	Parallele Schnitte	Einschuss: Kopf, Herz, Mund	Nicht strafbar
Oberflächliche Wunden	Oberflächliche Schnitte	Schusshand: Blut, Gewebe, Schmauchspuren	Suche nach Abwehrverletzungen
Entkleidete Haut	Entkleidete Haut	Schuss auf entkleidete Körperstellen	Kritische Suche nach Indizien für Fremdbeteiligung

4.4   Toxikologie

Eine Vergiftung kann durch **fremde** oder **eigene** Hand, **absichtlich** und **unabsichtlich** erfolgen. Die Vergiftung durch fremde Hand ist Gegenstand des § 229 des Strafgesetzbuches. Darin wird festgelegt, dass derjenige, der andere durch Gift in ihrer Gesundheit schädigt mit mindestens einem, maximal 10 Jahren Freiheitsstrafe bestraft wird. Ist der Tatbestand der schweren Körperverletzung erfüllt, ist mit einer Freiheitsstrafe von mindestens 5 Jahren zu rechnen. Führte eine Verabreichung von Gift zum Tod, wird dies entweder mit lebenslanger Freiheitsstrafe oder aber Freiheitsstrafe nicht unter 10 Jahren geahndet.

Rechtlich ebenfalls relevant sind insbesondere beim Drogentod bzw. beim Tod aufgrund Medikamentenmissbrauchs das Betäubungsmittelgesetz sowie die Betäubungsmittelverschreibungsverordnung.

Die Giftaufnahme kann u. a. peroral, nasal, per inhalationem, perkutan, per injectionem, rektal sowie vaginal erfolgen.

4.4.1   Kohlenmonoxid

Bei der Verbrennung wird Kohlenmonoxid (CO) frei. Es handelt sich dabei um ein farbloses und geruchloses Gas, was das CO besonders gefährlich macht. Besonders viel CO findet man in Autoabgasen. Eine Luftkonzentration von wenigen Prozent kann bereits nach kurzer Zeit zum Tod führen. CO hat eine 300-mal größere Affinität zu Hämoglobin als Sauerstoff. Es kommt dadurch zu einer kompetitiven Verdrängung des Sauerstoffs.

Wirkung des CO:
- Störung des Sauerstofftransportes im Blut durch CO-Beladung des Hämoglobins
- Störung der inneren Zellatmung (anoxisches Ersticken)

Der **Nachweis** einer CO-Vergiftung gelingt im Vollblut oder im Herzblut bei Leichen.

Symptome einer CO-Vergiftung:
- Sehstörungen (ab CO-Hb >5%)
- Schwindel, Kopfschmerzen
- Müdigkeit (ab CO-Hb 30%)
- Übelkeit, Erbrechen
- Bewusstlosigkeit (ab CO-Hb >40%)
- Koma (ab CO-Hb >50%)
- Tod (ab CO-Hb >60%)

Leichenbefunde nach CO-Vergiftung:
- Hellrote Totenflecke
- Hellrote Organe
- Flüssiges, kirschrotes Blut

4.4.2   Vorwiegend nicht medizinisch verwendete Substanzen

Vergiftungen mit vorwiegend nicht medizinisch verwendeten Substanzen können akut, subakut sowie chronisch auftreten. Zu den häufig verwandten Stoffen gehören Blausäure (HCN), Ethanol, Methanol, E 605 (Parathion), Arsen, Thallium, Blei und Quecksilber. Eine Auswahl von Substanzen mit ihrem Vorkommen und ihren Eigenschaften sowie eine kurze Beschreibung der Symptomatik bei einer akuten bzw. chronischen Vergiftung verbunden mit charakteristischen Leichenveränderungen soll hier kurz erfolgen (◘ Tab. 4.15).

4.4.3   Medikamente, Drogen

4.4.3.1 Medikamente

Barbiturate

Insbesondere bei Drogenabhängigen beobachtet man häufiger Überdosierungen und tödliche Intoxikationen.

Symptomatik. Bei Überdosierungen kommt es zur Ataxie, zur Benommenheit und zur Bewusstlosigkeit. Der Tod erfolgt v. a. aufgrund einer Atemlähmung. Bei der **Leiche** findet man klassisch die sog. **Holzer-Blasen** an den Aufliegestellen (flüssigkeitsgefüllte Hautblasen typischerweise zwischen Fingern, an Medialseiten der Knie, an Innenknöcheln und Fersen), die man auf vasomotorische Störungen zurückführt.

Benzodiazepine

Die Benzodiazepine gelten als beliebtestes Medikament im Rahmen eines Suizides. Sie werden aber auch häufig als Ersatzdroge eingesetzt. Insbesondere bei Mischintoxikationen kann es zum tödlichen Ausgang kommen. Kurzzeit-Benzodiazepine werden teilweise als K.O.-Tropfen in alkoholische Getränke gemischt.

Symptomatik. Es kommt zur Sedierung und Anxiolyse sowie zur antikonvulsiven Wirkung. Der Tod tritt v. a. aufgrund einer zentralen Atemlähmung ein. Spezifische Kennzeichen existieren postmortal meist nicht.

◻ Tab. 4.15. Toxische Wirkungen von vorwiegend nicht medizinisch verwendeten Substanzen

Substanz	Vorkommen/Eigenschaften	Symptome	Leichenveränderungen
HCN	– Bittermandelkerne (Aprikosen-, Pfirsich- und Kirschkerne) – Schnell wirksam (Minuten), farblos	– Rosige Hautfarbe, Bittermandel-geruch – Atemlähmung – Schock – Krampfanfälle	– Hellrote Totenflecke – Bittermandelgeruch – Verätzte Magen-schleimhaut
Ethanol	– Alkoholische Getränke	– Hyperventilation, initial psychomo-torische Erregung, Hypoglykämie, erniedrigte Körperkerntemperatur, später narkotische Wirkung	– Alkoholgeruch – Hirnödem
E 605 (Parathion)	– Pflanzenschutzmittel – Azetylcholinesterase-inhibitor	– Parasympathikuserregung, v. a. Miosis, Tränenfluss, Speichelfluss, Bronchiorrhö	– Knoblauchgeruch – Blaugrüner Magen-inhalt (Warnfarbstoff E 605)
Methanol	– Holzindustrie – Vergällte Getränke – Alkoholische Getränke	– Neurologische Beschwerden (v. a. Sehstörungen), Schädigung der Leber, äthanolähnlicher Geruch, Schwindel, Erbrechen, Erblindung	– Azidose
Arsen	– Geruchlos, geschmack-los – Verwendung für Legie-rungen, Glasherstellung, Insektizide	– Gastrointestinale Beschwerden (Diarrhö) – Neurologische Beschwerden (Enzephalopathie) – Dermatologische Manifestation (Akne) – Arsenschnupfen, Hämolyse (Nierenversagen), Mees-Bänder	– Nachweis im Haar – Exsikkose, Schleim-hautschäden in Magen und Darm
Thallium	– Rattengift, Insektizide, Glas-, Lampen-, Elektro-industrie, Pyrotechnik – Geschmacklos, geruch-los	– Symptomfreies Intervall – Gastrointestinale Beschwerden – Neurologische Beschwerden – Haarausfall – Mees-Nagelbänder (weiße Quer-streifung auf den Nägeln)	– Anreicherung in Niere, Leber, Gehirn und Darm – Nachweis in den Haaren, Urin und Nägeln
Blei	– Druckgewerbe – Benzin – Bleihaltige Lasuren – Geschosse	– Anämie, Blässe, Müdigkeit, neurologische Beschwerden wie Radialislähmung, Enzephalopathie, gastrointestinale Beschwerden, Koma	– Bleiablagerung im Knochen – Blauer Bleisaum am Zahnfleisch – Basophile Tüpfelung der Erythrozyten (Heinz-Körper)
Quecksilber	– Thermometer, Desinfek-tionsmittel, Beizmittel, Amalgam, Batterien, Farben, Spiegel, Arznei-mittel	– Gastrointestinale Beschwerden – Neurologische Beschwerden – Toxische Nierenschädigung	– Anlagerung v. a. in Leber, Niere und ZNS – Quecksilbersaum am Zahnfleisch – Nierenschädigung

4

Antidepressiva, Neuroleptika

Sowohl Antidepressiva als auch Neuroleptika werden v. a. von Polytoxikomanen missbräuchlich eingesetzt.

Symptomatik. Es kommt bei einer Überdosierung zur zentralen Dämpfung, zur Atemdepression und zur orthostatischen Dysregulation mit tödlichem Ausgang.

Insulin

Insulin wird als Suizidmittel und auch als Fremdtötungsmittel von medizinischem Fachpersonal missbräuchlich eingesetzt.

Symptomatik. Durch insulininduzierte Unterzuckerung kommt es zur Bewusstlosigkeit. Der Glukosemangel im Gehirn führt relativ schnell zum Tod. Es gelingt nur schwer der Nachweis eines Tötungsdeliktes.

In Kürze

Toxische Wirkung von überwiegend medizinisch verwendeten Substanzen

Substanz	Betroffene	Symptome	Leichenveränderungen
Barbiturate	Drogenabhängige Polytoxikomane	Ataxie Benommenheit Bewusstlosigkeit Atemlähmung	Holzer-Blasen
Benzodiazepine, Kurzzeit-Benzodiazepine (K.O.-Tropfen)	Suizidgefährdete Drogensüchtige Polytoxikomane	Benommenheit Bewusstlosigkeit Zentrale Atemlähmung	Keine
Antidepressiva und Neuroleptika	Polytoxikomane	Zentrale Dämpfung Atemdepression Orthostatische Dysregulation	Unspezifisch
Insulin	Diabetiker Suizidgefährdete Medizinisches Fachpersonal	Hypoglykämie	Injektionsstellen

---

4.4.3.2 Drogen

Cannabis

Hauptvertreter sind Haschisch und Marihuana.

Symptomatik. Man beobachtet nach dem Rauchen eine euphorisierende Wirkung sowie eine Veränderung der Wahrnehmung. Bei oraler Aufnahme tritt die Wirkung nach 30–60 min ein. Bei den Betroffenen fallen gerötete Augen und eine ausgeprägte Verlangsamung auf. Bei der **Leiche** sind keine charakteristischen Obduktionsbefunde zu finden.

Kokain

Kokain wird in der Regel geschnupft, geraucht oder injiziert.

Symptomatik. Initial kommt es zur Euphorie, zur Verminderung von Hunger und Durst, zur Puls- und Blutdruckerhöhung sowie zu auffallend weiten Pupillen. Im Verlauf kann es zur Angst, zu aggressivem Verhalten und zur Depression kommen. Bei einer Überdosierung kommt es zur Atemlähmung und zum Kreislaufversagen mit Todesfolge. Bei der **Leiche** sind häufig Koronarspasmen und **Nasenschleimhautveränderungen** zu beobachten.

LSD

Lysergsäurediäthylamid wird in der Regel oral aufgenommen.

Symptomatik. LSD führt v. a. zu Halluzinationen und zu Affektstörungen. Unter Umständen kann es zum so genannten »Horrortrip« kommen. Man kann eine Erhöhung der Pulsfrequenz, eine Temperaturerhöhung und weite Pupillen beobachten. Bei der **Leiche** sind keine charakteristischen Obduktionsbefunde zu finden.

Amphetamine

Amphetamine werden in der Regel oral, selten auch i.v. eingenommen.

Symptomatik. Sie führen zur Ruhelosigkeit, zur Ideenflucht und zur Reizbarkeit. Es kommt zur Erhöhung von Blutdruck, Puls und Temperatur. Es kann auch hier ähnlich wie beim Kokain zur depressiven Verstimmung kommen. Bei der **Leiche** ist insbesondere bei bereits eingesetzter Fäulnis auf falschpositive Befunde zu achten. Charakteristische Leichenbefunde sind nicht zu finden.

Heroin

Diacetylmorphin wird in der Regel injiziert (kann auch geraucht werden).

Symptomatik. Es kommt nach ca. 30 min zum Hochgefühl und nach ca. 3 h zur Euphorie. Man beobachtet lichtstarre, enge Pupillen, einen Abfall von Puls, Blutdruck und Temperatur sowie Mundtrockenheit. Bei Überdosierung ist mit einer zentralen Atemlähmung mit Todesfolge zu rechnen. Man beobachtet hier häufig eine Agoniedauer von mehreren Stunden. Hier ist zu Beginn noch eine Rettung durch die Gabe von Naloxon möglich. Bei der **Leiche** sind häufig charakteristische Obduktionsbefunde zu finden. Dazu gehören auffällige Narbenstraßen (gel. kombiniert mit Abszessen), ein Lungenödem, ein Hirnödem sowie eine lymphatische Hyperplasie.

Body-Packer-Syndrom

Es handelt sich um ein Syndrom, welches bei Drogenschmugglern auftritt, die ihren eigenen Körper als Versteck für illegale Drogen einsetzen. Dabei kommt es zum Auflösen, versehentlichem Öffnen und Permeation durch die Verpackung der Drogen. Die Drogen werden im Körper frei und werden (z. B. per Rektal- und/oder Vaginalmukosa) resorbiert. Die Personen versterben in der Regel an einer »Überdosis« der jeweiligen Droge.

In Kürze

Drogen

Substanz	Wirkung	Leichenveränderungen
Cannabis (Haschisch, Marihuana)	– Euphorisierend – Veränderung der Wahrnehmung – Verlangsamung – Gerötete Augen	– Unspezifisch
Kokain	– Euphorisierend – Verminderung von Hunger und Durst – Puls- und Blutdruckerhöhung – Weite Pupillen – Depression – Atemlähmung – Kreislaufversagen	– Koronarspasmen – Nasenschleimhautveränderungen
LSD ▼	– Halluzinationen – Affektstörungen – »Horrortrip« – Erhöhung der Pulsfrequenz – Temperaturerhöhung – weite Pupillen	– Unspezifisch

Amphetamine	— Ruhelosigkeit	— Unspezifisch
	— Ideenflucht	
	— Reizbarkeit	
	— Erhöhung von Blutdruck, Puls und Temperatur	
	— Depressive Verstimmung	
Heroin	— Hochgefühl	— Narbenstraßen, Abszesse
	— Euphorie	— Lungenödem
	— Lichtstarre, enge Pupillen	— Hirnödem
	— Abfall von Puls, Blutdruck und Temperatur	— Lymphatische Hyperplasie
	— Mundtrockenheit	
	— Zentrale Atemlähmung	

4.5   Spurensicherung

Definition. Spuren sind Reste von biologischen oder sonstigen Materialien, die man beim Opfer, beim Täter oder am Tatort bzw. an der Tatwaffe findet. Beispiele sind:
- Biologische Spuren (Blut, Haare, Sekret)
- Fingerabdrücke
- Lack , Faser-, Erd- und Werkzeugspuren
- Schuh- und Reifenspuren

Entscheidend ist bei der Spurensicherung, dass die Spur weder vernichtet noch verändert wird. Für die ärztliche Tätigkeit relevant ist v. a. die Sicherung biologischer Spuren.

4.5.1   Biologische Spuren

4.5.1.1 Blutspuren

Es ist sinnvoll zunächst eine **Photographie** der Blutspuren anzufertigen. **Blutspritzer** sind von **Tropfspuren** und **Abrinnspuren** zu unterscheiden. Mit Hilfe des Fotos lässt sich Größe, Form und Verlauf der Blutspur dokumentieren und auch nach Probenentnahme noch nachvollziehen. Anschließend kann die Spur gesichert werden und eine Probe entnommen werden.

Nun muss festgestellt werden, ob es sich bei der Probe tatsächlich um Blut handelt. Man führt eine sog. **Vorprobe** durch. Vorproben sind häufig sehr empfindlich, aber nicht sehr spezifisch. Eine Möglichkeit ist, 3%-iges **Wasserstoffsuperoxid** auf die Probe zu geben. Handelt es sich um Blut, entsteht weißlicher Schaum. In dunklen Räumen kann man die **Chemolumineszenz-probe** einsetzen, um Blut insbesondere an Kleidung nachzuweisen. Man verwendet hier eine Mischung aus 3-Aminophthalsäurehydrazid, Soda, Hydroperoxid und destilliertem Wasser. Es kommt zu einem blauen Leuchten, wenn es sich hier um Blut handelt. Eine Rotfärbung ist beim Einsatz eines **phenolphthaleinhaltigen** Gemisches zu beobachten. Eine weitere Methode ist die Verwendung eines Teststreifens, z. B. eines Hämostix.

Bei der gezielten Untersuchung von Blutproben im Labor hat man weitaus elegantere Methoden zum Nachweis, die sog. **Beweisprobe**. Diese ist meist nicht sehr empfindlich, aber hochspezifisch. Man verwendet eine **spektrophotometrische** Analyse des Hämoglobinspektrums, eine **Porphyrinprobe** oder eine **Kristallisationsprobe**.

Wichtig ist es zu bestimmen, von welchem Lebewesen das Blut stammt. So kann es sich sowohl um **Tierblut** als auch um **menschliches Blut** handeln. Man bedient sich hier der **Präzipitinreaktion**. Das präzipitierende Serum wird durch Immunisierung eines Kaninchens gewonnen. So kann Anti-Mensch, Anti-Rind etc. verwendet werden. Die klassischen Verfahren sind der **Präzipitinversuch nach Uhlenhut** und der **Diffusionstest nach Ouchterlony**.

Die **Geschlechtszugehörigkeit** kann durch Nachweis des Sexchromatins ermittelt werden. So kann man in Mundschleimhautzellen der Frau das Barr-Körperchen und in Leukozyten, ebenfalls als weibliches Merkmal, die so genannten Drumsticks nachweisen.

Auch die **Blutgruppenbestimmung** gehört mit zur Untersuchung einer Blutprobe. Man untersucht hier Blutgruppenmerkmale der Erythrozytensysteme, der Enzymsysteme sowie der Serumsysteme.

Landsteiner Regeln

Die Landsteiner Regeln sind von Bedeutung für das AB0-System.

- 1. Regel: Es besteht ein Antagonismus zwischen dem Vorkommen bestimmter Blutgruppeneigenschaften auf der einen Seite und den dementsprechenden homologen Autoantikörpern auf der anderen Seite.
- 2. Regel: Im Serum eines Menschen treten in der Regel nur die Alloagglutinine auf, die nicht mit den eigenen Erythrozyten reagieren.

Interessant ist der **Ursprung** des Blutes. Man findet dabei im Blut in der Regel Residuen des Ursprungsgewebes.

Seit einigen Jahren hat die **DNA-Analyse** von Blutspuren massiv an Bedeutung zugenommen. Man verwendet hier zu fast ausschließlich **PCR-Systeme** (»polymerase chain reaction«). Das 1989 forensisch als erstes eingesetzte System ist das weltweit verbreitete **HLA-DQα-System.** Ein heute für Vaterschaftstests und Spurenuntersuchungen häufig verwendetes System ist das **Short-tandem-repeats-System.** Zunehmend an Bedeutung verliert das **AmpFLP-System.**

> **In Kürze**
>
> **Untersuchung einer Blutprobe:**
> - Photographie der Blutspur mit Dokumentation der Form
> - Blutnachweis vor Ort durch Vorprobe – Wasserstoffsuperoxid, Chemolumineszenz
> - Blutnachweis im Labor (z. B. spektrophotometrisch)
> - Feststellung der Blutart durch Präzipitinreaktion
> - Sicherung der Geschlechtszugehörigkeit
> - Ermittlung der Blutgruppe
> - Ermittlung des Ursprungsorgans
> - DNA-Analyse mit PCR-Systemen

4.5.1.2 Haare

Bei einer Haarspur hat man die Möglichkeit u. a. **Haarfarbe**, **Struktur**, **Geschlecht**, **DNA** und die **Blutgruppe** zu bestimmen. Eine Analyse der genauen Haarstruktur erlaubt sogar Rückschlüsse auf längerfristigen Drogen- bzw. Arzneimittelkonsum.

4.5.1.3 Sekret

Interessant sind insbesondere **Speichel**, **Sperma**, **Vaginalsekret** und **Schweiß**. Die Sekrete können unter bestimmten Voraussetzungen genau einem Verdächtigen zugeordnet werden. Voraussetzung dafür ist, dass es

sich bei dem Verdächtigen um einen sog. **Ausscheider** handelt. Auch hier sind DNA-Analysen sinnvoll.

> Ca. 75–85% der Menschen scheiden AB0-Merkmale mit den Körperflüssigkeiten aus, etwa 15–25% sind Nicht-Ausscheider (genaue Zuordnung zu einer Person erheblich erschwert).

4.5.1.4 Zähne

Zähne haben eine charakteristische Form. Sie sind in Bezug auf Aufbau und Abdruck, was ihre Herkunft betrifft zuzuordnen.

4.5.2 Nachweis von Giften und Medikamenten

> Bei einer Leichenschau ist grundsätzlich, insbesondere bei einem plötzlichen, völlig unerwarteten Tod, immer auch an eine Vergiftung oder eine Medikamentenintoxikation zu denken.

Deshalb ist es notwenig sowohl die Leiche als auch die Umgebung der Leiche auf Drogen, Tablettenrückstände und ähnliche verdächtige Dinge zu untersuchen. Ein Giftnachweis findet häufig erst bei der Obduktion statt. Dort werden **Organproben** und **Körperflüssigkeiten** entnommen und untersucht (Blut aus dem Herzen oder den Femoralgefäßen, Haare, Mageninhalt, Harn, ggf. Leber und Nieren).

4.6 Vaterschaftsbegutachtung

Abstammungsgutachten werden meist nicht privat angefordert, sondern im gerichtlichen Auftrag angefertigt. Wird eine Vaterschaft bei unehelichen Kindern vom Kindsvater nicht anerkannt, so gilt es, die Vaterschaft gerichtlich festzustellen. Dies gehört zu den Amtspflichten der Jugendämter. Dabei fungiert das **Kind**, vertreten durch das Jugendamt als **Kläger**, die **Mutter** als **Zeugin** und der **mögliche Vater** als **Beklagter**.

> Für die Untersuchung des Kindes ist immer die Einwilligung des Kindes bzw. bei Minderjährigen das Einverständnis der Mutter notwendig. Ansonsten spricht man von einem Verstoß gegen das Selbstbestimmungsrecht des Kindes.

Grundsätzlich vermutet man, dass der Mann, welcher der Mutter in dem Zeitraum von 181–302 Tagen vor der

Geburt beigewohnt hat, als möglicher Vater in Frage kommt. Es gilt nun die Vaterschaft durch unterschiedliche mögliche Methoden zu sichern. Die wichtigste ist hier das Blutgruppengutachten.

Blutgruppengutachten

Bei Blutgruppengutachten werden nur **Merkmale des Blutes** verwendet, die das ganze Leben lang konstant bleiben und einen gesicherten Erbgang aufweisen.

 Cave
Bluttransfusionen können zur kurzfristigen Veränderung von Blutgruppenmerkmalen führen.

Deshalb sollte zwischen der letzten Bluttransfusion und dem Blutgruppengutachten mindestens ein Zeitraum von drei Monaten liegen.

Beim Kind findet man nur Blutgruppenanlagen, die auch schon bei den Eltern zu finden sind. Eine wichtige Rolle spielt dabei das AB0-System. Untersucht werden sowohl die Oberflächeneigenschaften der Erythrozyten als auch die Serumeigenschaften. Man verwendet zur Ermittlung der Blutgruppe nach dem AB0-System monoklonale Testseren und Testerythrozyten.

ABO-System

Mögliche Genotypen nach dem AB0-System sind:

- $A_1A_1, A_2A_2, A_1A_2, A_10, A_20$
- BB, B0
- A_1B, A_2B
- 00

Dabei sind A_1 und A_2 zu B kodominant. A_1, A_2 und B sind dominant gegenüber 0. Während A_1 dominant gegenüber A_2 ist.

Weitere Eigenschaften von Erythrozyten findet man im CDE bzw. Rhesus-System, im P-System, im Kell-System, im Duffy-System, im MNSs-System und im Kidd-System. Dabei spielt insbesondere das **Rhesus-System** eine wichtige Rolle. Man unterscheidet hier C und c, D und d sowie E und e. Dabei wird immer ein Komplex aus 3 Loci vererbt. Man spricht von Rhesus-positiv beim Vorhandensein von D und von Rhesus-negativ beim Fehlen von D.

Besitzt das Kind Blutgruppenmerkmale, die weder bei der Mutter noch bei dem möglichen Vater zu finden sind, bezeichnet man dies als **klassischen Ausschluss**.

Je mehr **Oberflächeneigenschaften** der **Erythrozyten** untersucht werden, desto sicherer ist das Ergebnis der Untersuchung. Daneben können noch zahlreiche **Serumeigenschaften** (Haptoglobin, Komplementkomponenten, Transferrin u. a.) sowie **Merkmale** auf **Immunglobulinen** bestimmt werden.

Ebenfalls bei der Sicherung einer Vaterschaft, aber auch bei der Spurensicherung können **Enzymgruppen** in **Erythrozyten** genutzt werden (saure Erythrozytenphosphatase, Phosphoglukomutase, Adenylatkinase).

Für die Vaterschaftsbegutachtung werden auch **Leukozytenantigene** getestet (**HLA-System**).

 Mit Hilfe dieser Untersuchungen kann man nicht mit Sicherheit, aber mit einer statistischen Wahrscheinlichkeitsaussage eine Vaterschaft bejahen oder auch ausschließen.

Für die Berechnung der Wahrscheinlichkeit wird das **Essen-Möller-Verfahren** verwendet. Ab einer Wahrscheinlichkeit von **99,8%** gilt eine Vaterschaft praktisch als erwiesen.

Fertilitätsgutachten

Behauptet ein möglicher Kindsvater, dass er nicht Vater eines unehelichen Kindes sein könne, weil er **unfruchtbar** sei, so besteht die Möglichkeit ein so genanntes Fertilitätsgutachten zu erstellen. Man unterscheidet hier die **Begattungsunfähigkeit** von der **Befruchtungsunfähigkeit**. Wichtig ist neben anderen möglichen andrologischen Untersuchungen das **Spermiogramm**.

Anthropologische, erbbiologische Beurteilung

Ab einem Kindsalter von mindestens **drei Jahren** hat man die Möglichkeit, Merkmale des Kindes mit Merkmalen der möglichen Eltern zu vergleichen. Dabei werden Haarfarbe, Gesichtsform, Augenfarbe und viele andere Merkmale näher betrachtet. Bis zu 200 unterschiedliche Merkmale werden hier verglichen.

Tragzeitgutachten

Der Zeitraum zwischen der Zeugung eines Kindes und der Geburt wird als Tragzeit bezeichnet. Man vergleicht hier die Reifezeichen des Kindes mit der angegebenen Tragzeit. Manchmal kann dadurch schon eine Vaterschaft ausgeschlossen werden.

DNA-Analyse

Man verwendet die DNA-Analyse immer mehr auch für die Vaterschaftsbegutachtung. Hier kommt es zum Einsatz von Single-Lokus-Sonden (Triplette) und von PCR-Systemen.

4.7 Verkehrsmedizin

Die Verkehrsmedizin befasst sich mit Fragen der **Fahrtüchtigkeit** nach Alkoholkonsum, nach Medikamenteneinnahme und mit der Fahrtauglichkeit bei diversen Erkrankungen.

4.7.1 Alkohol

4.7.1.1 Stoffwechsel

Der **Blutalkoholspiegel** nach Konsum von Alkohol lässt sich als Kurve darstellen. Dabei beschreibt der zunächst ansteigende Teil die **Resorptionsphase**, der getrunkene Alkohol wird v. a. im Dünndarm resorbiert. Dem folgt ein Gipfelbereich.

Anschließend beschreibt der absteigende Schenkel die **Eliminationsphase**. Der stündliche Abfall des Blutalkohols beträgt in der postresorptiven Phase etwa 0,1‰. Die Hauptrolle beim Abbau von Alkohol spielt die Leber (Alkoholdehydrogenase). Etwa 6% des aufgenommenen Alkohols werden über die Atmung, den Urin und den Schweiß unverändert ausgeschieden.

> Von besonderer Bedeutung für den Rechtsmediziner ist, wie viel Alkohol eine Person zu einem bestimmten Zeitpunkt im Blut hatte.

U. a. hilfreich ist dabei die **Widmark-Formel**. Diese Formel setzt die Totalmenge Alkohol im Organismus in Beziehung zum Alkohol im Blut.

> **Widmark-Formel:** $c = A/p \times r$
> - c = Blutalkoholkonzentration (‰)
> - A = aufgenommene Alkoholmenge im Organismus (g)
> - p = Körpergewicht (kg)
> - r = 0,7 beim Mann, 0,6 bei der Frau, Widmark-Faktor, Verhältnis vom Wassergehalt des Organismus zum Wassergehalt des Blutes

Um bei der Alkoholmenge die häufig angegebenen Vol.% in Gramm% umzurechnen, werden die Vol.% unter Berücksichtigung des spezifischen Alkoholgewichts mit dem Faktor 0,8 multipliziert.

Nicht der gesamte getrunkene Alkohol wird im Darm resorbiert. Man geht davon aus, dass ca. 10–20% nicht resorbiert werden (**Resorptionsdefizit**).

Beispiel zur Berechnung des Blutalkoholspiegels

Person A, 80 kg schwer, trinkt 5 Schnäpse mit jeweils 40 Vol.%. Jeder Schnaps hatte ein Volumen von 20 ml. 2 h nach diesem Alkoholkonsum begeht die Person eine Straftat. Wie hoch war zum Tatzeitpunkt die Blutalkoholkonzentration?

- Für 100 ml gilt: 40 Vol.% x 0,8 = 32 g%
- Für 20 ml gilt dann: 32 g:5 = 6,4 g
- Für 5 Gläser à 20 ml gilt: 6,4 g × 5 = 32 g
- Davon müssen 10% Resorptionsdefizit abgezogen werden. Dies entspricht dann etwa 29 g Alkohol.
- Anwendung der Widmark-Formel: $c = 29\,g : (80\,kg \times 0,7) = 0,52‰$
- Da 2 h zwischen dem Alkoholkonsum und der Straftat liegen, müssen noch 2 × 0,1 ‰ = 0,2‰ abgezogen werden.
- Damit hatte Person A zum Tatzeitpunkt einen Blutalkoholspiegel von etwa 0,3 ‰.

Erfolgte nach einer Straftat noch Alkoholkonsum, bezeichnet man dies als **Nachtrunk**. Der hier noch zugeführte Alkohol muss dann von der errechneten Blutalkoholkonzentration abgezogen werden.

4.7.1.2 Wirkung

Für den Straßenverkehr ist v. a. die akute und weniger die chronische Wirkung des Alkohols relevant. Für das **Fahrverhalten** der alkoholisierten Personen ist folgendes zu berücksichtigen:
- Reduziertes Gefahrenbewusstsein
- Verlangsamtes Reaktionsvermögen
- Störungen der Aufmerksamkeit
- Mangelnde Muskelkoordination
- Enthemmung

Häufig werden Hindernisse übersehen, es kommt zur überhöhten Geschwindigkeit und zum Schlangenlinienfahren.

> **Cave**
> Bei alkoholisierten Personen können neurologische Ausfallserscheinungen auch durch innere Verletzungen oder durch Schädel-Hirn-Traumen verursacht werden.

4.7.1.3 Analytik

Möchte man grob orientierend eine Information über die mögliche Blutalkoholkonzentration einer Person haben, kann man eine **Atemalkoholbestimmung** durchführen. Ein mögliches Prinzip dieser Alkoholmessung ist die **Infrarotmessung** des Luftstromes. Insbesondere in der Postresorptionsphase kommt die hier gemessene Blutalkoholkonzentration der im Blut gemessenen Konzentration sehr nah.

In der Regel wird bei Tatverdächtigen oder alkoholisierten Personen eine **Blutprobe** entnommen. Die

Blutentnahme muss von einem Arzt durchgeführt werden und kann auch unter Zwang gegen den Willen des Tatverdächtigen erfolgen.

> Bei der Blutentnahme bei einem Tatverdächtigen oder alkoholisierten Menschen, darf zur Hautdesinfektion kein Alkohol verwendet werden. Man verwendet hier Sublimatlösung.

Bei Leichen wird in der Regel Blut aus der **Vera femoralis** entnommen.

Zum Nachweis des Blutalkohols verwendet man zum einen die **Gaschromatographie** und zum anderen das **Alkoholdehydrogenase-Verfahren**, bei dem der Abbau von Alkoholen in der Leber nachvollzogen wird (nicht ethanolspezifisch). Zudem kann eine **Begleitstoffanalyse** durchgeführt werden. Mittels dieser können Rückschlüsse auf die Art des alkoholischen Getränkes gezogen werden.

4.7.1.4 Rechtliche Konsequenzen

Führt jemand im alkoholisierten Zustand ein Fahrzeug, so kann dies ab einer bestimmten Blutalkoholkonzentration bestraft werden. Ab einer Blutalkoholkonzentration von 1,1‰ gilt eine Person als absolut fahruntüchtig. Damit wird in der Regel auch kein Versicherungsschutz mehr bei Unfällen gewährt.

In Kürze

Alkohol
- Blutalkoholspiegel: Zunahme in der Resorptionsphase, Abnahme in der Eliminationsphase
- Stündlicher Abfall: etwa 0,1‰
- Abbau: v. a. in der Leber (Alkoholdehydrogenase)
- Widmark-Formel: $c = A/p \times r$
- Resorptionsdefizit: 10–20% des getrunkenen Alkohols
- Wirkung:
  - Reduziertes Gefahrenbewusstsein
  - Verlangsamtes Reaktionsvermögen
  - Störungen der Aufmerksamkeit
  - Mangelnde Muskelkoordination
  - Massive Enthemmung
  - Übersehen von Hindernissen
  - Überhöhte Geschwindigkeit
  - »Schlangenlinienfahren«
- Analytik
  - Atemalkoholbestimmung: Infrarotmessung
  - Blutprobe: Gaschromatographie, Alkoholdehydrogenase-Verfahren, Begleitstoffanalyse

---

4.7.2 Arzneimittel

Bei zahlreichen Medikamenten findet man im Beipackzettel Hinweise auf eine eingeschränkte Fahrtüchtigkeit. Besonders zu erwähnen sind:
- Schlaf- und Betäubungsmittel
- Antiepileptika
- Antihypertensiva
- Tranquilizer
- Anästhetika
- Antihistaminika
- Augentropfen

4.7.3 Krankheit

Die Fahrtüchtigkeit ist bei folgenden Erkrankungen nur eingeschränkt gegeben:
- Schwere Stoffwechselerkrankungen mit potenziellen Entgleisungen (z. B. schwerer Diabetes mellitus)
- Epilepsie
- Kardiovaskuläre Erkrankungen

4.8 Forensische Psychopathologie

4.8.1 Schuldfähigkeit

Definition. Schuldunfähigkeit besteht nach § 20/21, Strafgesetzbuch bei:
- Krankhaften seelischen Störungen
- Tiefgreifenden Bewusstseinsstörungen
- Schwachsinn (Oligophrenie, IQ <60)
- Schwerer seelischer Abartigkeit

Im § 21, Strafgesetzbuch wird die **verminderte Schuldfähigkeit** thematisiert. Dabei kommt es bei gestörtem Unrechtsbewusstsein aufgrund einer der oben genannten Störungen möglicherweise zu einer Minderung der Strafe.

Insbesondere nach übermäßigem **Alkoholkonsum** beobachtet man oft Rauschzustände, bei denen Triebe ungehemmt ausgelebt werden. Die Personen sind völlig desorientiert und leiden sogar im Nachhinein an einer Amnesie. Auch hier kommt es zu einer **verminderten Schuldfähigkeit**, welche aber nicht immer zu einer Minderung der Strafe führen muss.

> Begeht jemand im Zustand der Schuldunfähigkeit oder im Zustand verminderter Schuldfähigkeit eine Straftat besteht die Möglichkeit, die Person in einer psychiatrischen Klinik oder einer Erziehungsanstalt
> ▼

auch gegen ihren Willen unterzubringen. Dies ist v. a. dann in Erwägung zu ziehen, wenn eine Selbst- oder eine Fremdgefährdung besteht.

4.8.2 Haft- und Verhandlungsfähigkeit

Definition. In sehr wenigen Ausnahmefällen besteht **Haftunfähigkeit,** z. B. bei onkologischen weit fortgeschrittenen Erkrankungen oder neurologische Erkrankungen. **Verhandlungsunfähig** ist jemand dann, wenn er der Verhandlung nicht zumindest zeitweise aufmerksam folgen kann, wenn er den Ablauf einer Verhandlung nicht versteht, sich selbst nicht verteidigen kann oder der Betroffene die Bedeutung eines Verfahrens nicht versteht. Ebenso besteht eine Verhandlungsunfähigkeit, wenn die Verhandlung zu einer Gesundheitsschädigung oder sogar zum Tod führen könnte.

4.8.3 Zivilrechtliche und strafrechtliche Aspekte

Mit der Vollendung der Geburt ist ein Mensch zivilrechtlich betrachtet **rechtsfähig** und **erbberechtigt.** Ab dem 7. Lebensjahr ist eine Person eingeschränkt **geschäftsfähig.** Ab dem 18. Lebensjahr betrachtet man eine Person als voll geschäftsfähig. In diesem Zeitraum

zwischen dem 7. und dem 18. Lebensjahr ist eine Person nur eingeschränkt deliktfähig und damit auch nur eingeschränkt verpflichtet zu Schadensersatzleistungen. Ab dem 16. Lebensjahr ist eine Person eidesfähig sowie testierfähig (◘ Tab. 4.16, ◘ Tab. 4.17).

4.8.4 Betreuer

Ist jemand aufgrund einer **körperlichen** oder **psychischen** Erkrankung bzw. einer **geistigen** Behinderung nicht mehr in der Lage seine Angelegenheiten selbst zu erledigen, kann entweder auf Antrag des Betroffenen oder von Amts wegen ein Betreuer bestellt werden.

Wichtig ist dabei genau festzulegen, für welche Bereiche der Betreuer zuständig ist. Der ausgewählte Betreuer ist verpflichtet, die Betreuung zu übernehmen, es sei denn, es spricht ein körperliches oder geistiges Leiden oder ein anderer Umstand dagegen.

Bei gesundheitlichen Fragen gilt folgendes: Bei **risikoreichen Eingriffen** muss zur Untersuchung des Gesundheitszustandes, zu einem ärztlichen Eingriff sowie zu einer Heilbehandlung vom Betreuer noch eine zusätzliche Genehmigung vom **Vormundschaftsgericht** eingeholt werden. Eine Ausnahme liegt dann vor, wenn ein Aufschub eine Gefahr für den Betreuten darstellt.

4.8.5 Zwangsunterbringung, Zwangseinweisung, Zwangsernährung

Das Ländergesetz ist die gesetzliche Grundlage für die Zwangsunterbringung. Eine Zwangsunterbringung wird dann notwendig, wenn eine Selbst- oder Fremdgefährdung bei psychisch Kranken besteht. Ebenso sind davon drogen- oder alkoholintoxikierte Personen betroffen. Es erfolgt eine Unterbringung in einem geschlossenen Teil eines Krankenhauses. Bei akuter Ge-

◘ **Tab. 4.16.** Altersgrenzen im Zivilrecht

Geburt	Erbberechtigt, rechtsfähig
7. Lebensjahr	Eingeschränkt geschäftsfähig, eingeschränkt deliktfähig
16. Lebensjahr	Testierfähig, eidesfähig
18. Lebensjahr	Voll geschäftsfähig

◘ **Tab. 4.17.** Altersgrenzen im Strafrecht

Bis zum 14. Lebensjahr	Strafunmündig
Zwischen dem 14. und dem 18.Lebensjahr	Bei entsprechender Reife strafmündig
Zwischen dem 18. und dem 21. Lebensjahr	Strafmündig, Anwendung von Erwachsenenstrafrecht, je nach Vergehen auch noch Anwendung des Jugendstrafrechts
Ab dem 21. Lebensjahr	Erwachsenenstrafrecht

fahr kann nach einer körperlichen Untersuchung und anschließender Ausstellung eines Zeugnisses durch einen Arzt eine Zwangsunterbringung für 24 h bewirkt werden. Wird eine längerfristige Unterbringung angestrebt, muss ein richterlicher Beschluss des Vormundschaftsgerichtes vorliegen.

Eine Zwangsunterbringung bedeutet in der Regel eine Behandlung gegen den Willen des Patienten, stört das Vertrauensverhältnis zwischen Arzt und Patient und ist auch häufig mit einer reduzierten Erfolgsaussicht einer anschließenden weiteren Therapie assoziiert.

> Zwangsunterbringungen sind in der Regel zu vermeiden.

Eine Unterbringung ist nur dann gerechtfertigt, wenn eine Therapie, ein ärztlicher Eingriff oder die Untersuchung eines Patienten nicht ohne Unterbringung durchgeführt werden kann.

Im Rahmen von Essstörungen, z. B. bei Anorexia nervosa oder Bulimia nervosa, kann aufgrund einer lebensbedrohlichen Selbstgefährdung die Einleitung eines Betreuungsverfahrens sowie eine Zwangsernährung notwendig werden. Die Zwangsernährung erfolgt insbesondere in vital bedrohlichen Fällen mittels Sondenkost.

4.8.6 Fixierung

Definition. Jede Maßnahme, die die körperliche Bewegungsfreiheit einer Person einschränkt oder sogar entzieht.

> Eine Fixierung eines Patienten kann nur dann erfolgen, wenn der Patient zustimmt, Gefahr im Verzug ist bzw. akute Eigen- oder Fremdgefährdung vorliegt oder/und eine vormundschaftsgerichtliche Genehmigung vorliegt.

In Kürze		
Zwangsunterbringung, Zwangsernährung		
Zwangsunterbringung		Zwangsernährung
— Wird durch das Ländergesetz geregelt — Wird notwendig bei psychisch kranken, drogen- oder alkoholintoxikierten Patienten sowei bei Bestehen einer Eigen- oder Fremdgefährdung — Akut nur für 24 h nach ärztlichem Zeugnis möglich — Langfristig nur nach Beschluss des Vormundschaftsgerichtes zu bewirken — Stört das Vertrauensverhältnis zwischen Arzt und Patient und ist deshalb möglichst zu vermeiden		— Bei Essstörungen — In vital bedrohlichen Situationen — Ggf. als Sondenkost

4.9 Ärztliches Recht und Berufskunde

4.9.1 Berufsordnung

> Die Grundsätze des ärztlichen Berufes werden heute in der Bundsärzteordnung geregelt.

Zur Ausübung des Berufes ist die **Approbation** nach der Bundesärzteordnung Voraussetzung. Mit Erhalt der Approbation muss sich der jeweilige Arzt als **Pflichtmitglied** bei der **Ärztekammer** anmelden. Dies ist die zuständige **Berufsvertretung**. Man unterscheidet hier grundsätzlich die Landesärztekammern, von den Bezirksärztekammern und diese wiederum von den ärztlichen Kreisverbänden.

Landesärztekammern sind Körperschaften des öffentlichen Rechts. Sie erlassen die Berufsordnung. In der Berufsordnung wird die Berufsausübung der Ärzte geregelt.

Inhalte der Berufsordnung sind u. a.:
— Arzt-Patienten-Verhältnis
— Schweigepflicht
— Fortbildungspflicht
— Regelung von Bereitschaftsdiensten
— Dokumentation

Die **Bundesärztekammern** haben **keine Hoheitsbefugnisse**. Sie sind zuständig für Fortbildungen, für die Meldung von Arzneimittelnebenwirkungen etc.

Mit Ausnahme der Beschränkungen der **Kassenärztlichen Vereinigung** als Kassenarzt besteht in der

BRD Niederlassungsfreiheit. Will man sich allerdings als Kassenarzt niederlassen, müssen bestimmte Voraussetzungen erfüllt sein. Dazu gehört u. a. die Tätigkeit in einer ärztlichen Praxis über 1½ Jahre, davon mindestens ½ Jahr als Assistent oder Vertreter eines Kassenarztes und es muss entsprechender Bedarf bestehen.

Als Kassenarzt wird man vertreten durch die Kassenärztliche Vereinigung. Diese ist eine **Körperschaft des öffentlichen Rechts**. Sie überwacht die ärztliche Tätigkeit und vertritt die Kassenärzte bei den Verhandlungen mit den Krankenkassen. Nach dem 68. Lebensjahr erlischt die Zulassung für die kassenärztliche Versorgung.

4.9.2 Approbation

> Die Approbation wird von den obersten Gesundheitsbehörden der Bundesländer erteilt.

Um die Approbation zu erhalten, muss man für den ärztlichen Beruf geeignet sein und ein Medizinstudium mit allen notwenigen Prüfungsabschlüssen abgeschlossen haben. Die Approbation kann auch wieder zurückgenommen oder widerrufen werden. Gründe für den Widerruf sind u. a. die Unzuverlässigkeit bei der Ausübung der ärztlichen Tätigkeit oder eine Sucht. Der Widerruf der Approbation ist reversibel.

> Ein wirkliches Berufsverbot kann nur in einem Strafverfahren ausgesprochen werden.

4.9.3 Behandlungszwang, Behandlungspflicht

Für den Arzt besteht **kein Behandlungszwang** eines Patienten. Handelt es sich jedoch um einen dringenden Notfall, so ist auch der niedergelassene Arzt dazu verpflichtet, den Patienten zu behandeln soweit seine Qualifikation dazu ausreicht. Andernfalls muss der Arzt mit **strafrechtlichen Konsequenzen** rechnen.

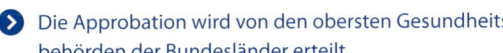

In Kürze

Behandlungszwang/Behandlungspflicht
- Es besteht kein Behandlungszwang; Ausnahme: Notfall.
- Hat der Arzt einmal die Behandlung eines Patienten übernommen, besteht Behandlungspflicht.

4.9.4 Arzt-Patienten-Vertrag

Nach dem Bürgerlichen Gesetzbuch schließen der Arzt und der Patient, sobald ein Arzt einen Patienten zu behandeln beginnt, einen **Dienstvertrag** ab. Dieser Vertrag wird nicht schriftlich fixiert, sondern existiert stillschweigend. Dabei verpflichtet sich der Arzt zur **sorgfältigen Untersuchung** und **Behandlung des Patienten**, zu **sorgfältiger Dokumentation** sowie zum **Ausstellen von Zeugnissen**. Der Patient bzw. seine Krankenkasse verpflichten sich zur Bezahlung des Honorars.

> Beim bewusstlosen Patienten spricht man von einer Geschäftsführung ohne Auftrag. Dabei geht man von einer mutmaßlichen Zustimmung zur ärztlichen Behandlung aus.

4.9.5 Sterbehilfe

Grundsätzlich sind die **aktive** sowie die **passive Sterbehilfe** in Deutschland **verboten**. Lediglich die Gabe von Schmerzmitteln bei zum Tod führenden Erkrankungen zur Erleichterung von Qualen ist erlaubt, z. B. in der Onkologie.

4.9.6 Ärztlicher Eingriff

Grundsätzlich gilt jeder ärztliche Eingriff als **Körperverletzung**. Vor jedem ärztlichen Eingriff muss der Patient aufgeklärt werden und muss der Behandlung zustimmen. Durch die **Einwilligung** des Patienten wird die Rechtswidrigkeit der Körperverletzung hinfällig. Die **Aufklärung** umfasst sowohl Informationen über den Befund und die Diagnose als auch Informationen über den Eingriff und die Risiken des Eingriffs. Dabei sollte auch die Komplikationshäufigkeit und die Dringlichkeit einer Behandlung thematisiert werden. Ebenfalls sollte auf Behandlungsalternativen hingewiesen werden.

> Vom Bundesgerichtshof ist festgelegt worden, dass ein Risiko von 1:1000 aufklärungspflichtig ist. Jede Aufklärung muss sorgfältig dokumentiert werden.

4.9.7 Ärztliche Haftpflicht

Verstößt der Arzt gegen den Arzt-Patienten-Vertrag kann dies sowohl strafrechtliche als auch zivilrechtliche Konsequenzen haben. Hier spielen **Behandlungsfehler** eine ganz wichtige Rolle. Behandlungsfehler können auftreten bei der Diagnosefindung, bei der Untersuchung, bei der Befunderhebung sowie bei der Behandlung. Jedes Fehlverhalten kann eine **Strafanzeige** zur Folge haben mit dem Vorwurf der Körperverletzung oder sogar der fahrlässigen Tötung.

> Kommt es zu einem Strafverfahren liegt es immer am Kläger zu beweisen, dass der Arzt nicht korrekt gehandelt hat. Das heißt, die Beweislast liegt beim Patienten.

4.9.8 Schweigepflicht

Sowohl die **Berufsordnung** für Ärzte als auch das **Strafgesetzbuch (§ 203)** thematisieren die Schweigepflicht der Ärzte. Die Schweigepflicht des Arztes sowie des im **Krankenhaus** und in der **Praxis** tätigen Personals bezieht sich nicht nur auf den Gesund-heitszustand des Patienten, sondern auch auf sämtliche private, wirtschaftliche und familiäre Informationen über den Patienten. Die Schweigepflicht gilt gegenüber jedem. Sie ist auch nicht zeitlich befristet, sondern besteht auch **über den Tod** des Patienten **hinaus**.

Es gibt nur wenige Situationen, in denen die Schweigepflicht gebrochen werden darf, Beispiele sind:

- Seuchen und Geschlechtskrankheiten
- Körperliche Schäden bei Schutzbefohlenen
- Berufskrankheiten
- Straftaten
- Leichenschau beim begründeten Verdacht auf einen nichtnatürlichen Tod

Gibt es in bestimmten Situationen keine gesetzliche Regelung zur Durchbrechung der Schweigepflicht, sondern eine ethische Pflicht besteht die Möglichkeit der **Offenbarungsrechts nach Güterabwägung**.

Farbabbildungen zu Kapitel 4: Rechtsmedizin

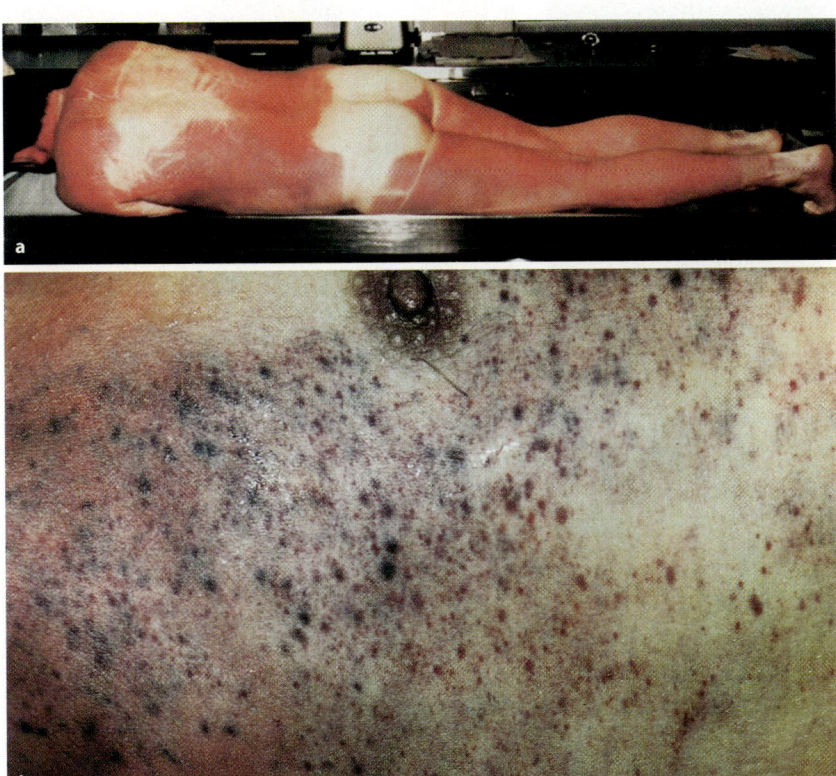

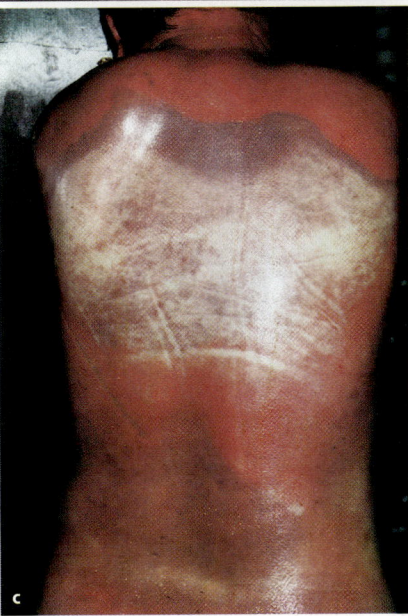

☐ **Abb. 4.1 a–c.** Totenflecke. **a** Konfluierende Totenflecke an der Körper-rückseite mit Aussparung über den Aufliegeflächen (Schulterblätter, Gesäß, Fersen) und in Hautfalten. **b** Leichenfleckblutungen (Vibices) der Brusthaut bei Bauchlage des Leichnams. **c** Zonale Gliederung der Toten-flecke mit teilweise livider, teilweise rötlicher Farbe bei Lagerung des Leichnams in der Kühlkammer (Aus Madea 2003)

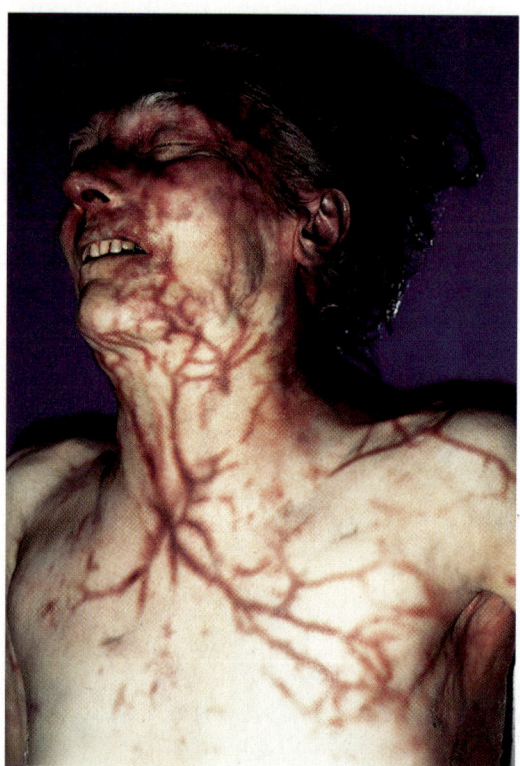

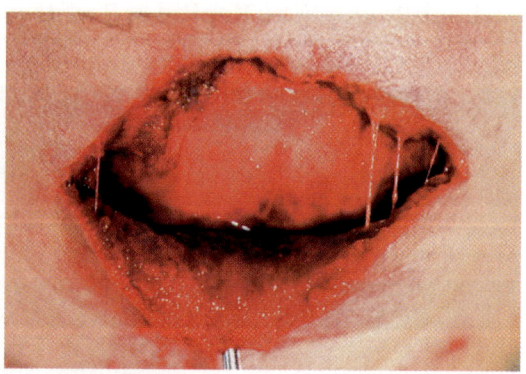

Abb. 4.4. Gewebebrücken bei einer Riss-Quetschverletzung (Aus Madea 2003)

Abb. 4.2. Phänomen der durchschlagenden Venen (Aus Madea 2003)

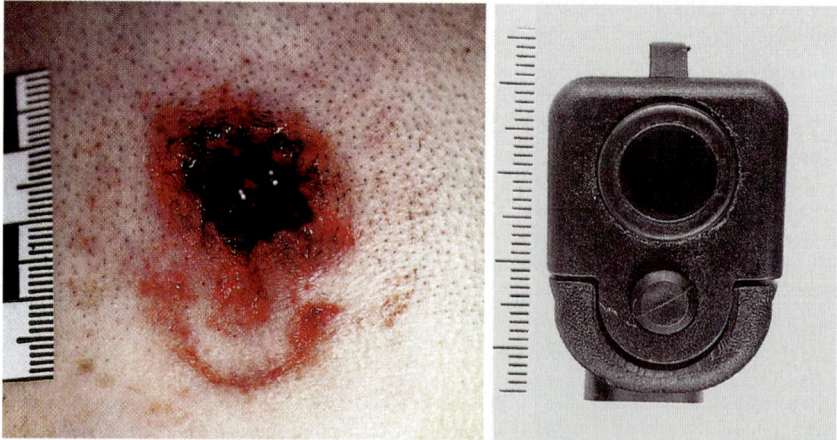

Abb. 4.5. Absoluter Nahschuss in der Schläfenregion, deutlich erkennbare Stanzmarke, radiär eingerissene Einschusswunde, deutliche Schmauchhöhle (Aus Madea 2003)

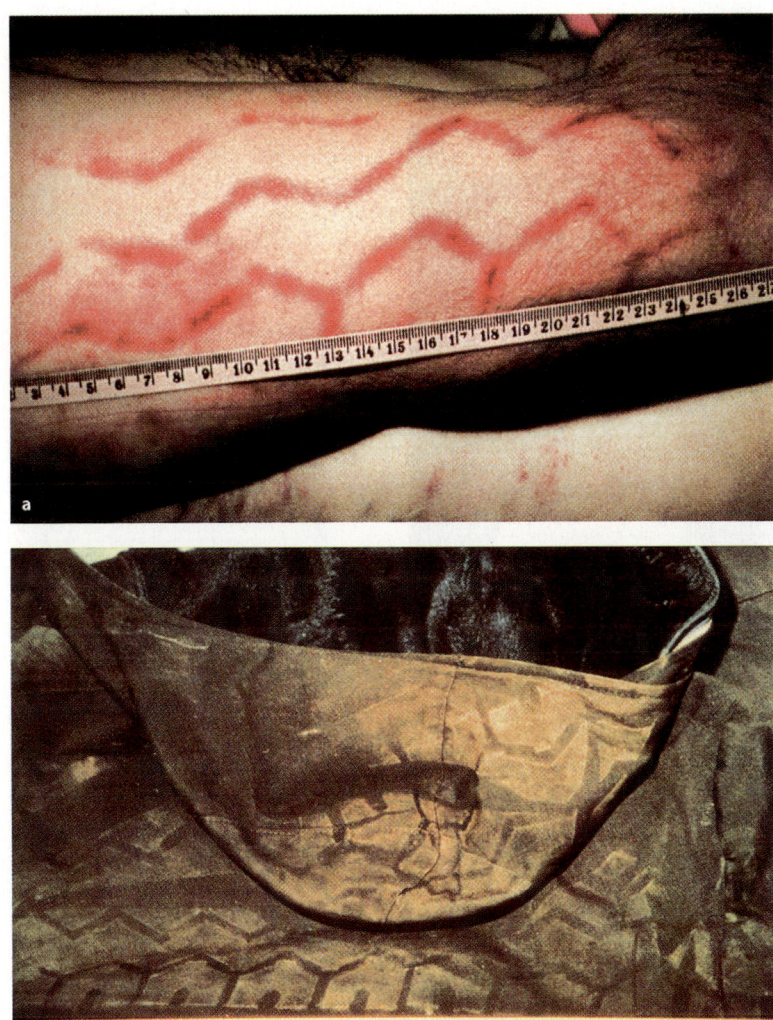

Abb. 4.6 a und b. Zeichen einer Überrollung. **a** Reifenprofilabdruckspur. **b** Filmartige Überschichtung durch das der Reifenlauffläche anhaftende Material (Aus Madea 2003)

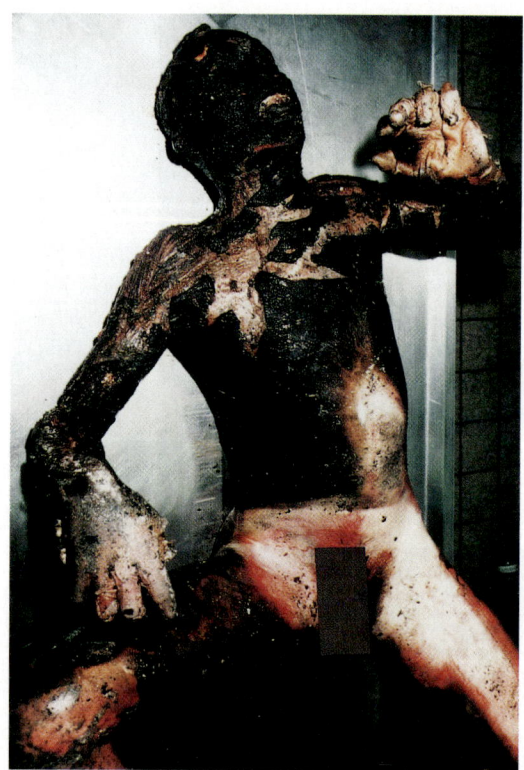

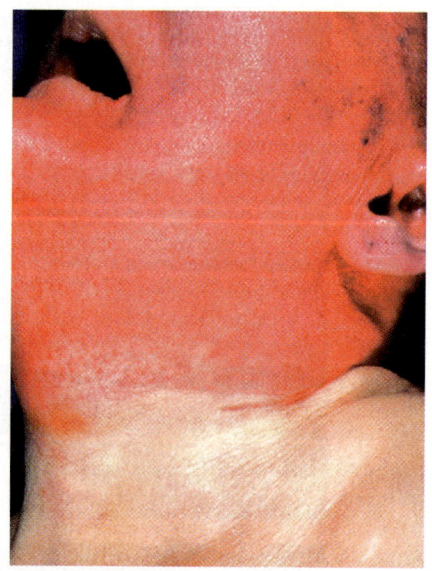

◼ Abb. 4.8. Intensive Stauungssymptomatik mit petechialen Einblutungen am Kopf und oberen Hals, diskreter Vertrocknung im Kehlkopfbereich, Zwischenkammblutung unterhalb des Ohres (Aus Madea 2003)

◼ Abb. 4.7. Fechterstellung eines Leichnams (Aus Madea 2003)

Sachverzeichnis

C

D

E

V

U

T

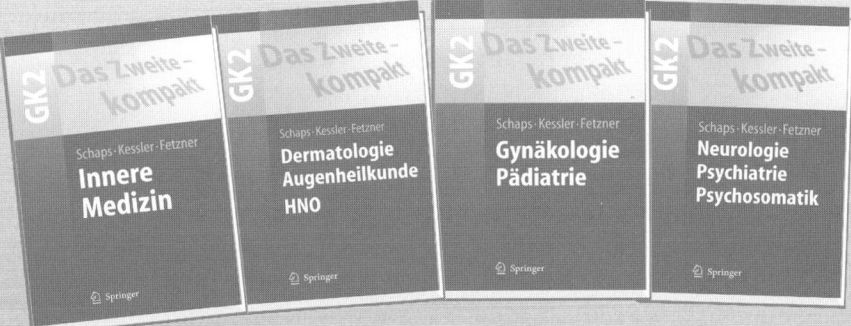
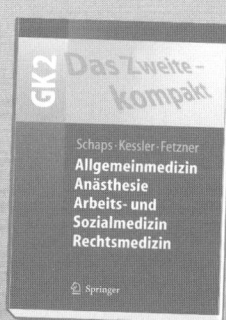
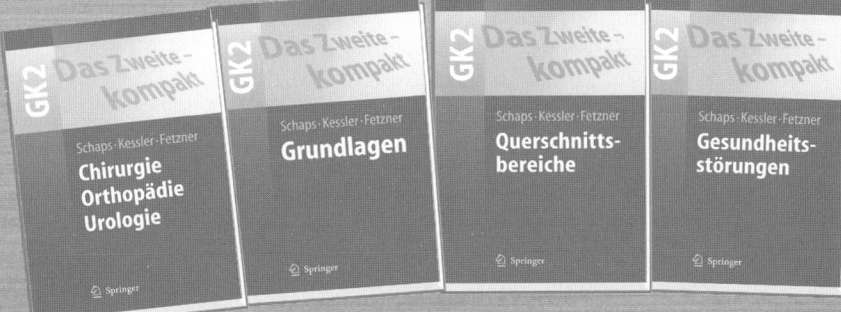
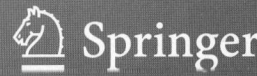